中国医学临床百家·病例精解

急性感染性疾病
疑难病例精解

于学忠　熊　辉　主审
马青变　孟新科　主编

科学技术文献出版社
SCIENTIFIC AND TECHNICAL DOCUMENTATION PRESS
·北京·

图书在版编目（CIP）数据

急性感染性疾病疑难病例精解/马青变，孟新科主编. —北京：科学技术文献出版社，2021.7

ISBN 978-7-5189-8007-9

Ⅰ.①急… Ⅱ.①马… ②孟… Ⅲ.①感染—急性病—病案 Ⅳ.①R459.7

中国版本图书馆 CIP 数据核字（2021）第 117040 号

急性感染性疾病疑难病例精解

策划编辑：孔荣华　责任编辑：胡　丹　邓晓旭　责任校对：王瑞瑞　责任出版：张志平

出 版 者　科学技术文献出版社
地　　址　北京市复兴路 15 号　邮编 100038
编 务 部　（010）58882938，58882087（传真）
发 行 部　（010）58882868，58882870（传真）
邮 购 部　（010）58882873
官方网址　www.stdp.com.cn
发 行 者　科学技术文献出版社发行　全国各地新华书店经销
印 刷 者　北京地大彩印有限公司
版　　次　2021 年 7 月第 1 版　2021 年 7 月第 1 次印刷
开　　本　787×1092　1/16
字　　数　198 千
印　　张　17.25
书　　号　ISBN 978-7-5189-8007-9
定　　价　118.00 元

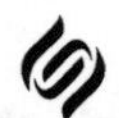

《急性感染性疾病疑难病例精解》

编委会

主　　审　于学忠　熊　辉

主　　编　马青变　孟新科

副 主 编　赵静静　周启棣

编　　者　（按姓氏笔画顺序）

马青变　王玉芹　王莉荔　王海嵘　尹　娟
田　慈　司君利　朱海燕　任金林　刘笑然
李　姝　李　硕　李小彬　杨　莹　吴春波
何融冰　邹　蕾　辛彩焕　张　淋　张　蕴
张炎安　陈　凉　陈伟峰　陈纯波　陈胜龙
林永春　周启棣　郑　锐　郑拓康　孟　娜
孟新科　赵静静　姚冬奇　贺　艳　钱　欣
高　燕　唐泽海　黄志刚　商德亚　梁晓敏
蒋　丽　曾维佳　詹　红　管　军　熊　艳
熊　辉

主编简介

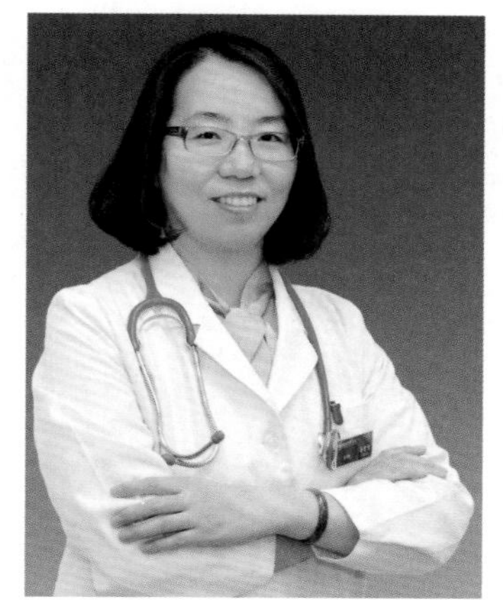

马青变，医学博士，主任医师，教授，博士研究生导师，北京大学第三医院急诊科主任、北京大学医学部急诊医学系副主任。主要研究方向为急诊危重病的死亡风险预测模型建立、心肺复苏的救治及心脑功能评估、急性心力衰竭、脓毒症等。主持并参与完成多项国家级和省部级科研项目，参与科技部重大专项2项、主持国际合作项目2项、院重点科研项目2项，新疆维吾尔自治区支疆项目1项，以第一作者或通讯作者身份发表学术论文共97篇，其中SCI收录26篇，总影响因子33，牵头及参与编制行业内专家共识15篇。现兼任中华医学会急诊医学分会委员兼副秘书长；北京医师协会院前急救专业委员会副会长；北京医学会急诊分会委员；北京医学会灾难医学与心肺复苏分会常务委员；中国医药教育协会急诊医学专业委员会常务副主任委员兼秘书长；北京急诊医学学会复苏分会副主任委员；*World Journal of Emergency Medicine* 编委；《中国医学前沿杂志（电子版）》编委；《中华脑血管病杂志（电子版）》编委；《中国急救医学》编委；《中华急诊医学杂志》编委。获得北京市抗击新冠肺炎疫情先进个人，2020敬佑生命、荣耀医者“专科精英奖”，中国医师协会2019年度“优秀全科专业指导医师”等奖项。

主编简介

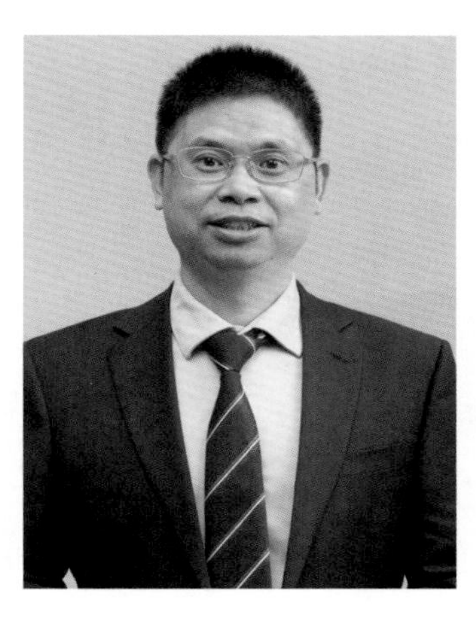

孟新科，中南大学急诊医学硕士，主任医师，深圳市第二人民医院重症医学科副主任。中国医师协会急诊医师分会全国委员、急诊危重病学组副主委、科研与创新学组委员，中国医药教育协会急诊分会全国委员，中国医师协会科普分会中毒与急救专业委员会全国委员，中国医学救援协会重症分会重症神经学组委员，广东省重症医学会委员，广东省病理生理学会重症分会委员，广东省药学会重症医学用药专家委员会委员，广东省肝病学会重症分会常委，广东省中西医结合急救专业委员会常委，广东省临床医学会重症分会常委、广东省医师协会急诊医师分会委员。深圳市重症医学会主委、ECMO与体外生命支持常委、中西医结合重症分会常委、整合医学会委员、深圳市卫健委重症医学质量控制中心常务副主任、深圳市健康促进中心首席专家、深圳市仲裁院医疗纠纷仲裁中心仲裁员。《中国急救医学》编委、《中国全科医学》和《中华老年多器官疾病杂志》审稿人，《医师在线》杂志专家会员会委员、《基层医师杂志》特邀撰稿人。深圳市继续教育中心、广东医学院兼职教授、深圳市卫健委健康教育促进会科普专家团专家、深圳市重症孕产妇救治专家及病案评审团专家。发表论文100余篇，主持省、市级科研课题3项，主要参与10余项。主编专著《急危重症评分》《急危重症实战攻略》，参编专著《急诊内科学》《危重症实用医学》《住院医师日记 2》《心血管住院医师日记》《邓跃林教授团队中毒与急救病例精解》《临床维生素 D 学》 等。2019 年参编卫生计生委研究生规划教材《灾害与急救医学》。2013 年 4—7 月，在瑞士沃州医学中心进修学习 3 个月。获得重症医学 basic 培训证书。2015 年、2016 年连续被评为深圳市健康教育科普先进个人。2017 年被中国医师协会急诊医师分会评为“急诊中坚”优秀中国急诊医师；2020 年获得中国医师协会“优秀住培指导老师”称号。

序

人类漫长的发展历史就是和外界环境斗争博弈的历史。虽然微生物的历史比人类的历史要久远得多，但人类意识到微生物的存在只有区区几百年。

随着科学的进步，我们发现了很多导致感染性疾病发生的病原体，并开始有针对性地预防感染、阻断传播、消灭病原体，以及治疗被感染的个体。历史上很多大流行的感染性疾病现在都得到了有效控制，这对延长人类寿命和提高生活品质都起到了重要作用。但微生物无处不在，我们必须接受与之朝夕相处的现实。这些微生物一旦有机可乘，就会侵袭我们的身体，这也使微生物感染至今都是威胁人类健康和导致死亡的主要原因之一。这让我们无法忽视微生物的存在。

感染可以局限于某一个组织器官，也可以蔓延扩散至全身多个组织器官。它还可以合并其他疾病，许多疾病的发病起源和加重过程也都有感染因素的参与。重症的感染可以迅速地出现多个脏器、多个系统的损伤，所以患者感染后的临床表现千差万别，其严重程度和复杂程度既取决于病原微生物的种属、毒性的大小，又决定于宿主的免疫状况及基础疾病等多种因素。

急诊科通常是大多数感染性疾病患者最先抵达的医疗救治场所，在急诊科见到的感染病例不仅数量多，情况也比较复杂。作为急诊医师，第一时间的判断和处理是否正确往往决定了患者疾病发展的趋势，而系统规范的治疗可以减少患者的治疗费用和住院天数，防止耐药的发生，有效阻断病原体传播。

"纸上得来终觉浅，绝知此事要躬行"。教科书只是对感染性疾病的一些共性进行了描述，想要在临床实践中做到精准判断、有效治疗每一位具体的患者，还需要积累丰富的临床经验。患者是最好的老师，对经典病例的学习，可以帮助临床医师开阔视野、增长见识、快速成长。

马青变教授、孟新科教授是我国杰出的急诊医学专家，以他们为代表的国内一批知名急诊专家，于 2015 年和 2016 年为全国急诊界的青年医师连续举办了两届"急性感染性疾病临床诊治思维大赛"。大赛专家组从 300 多份各级医院提交的病例中精心挑选了 28 份疑难急性感染性疾病病例，以此为基础撰写本书。

我仔细阅读了这 28 个病例，它们各有特点，每个病例都详细叙述了经治医师在诊疗过程中遇到的困惑、瓶颈，并给出了解决方案，同时还附有专家组对相关病例的点评。它们沉淀和总结了经治医师和知名专家们悬壶济世多年的宝贵经验，是年轻医师梦寐以求的学习资料。

综上，我相信本书的出版必定能对读者有所启发；必定能推动急诊医学学科的蓬勃发展；最重要的是，必定能在临床实践中惠及更多急性感染性疾病患者。在此，我积极向大家推荐此书。

是以为序。

吕传柱

中华医学会急诊医学分会主任委员

2021 年夏于海口

前　言

急诊医学是一门年轻的学科。从最初作为临时接诊和夜间门诊的中转站，到现在能够与内科、外科并行，成为拥有完备学科建设标准和组织架构的二级学科，仅仅经历了约40年的时间。

虽然年轻，但急诊医学的发展速度和在医疗救治中起到的重要作用，是有目共睹的。急诊医学拥有专门的本科专业与硕士、博士学位授予点。大型三甲医院的急诊科室通常都配备了自己的病房和ICU。各类急症，包括感染性疾病、脑卒中、胸痛相关性疾病、各种脏器衰竭、休克、中毒、产科急症、创伤等，都是依靠急诊医师在第一时间对患者进行精准救治，才能最大限度地化解危险、挽救生命，提高患者的生存质量。

急诊医学，重在一个“急”字，这就使得在评估一个医院急诊抢救水平时，“人”的能力素质成为主要决定要素。一位优秀的急诊医师要从理论知识、临床思维、医德医风、团队建设等多个维度去考察。在自己的专业上，更是必须兼备广博的临床知识和缜密的临床思维，要做到这一点，需要经历艰苦卓绝的长期临床培训才能做到。

面对急诊医学旺盛的现实需求，也为了能够让更多年轻的急诊医师具备临床思维，迅速成长起来，以马青变教授为首的一批国内知名急诊专家，从急诊科最常见的感染性疾病着手，于2015年和2016年，为全国的青年急诊医师连续举办了两届“急性感染性疾病临床诊治思维大赛”。从全国众多医科大学附属医院及地市级三甲医院提交的数百份病例中，专家组精心选择了28份疑难急性感染性疾病病例，它们被专家组认为是最能体现规范的临床思维和广博的临床知识。之后，数十位全国急诊知名专家和上百位青年急诊骨干，对这28个病例进行了精心打磨和反复锤炼，才终于汇集成这本《急性感染性疾病疑难病例精解》。

本书包含了28份疑难急性感染性疾病详细的病史资料及诊治经过。经治医生深刻梳理了自己在诊治本例患者中真实的临床思维过程，有分析与讨论，也有文献的复习与印证。针对病例涉及的关键知识点，经治医生也做出了深刻的、系统的总结与阐释。更重要的是，针对病例的实际临床诊治过程，邀请了国内知名急诊专家给予点评，针对病例诊治过程中相关的临床思维问题给出了高屋建瓴的指导意见。

本书对急性感染性疾病的鉴别、诊断及治疗的标准化流程有完整展现，可以视作培养急诊临床思维的教学典范，相信本书会对年轻急诊医师进一步提升感染性疾病的诊治水平产生积极意义。

医学是踏着前人脚步不断前进的学科。在此，谨向积极提供病例和为本书出版默默付出的急诊同行与专家们致以由衷的敬意。

《急性感染性疾病疑难病例精解》编委会

2021年5月15日

目 录

001 流感并发社区获得性 MRSA 肺部感染 …… 1
002 粒细胞缺乏后的感染 …… 10
003 MTX 致间质性肺病并发重症肺炎 …… 20
004 多重耐药菌感染重症肺炎的中西医治疗 …… 36
005 类鼻疽伯克霍尔德氏菌感染肺炎 …… 44
006 气肿性肾盂肾炎 …… 53
007 糖尿病患者的持久战 …… 62
008 皮肤破溃半年，发热、肝功异常 40 余天 …… 71
009 免疫功能低下 ITP 患者复杂感染成功诊治 …… 81
010 无阳性体征的肺炎克雷白杆菌所致肝、肺脓肿诊疗体会 …… 91
011 以发热伴意识障碍诊断肝脓肿 1 例 …… 99
012 头痛，是谁惹的祸？ …… 108
013 抗生素调整临床思维之正确解读微生物报告化验单 …… 117
014 选择抗生素需警惕“南橘北枳”——肺炎链球菌脑膜炎治疗反思 …… 125
015 以重症肺炎为主要表现的严重乳酸酸中毒合并噬血细胞综合征 …… 138
016 北京市居民感染布鲁菌病 …… 150
017 大量心包积液诊治何去何从？ …… 161
018 山区来的小伙发热待查 …… 170
019 孕妇回乡待产，突发高热 …… 177

020　发热伴神志改变、三系减少——颅内感染？血液病？传染病？ ······ 186

021　高热不退的本地农民 ······ 193

022　发热、头痛、脓涕 1 个月——1 例毛霉菌鼻眶部感染的报道 ······ 201

023　粪类圆线虫播散性超高度感染 ······ 207

024　难降的体温 ······ 221

025　不容忽视的真菌定植与感染 ······ 230

026　免疫抑制患者罕见菌所致中枢神经系统感染 ······ 237

027　非典型病原体感染 1 例 ······ 245

028　脓毒症休克合并应激性心肌病 ······ 252

001

流感并发社区获得性 MRSA 肺部感染

病情介绍

患者，女，28 岁，主诉："乏力发热 10 天，伴胸闷气促 5 天"于 2016 年 1 月 3 日收入院。

患者 10 天前受凉后出现全身乏力不适，伴头痛和发热，体温波动于 38 ~ 39 ℃，无咽痛、流涕、鼻塞、咳嗽、咳痰和呼吸困难等，无腹痛、腹泻、恶心、呕吐，无尿频、尿急、尿痛等症状，不以为意，自服"感冒药"治疗，症状反复。5 天前体温升高至 39.5 ~ 40.5 ℃，伴头痛、乏力加剧，伴胸闷、气促不适，无咳嗽、咳痰、咯血，无恶心、呕吐，无皮疹、浮肿及意识障碍等，3 天前症状加重后到当地医院急诊就诊，查胸片诊断为肺炎，于当地医院住院治疗，注射头孢菌素（具体不详）结合其他对症治疗两天后症

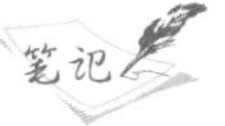

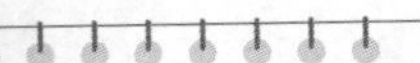
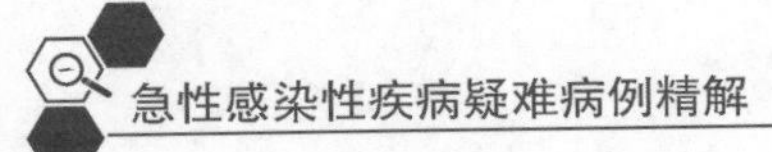

状不缓解，胸闷气促有所加重，当地医院查胸部 CT 提示“左肺及右肺中叶散在炎症，双侧胸腔积液（左侧中量），心包积液（中—大量）”，遂于当日即转我院急诊科，测体温 40.5 ℃；血常规：WBC 13.73×10^9/L，NEU% 86.7%。以“发热原因待查”收入观察区。发病以来患者无脱发、关节肿痛、口腔溃烂等，食欲欠佳，睡眠尚可，大小便正常，起病后体重减轻约 1.5 kg。

既往史：自幼有乙肝病毒携带病史，未进行任何干预。否认结核病、糖尿病及心脏病史。

月经婚育史：未婚未育，月经正常无特殊。

入院查体：T 40.5 ℃，P 118 次/分，RR 28 次/分，BP 90/62 mmHg。神志清醒，自主体位，双侧瞳孔正大等圆，直径 2.5 mm，对光反射灵敏。全身皮肤黏膜未见皮疹、苍白、发绀、溃疡、出血和焦痂，浅表淋巴结未扪及肿大。双肺呼吸音减弱，双肺未闻及干湿啰音，叩诊心界稍增大，心音稍弱，心率 118 次/分，心律齐，未闻及明显杂音。腹部平软，全腹无压痛及反跳痛，肝脾肋下未触及，肠鸣音 4～6 次/分钟，双肾区无叩击痛。

辅助检查

1. 血常规：WBC 13.73×10^9/L，NEU% 86.7%。

2. 胸部 CT：左肺及右肺中叶散在炎症，双侧胸腔积液（左侧中量），心包积液（中—大量）（图 1－1）。

初步诊断

1. 发热、多浆膜腔积液原因待查：①系统性红斑狼疮？②肺结核？③肿瘤性疾患？④社区获得性肺炎？

2. 乙肝病毒携带者。

诊治过程

患者入院后当日留双侧上肢静脉血行细菌培养，最初的抗生素

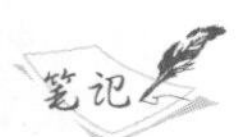

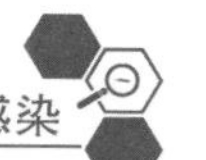

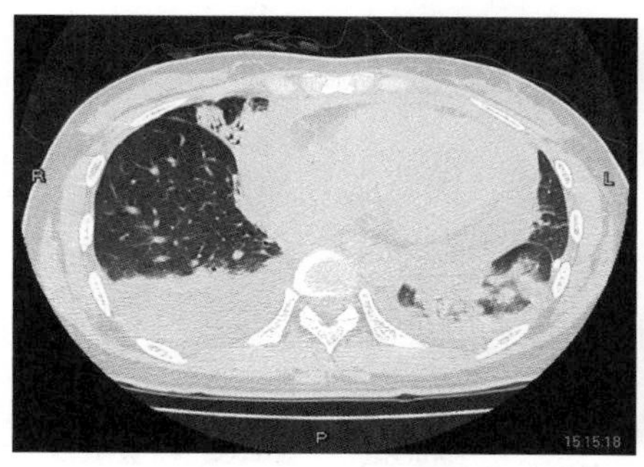

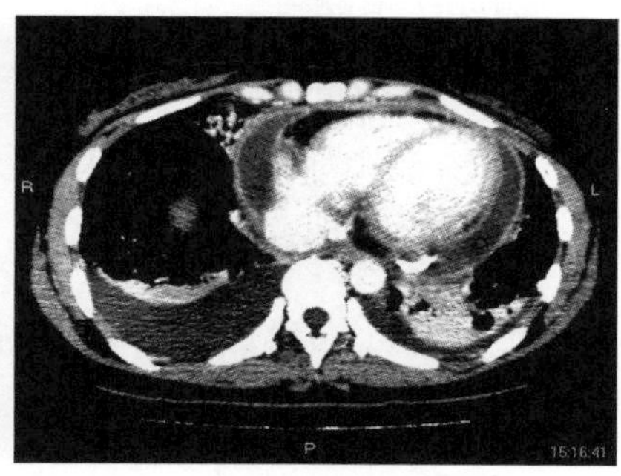

注：左肺和右中下肺炎，双下肺节段性肺不张，双侧胸腔积液，心包腔积液。

图1－1 胸部CT平扫＋增强（1月7日）

选择静脉使用莫西沙星（静脉给药）。次日在超声引导下行左侧胸腔和心包腔的置管引流，并送引流液细菌培养、常规和生化、肿瘤标志物、引流液找抗酸杆菌和肿瘤细胞等检查；行纤维支气管镜留取深部痰细菌培养。继续上述抗生素和引流方案的治疗。患者在最初来诊时因高热服用退热药物洛索乐芬钠后发热反复，但体温较入院前整体趋势有所下降，患者胸闷气促症状逐日好转，胸片显示原病灶较前吸收（图1－2），入院后第三天体温降至正常持续直至14天后出院。住院期间使用莫西沙星静脉注射一周，口服一周。

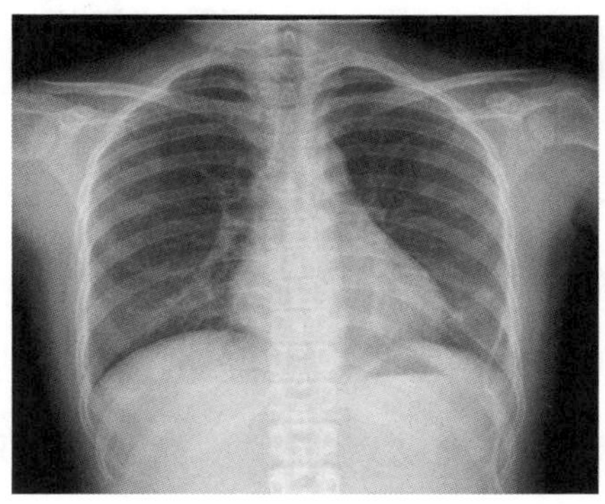

注：左下肺炎症较前减少，原右肺病变和双胸腔积液基本消失。

图1－2 胸片（1月16日）

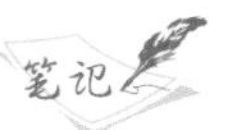

病原学培养与药敏试验

1. 双上肢静脉血细菌培养（1 月 3 日）：金黄色葡萄球菌 MRSA。

2. 深部痰细菌培养（1 月 4 日）：金黄色葡萄球菌 MRSA。

3. 胸水培养阴性。

4. MRSA 药敏试验结果（图 1－3）。

鉴定结果：金黄色葡萄球菌MRSA

抗生素	KB	MIC (mg/L)	敏感度	使用方法（一次）	血药浓度 (mg/L)	尿药浓度 (mg/L)
头孢西丁筛选			阳性			
青霉素G		>=0.5	耐药			
苯唑西林		>=4	耐药			
庆大霉素		<=0.5	敏感			
环丙沙星		<=0.5	敏感			
左旋氧氟沙星		0.25	敏感			
莫西沙星		<=0.25	敏感			
β-内酰胺酶			阳性			
诱导性克林霉素耐药			阴性			
红霉素		>=8	耐药			
克林霉素		>=8	耐药			
喹努普汀/达福普汀		<=0.25	敏感			
利奈唑烷		2	敏感			
万古霉素		<=0.5	敏感			
四环素		>=16	耐药			
替加环素		<=0.12	敏感			
呋喃妥因		<=16	敏感			
利福平		<=0.5	敏感			
复方新诺明		<=10	敏感			

鉴定结果：无厌氧菌生长

抗生素	KB	MIC (mg/L)	敏感度	使用方法（一次）	血药浓度 (mg/L)	尿药浓度 (mg/L)

鉴定结果：金黄色葡萄球菌

抗生素	KB	MIC (mg/L)	敏感度	使用方法（一次）	血药浓度 (mg/L)	尿药浓度 (mg/L)

鉴定结果：无真菌生长

抗生素	KB	MIC (mg/L)	敏感度	使用方法（一次）	血药浓度 (mg/L)	尿药浓度 (mg/L)

鉴定结果：初步报告:革兰阳性球菌生长，1.35天

图 1－3　MRSA（1 月 1 日）

特殊病原体感染的血清学检查

1. 肥达氏反应 Vi 抗原（伤寒 H）阴性，肥达氏反应 TO 抗原（伤寒 O）阴性，肥达氏反应 PA 抗原阴性，肥达氏反应 PB 抗原阴性，肥达氏反应 PC 抗原阴性，外斐反应 OX2 抗原阴性。外斐反应 OX19 抗原阳性（1：40），外斐反应 OXK 抗原阴性。

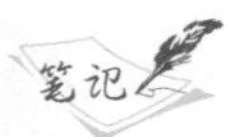

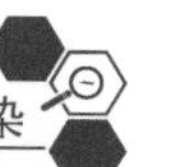

2. 结核分枝杆菌特异性细胞免疫反应阴性，抗结核抗体（PPD-IgG）阴性。

3. 呼吸道病原体8项：乙型流感病毒抗体IgM(+)，呼吸道合胞病毒抗体IgM、腺病毒抗体IgM、甲型流感病毒抗体IgM、副流感病毒抗体IgM、肺炎支原体抗体IgM、肺炎衣原体抗体IgM、嗜肺军团菌抗体IgM均为阴性。

浆膜腔积液检验（心包积液结果同胸水）提示为渗出液

1. 常规检查：黄色，微浊，小凝块(+)，Rivalta反应阴性，白细胞计数$1040 \times 10^6/L$，单个核细胞0.15，多个核细胞0.85，红细胞阳性。

2. 生化检查：氯103 mmol/L，葡萄糖5.2 mmol/L，乳酸脱氢酶135 μ/L，总蛋白42.0 g/L，白蛋白19.3 g/L，腺苷脱氢酶9.3 μ/L。

3. 肿瘤标志物：非小细胞肺癌抗原8.04 ng/mL，癌胚抗原0.92 ng/mL，鳞癌抗原1.80 ng/mL。

风湿结缔组织病检查

1. 抗核抗体ANA 14.05 μ/mL↑，抗双链DNA抗体正常，抗组蛋白抗体AHA 1.65(+)，抗核小体抗体15.51 μ/mL↑，抗SS-A阴性，抗SS-B阴性，抗Sm抗体，抗Jo-1抗体阴性，抗RNP抗体阴性，抗Scl-70抗体阴性，抗着丝点抗体阴性。

2. 抗心磷脂抗体Acl-IgG阴性，抗心磷脂抗体Acl-IgM阴性，抗心磷脂抗体Acl-β2糖蛋白阴性。

3. P-ANCA阴性，C-ANCA阴性，MPO阴性，PR3阴性。

4. 抗环瓜氨酸肽抗体CCP、类风湿因子RF、抗链球菌溶血素（ASO）阴性。

肿瘤标志物

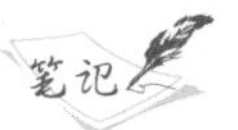

1. 特异性神经元烯醇酶5.20 ng/mL，非小细胞肺癌抗原

0.57 ng/mL，胃泌素释放肽前体11.44 pg/mL，甲胎蛋白2.20 μg/L，癌胚抗原0.94 μg/L，CA125 139.00 μ/mL↑，鳞癌抗原0.30 μg/L，CA19-9 <2.00 μ/mL。

2. 超声心动图（1月13日）：心脏形态结构及收缩舒张功能正常，LVEF 70%，未见心包腔积液。

3. 腹部超声（1月6日）：未见腹部有器质性病变；提示仍双侧胸腔积液。

讨论与分析

[病例特点]

1. 青年女性，既往体健。

2. 起病急，以乏力和发热等疑似上呼吸道感染症状起病，5天后症状加重，伴胸闷、气促等累及心脏和肺部的表现。

3. 白细胞及中性粒细胞明显升高；影像学提示肺部感染、心包腔和胸腔积液，积液性质为渗出液；血清学及影像学无结缔组织病、结核和肿瘤性疾患证据。

4. 乙型流感病毒抗体IgM(+)；血细菌培养和深部痰细菌培养示金黄色葡萄球菌MRSA；药敏提示除所有β内酰胺类、红霉素、克林霉素和四环素外，多种药物敏感。

5. 使用氟喹诺酮类药物莫西沙星，结合感染部位进行早期充分引流，疗效显著。

[诊疗思路]

发热、多浆膜腔积液的诊断及鉴别应考虑：

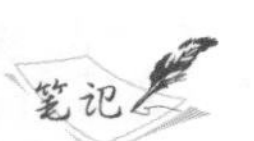

1. 风湿结缔组织病：患者为青年女性，表现为发热和多浆膜

腔积液，应首要排除结缔组织病如系统性红斑狼疮等。该患者无皮疹和关节痛，无肾脏和血液系统受累表现，无结缔组织病的血清学依据等，诊断依据不足。

2. 肺结核：患者多浆膜腔积液呈黄色炎性渗出液，应注意排除特殊病原体（如肺结核）的可能。患者的胸部 CT 结果未提示结核病灶，浆膜腔积液腺苷脱氨酶 ADA（－），血结核菌干扰素释放试验（－），血结核抗体 PPD-IgG（－）。不支持肺结核诊断。

3. 肿瘤性疾病：多浆膜腔积液为渗出液，需要除外肿瘤性疾病，患者血肿瘤标志物 CA125 水平较高，但肺部 CT 结果和腹部超声均未提示肿瘤征象，浆膜腔积液的肿瘤标志物无显著升高及找癌细胞结果为阴性，结合抗感染治疗效果显著，临床上无进一步依据考虑肿瘤性疾患。

最终根据血和深部痰细菌培养及药敏试验的结果，以及患者对莫西沙星的治疗反应，结合患者病程中上呼吸道病毒感染样的前驱症状和血清学提示的乙型流感病毒抗体 IgM（＋）的结果，考虑流感后社区获得性 MRSA 肺部感染，诊断明确。

病例点评

社区获得性 MRSA 在 1961 年英国由 Jevons 首先发现，是在来源上明显有别于院内获得性 MRSA 的耐药性金黄色葡萄球菌，具有不同的遗传学背景，携带不同的外毒素基因，临床感染部位 75% 见于皮肤软组织感染，6% 见于呼吸道，仅 1% 见于泌尿系统。感染宿主多见于年轻人，平均发病年龄 23 岁。而院内获得性 MRSA 临床感染部位 37% 见于皮肤软组织感染，22% 见于呼吸道，20% 见于泌尿系统。感染宿主多见于老年人，平均发病年龄 68 岁。

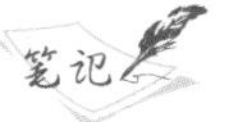

社区获得性 MRSA 毒力强，感染呈爆发性，临床表现往往症状严重，多见于既往健康者，死亡率高，尤其容易合并多浆膜腔积液和急性呼吸窘迫综合征。在治疗上突出表现为对β内酰胺类抗生素耐药，但临床上其中超过61%的病例被最初选择单用β内酰胺类抗生素治疗，因此初治往往失败，错过治疗时机；及时和正确的抗生素治疗可明显改善预后。

抗生素选择上，目前院内获得性 MRSA 往往仅仅对几种药物如万古霉素、利奈唑胺、替加环素、达托霉素和替考拉宁敏感，而社区获得性 MRSA 除β内酰胺类、氯霉素、红霉素、克林霉素、四环素耐药或中度敏感以外，对包括氟喹诺酮类、氨基糖甙类、磺胺类及所有对院内获得性 MRSA 敏感的万古霉素、利奈唑胺、替加环素、达托霉素和替考拉宁都具有良好的治疗效应。

社区获得性肺炎的常见致病菌主要包括肺炎链球菌、流感嗜血杆菌、卡他莫拉氏菌及包括肺炎支原体、衣原体和嗜肺军团菌在内的非典型病原体。在临床上也主要是选用β内酰胺类+大环内酯类或氟喹诺酮类作为经验性的抗感染治疗方案。金黄色葡萄球菌感染在社区获得性肺炎并不十分常见，但在重症的社区获得性肺炎病例中，尤其是急诊接诊的重症病例中并不少见，根据2014年 Daniel M Musher 和 Anna R Thorner 发表于《新英格兰医学杂志》的关于社区获得性肺炎的综述性文章指出，流感后的社区获得性肺炎其病原学特征是宿主极易继发多重耐药细菌的感染，死亡率往往超过60%，多数患者起病急，中毒症状重，是流感致死的主要原因。需要预估到此类病原体致病的可能性。早期正确经验性抗菌治疗和对症处理对临床转归有重要影响。氟喹诺酮类抗生素不仅在非典型病原体上的治疗具有特殊性，对社区获得性 MRSA 导致的重症肺炎往往也有出奇制胜的疗效。这是值得急诊界的同仁们注意的。

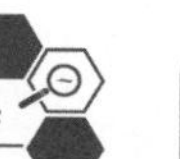

最后，急诊科作为每次流感流行或散发病例的最初诊治场所，对于其中合并肺部感染的重症患者，重视其最初的病原学评估和初始经验性地正确选择合适的敏感抗生素，全身支持对症处理，从而及时控制病情的进展。本例患者的诊治经验具有一定的参考价值和借鉴意义。

参考文献

1. 章锐锋，徐志江. 社区获得性 MRSA 感染的临床特征和耐药性分析. 中华微生物学和免疫学杂志，2004，24（7）：573－576.

2. DANIEL M MUSHER，ANNA R THORNER. Community-Acquired Pneumonia. New England Journal of Medicine，2014，371（10）：1619－1628.

（中山大学第一附属医院　熊艳，詹红）

笔记

002 粒细胞缺乏后的感染

病情介绍

患者，女，25 岁，未婚，以“发热伴意识恍惚 8 天”2015 年 8 月 20 日入院。

患者 8 天前夜间出现发热，体温 39.2 ℃，自服退热药后未见明显好转，次日就诊于某医院，血常规：白细胞 $0.34 \times 10^9/L$，中性粒细胞计数 $0.0 \times 10^9/L$，单核细胞计数 $0.01 \times 10^9/L$，淋巴细胞计数 $0.33 \times 10^9/L$，血红蛋白 134 g/L，血小板数 $198 \times 10^9/L$。尿、便常规及双肺 CT、腹部超声未见异常，给予亚胺培南西司他丁钠、甲泼尼龙、人粒细胞刺激因子等治疗，但患者体温仍波动于 39 ~ 40 ℃，伴胡言乱语，白细胞波动于 $(0.2 \sim 0.7) \times 10^9/L$，血小板、血红蛋白呈下降趋势，4 天前出现呼吸困难，血气分析示 I 型

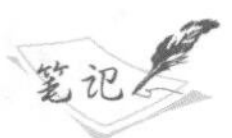

呼吸衰竭，胸片提示右侧胸腔积液，遂转至我院急诊，收入 EICU。

既往史：2007 年行右侧颈动脉体瘤手术切除。2014 年 12 月左侧颈动脉体瘤拟行手术，术前发现甲亢，暂缓手术，予甲巯咪唑治疗，服药期间出现粒细胞减少，停甲巯咪唑，予粒细胞刺激因子治疗后缓解。2015 年 3 月应用 ^{131}I 治疗甲亢，首剂 2.5 mci，症状无明显改善，同年 7 月份补充剂量 3.5 mci，7 月 10 日患者自行口服甲巯咪唑 10 余天，5 mg/日。

入科查体：体温 37.0 ℃，心率 146 次/分，呼吸 25 次/分，血压 100/79 mmHg，血氧饱和度 69%（吸氧 5 L/min），半卧位，意识模糊，偶可应答，突眼，双侧瞳孔等大同圆，光反射灵敏，口腔黏膜附有大量白色脓苔，双侧扁桃体Ⅱ°肿大，右颈部可见一处 10 cm 手术瘢痕，右颈部、锁骨上淋巴结肿大，压痛（+），未触及甲状腺肿大，呼吸急促，双上肺听诊呼吸音粗，右下肺未闻及呼吸音，心率 146 次/分，律齐，瓣膜听诊区未闻及杂音，腹软，无压痛，未闻及肠鸣音，肢体可见自主活动，肌力 3～4 级，病理征阴性，轻度浮肿，全身皮肤散在花斑及出血点，会阴部皮肤黏膜擦拭易破溃。APACHE Ⅱ 26 分。

辅助检查

1. 血气分析：pH 7.44，PO_2 69 mmHg，PCO_2 46 mmHg，Lac 0.9 mmol/L，BE 7.0 mmol/L，A-aDO_2 109 mmHg。

2. 血常规：WBC 0.9 $\times 10^9$/L，NEU# 0，LYM# 0.8 $\times 10^9$/L，MON# 0.1 $\times 10^9$/L，HGB 89 g/L，PLT 10 $\times 10^9$/L；CRP 209 mg/L，PCT 5.37 ng/mL。

3. 凝血：PT 16.5 s，TT 14.4 s，APTT 34.8 s，FIB 2.95 g/L。

4. 生化：ALT 71.54 μ/L，AST 119.29 μ/L，GGT 50.79 μ/L，AKP 62.68 μ/L，BUN 5.78 mmol/L，Cr 35.5 μmol/L，K 3.0 mmol/L，

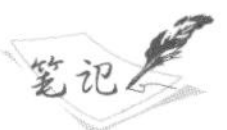

Glu 5.2 mmol/L，PA 7.9 mg/L，TP 42.4 g/L，ALB 16.3 g/L，BNP 5284 pg/mL。

5. 尿常规：PRO 3+，u-ALB+，尿隐血 3+，管型 2.30 个/uL。

6. 超声心动图：轻度肺动脉高压。

7. 腹部超声：双侧胸腔积液，脾周积液。

8. 肺部 CT（图 2-1）：双侧胸腔积液，右下肺不张。

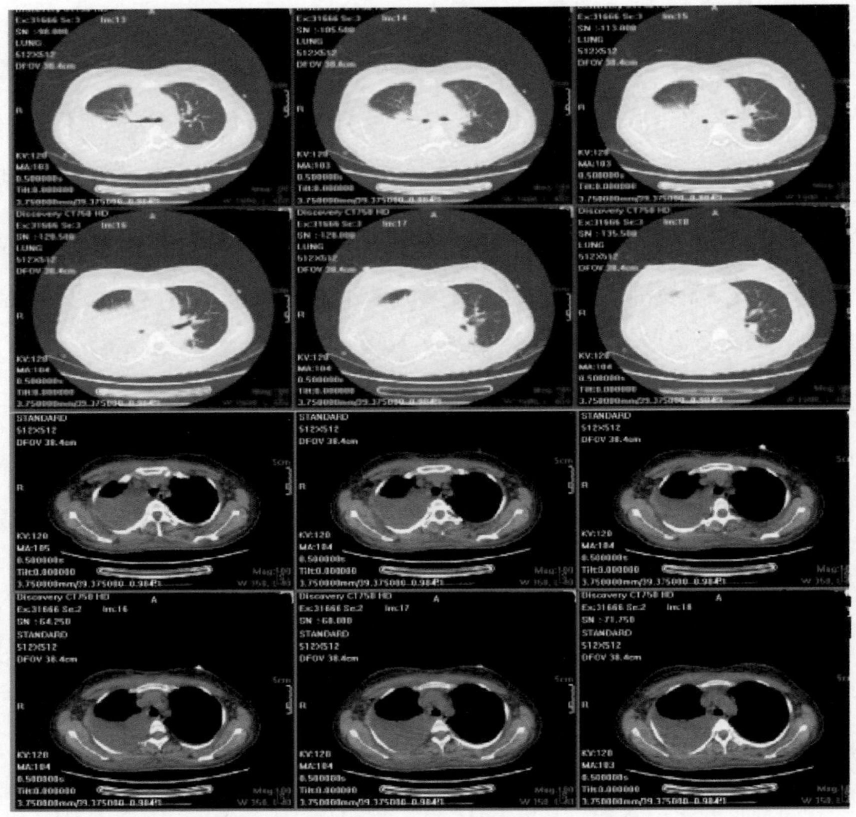

注：双侧胸腔积液，右下肺不张。

图 2-1 肺部 CT

入院诊断

1. 肺内感染，右下肺不张，胸腔积液，Ⅰ型呼吸衰竭；

2. 三系减少；

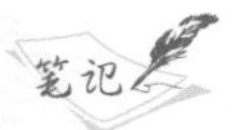

3．多脏器功能障碍综合征（肝、肾、心）；

4．亚临床甲状腺功能亢进；

5．颈动脉体瘤术后。

诊疗过程

入科后立即给予镇静、经口气管插管，呼吸机辅助通气以维持生命体征，同时行中心静脉置管，补充血小板、新鲜血浆、人血白蛋白以及脏器维护治疗，患者生命体征逐渐平稳，同时在第一时间留取了血、痰、尿、咽拭子细菌学检查，完善骨穿检查（图2－2）。

8月21日：EB病毒衣壳抗原抗体IgG＋，EB病毒核抗原抗体IgG＋，单纯疱疹病毒抗体Ⅰ型IgG（＋），巨细胞病毒抗体IgM（－），呼吸道病毒谱（－）。

8月25日EBV病毒DNA定量检测4.7×10^{6}。

痰涂片：G-杆菌（＋），真菌孢子（＋）；痰培养：铜绿假单胞菌；尿、咽拭子涂片真菌孢子＋；尿、咽拭子培养：白色假丝酵母菌。

血培养：铜绿假单胞菌。

骨髓穿刺：骨髓有核细胞增生减低，浆细胞比例明显增高，结合临床，进一步检查除外MDS。

经过反复鉴别排查，笔者明确这是一例粒细胞缺乏合并重症感染的病例，在维护生命体征的前提下，根据病原学等给予氟康唑、泛昔洛韦片抗感染治疗，而针对铜绿假单胞菌感染，其药敏提示对碳青霉烯类耐药（亚胺培南西司他丁钠MIC≥64，美罗培南MIC＝8），对哌拉西林钠他唑巴坦、头孢他啶等敏感，但患者对青霉素、头孢类过敏，因此笔者根据PK/PD，计算美罗培南的给药剂量与间隔，使其$T_{>MIC}$为两次用药间隔的46%，而达到抗感染效果，同时联合硫酸异帕米星、环丙沙星；另一方面，在有效抗感染的基础上，给予小剂量甲泼尼龙、人免疫球蛋白以免疫调节，最终患者三系逐渐

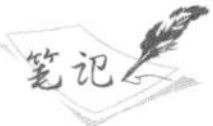

细胞名称			血片%	骨髓片 平均值	+/-SD	%
原始血细胞				0.08	0.01	
粒细胞系统	原始粒细胞			0.64	0.33	4.5
	早幼粒细胞			1.57	0.6	7
	中性粒细胞	中幼		6.49	2.04	0.5
		晚幼		7.9	1.97	0.5
		杆状核		23.72	3.5	
		分叶核		9.44	2.92	
	嗜酸粒细胞	中幼		0.38	0.23	
		晚幼		0.49	0.32	
		杆状核		1.25	0.61	
		分叶核		0.86	0.61	
	嗜碱粒细胞	中幼		0.02	0.05	
		晚幼		0.06	0.07	
		杆状核		0.1	0.09	
		分叶核		0.03	0.05	
红细胞系统	原始红细胞			0.57	0.3	
	早幼红细胞			0.92	0.41	
	中幼红细胞			7.41	1.91	11.5
	晚幼红细胞			10.75	2.36	13
	早巨红细胞					
	中巨红细胞					
	晚巨红细胞					
淋巴系	原始淋巴细胞			0.05	0.09	
	幼稚淋巴细胞			0.47	0.84	
	成熟淋巴细胞		10	22.78	7.04	35
单核系	原始单核细胞			0.01	0.04	
	幼稚单核细胞			0.14	0.19	
	成熟单核细胞		1	3	0.88	1
巨核系统	原始巨核					
	幼稚巨核					
	产板巨核					1
	颗粒巨核					22
	裸核巨核					3
浆细胞	原始浆细胞			0.004	0.02	
	幼稚浆细胞			0.104	0.16	
	成熟浆细胞			0.71	0.42	27
其它	网状细胞			0.05	0.09	
	异淋细胞		9			
	吞噬细胞					
	组织嗜碱细胞					
	脂肪细胞					
	分类不明细胞			0.03	0.09	
粒细胞系统:有核红				2.76	0.87	0.51/1
共计数细胞			100	个		200

形态描述:

1 骨髓取材无小粒，涂片、染色良好。
2 骨髓有核细胞增生减低，G=12.5%、E=24.5%，粒红比例倒置G/E=0.51:1。
3 粒系细胞比例减低。原始粒细胞占4.5%，胞体小，浆量少，核染色质细致，可见核仁。可见细胞分裂相，余形态未见异常。
4 红系细胞比例大致正常，以中、晚幼红细胞为主，形态未见明显异常。成熟红细胞大小不等，部分中心淡染区增大，可见缗钱样改变。
5 淋巴细胞比例增高，形态未见异常。
6 单核细胞形态未见异常。
7 浆细胞比例明显增高，可见双核、三核浆细胞。
8 全片共见巨核细胞26个。血小板少见。
9 外周血白细胞分类（20个细胞）淋巴细胞比例明显增高。可见异型淋巴细胞。成熟红细胞大小不等，部分中心淡染区增大，可见小球形红细胞、破碎红细胞，可见缗钱样改变。

诊断意见:
1、骨髓有核细胞增生减低（详见描述），浆细胞比例明显增高，建议进一步检查明确诊断。
2、请结合临床或进一步检查除外MDS。

图2－2　骨髓穿刺

升高至正常，体温正常，顺利脱离呼吸机，脏器功能亦恢复。

确定诊断

1．严重脓毒症：①血行感染；②泌尿系统感染；③肺内感染（右下肺不张，低氧血症）。

2．三系减少：①急性粒细胞缺乏症；②血小板减少症；③贫血。

3．多脏器功能障碍综合征（肝、肾、心）。

4．电解质紊乱（低钾、低钠）。

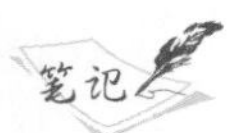

5．低蛋白血症。

6. 亚临床甲状腺功能亢进。

7. 颈动脉体瘤。

讨论与分析

[病例特点]

1. 青年女性，急性起病。

2. 既往甲状腺功能亢进病史，发病前 2 次^{131}I 治疗以及口服甲巯咪唑。

3. 发热起病，迅速出现意识障碍、呼吸困难。

4. 急性粒细胞缺乏。

5. 血、痰培养提示铜绿假单胞菌，尿培养、咽拭子培养提示白假丝酵母菌，同时合并 EB 病毒感染。

[诊疗思路]

1. 发热的诊断与鉴别

（1）甲亢危象：临床表现可见谵妄、极度烦躁、昏睡、昏迷，高热伴大汗；白细胞计数一般无变化，感染时升高，可有肝功指标的升高；血清 T3、T4 增高，不一定高于一般甲亢，血清总 T3、T4 反而比原来减少，FT3、FT4 增高显著；基础代谢率多在 60% 及以上。而该患者 FT3 1.96 pg/dL 略低于正常，FT4 1.17 ng/dL 正常，甲状腺超声提示甲状腺大小正常，血流增多，回声均匀。各项指标不支持甲亢危象。

（2）感染：患者发病前有明确外感病史，完善细菌学检查提示痰、尿、咽拭子涂片见真菌孢子，血、痰涂片见革兰阴性杆菌，PCT 5.37 ng/mL，CRP 209 mg/L，双肺 CT 可见双侧胸腔积液、右

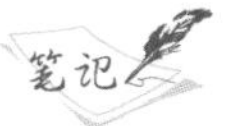

下肺不张，结合以上信息，支持呼吸道、泌尿系统、口腔黏膜感染。我国中性粒细胞缺乏感染患者的常见病原体分布：革兰阴性菌：大肠埃希菌、肺炎克雷白杆菌、铜绿假单胞菌、鲍曼不动杆菌、嗜麦芽窄食单胞菌；革兰阳性菌：凝固酶阴性葡萄球菌、金黄色葡萄球菌、肠球菌、链球菌属。有研究表明，既往90天内使用过碳青霉烯类药物的患者，在革兰阴性菌中非发酵菌感染比例增加；凝固酶阴性葡萄球菌在革兰阳性菌中排首位。

（3）结缔组织疾病：结缔组织病也可以表现出白细胞减少、贫血、脏器损害等情况，给予完善免疫监测系列提示血清免疫球蛋白A、G、M正常，C3、C4略低于正常值，抗核抗体系列均阴性，暂不支持。

2. 粒细胞缺乏的病因鉴别

（1）^{131}I：常规治疗甲亢的^{131}I大部分被亢进的甲状腺细胞摄取，对造血系统影响很小，不会导致粒细胞或血小板进一步减少，那么该患者在4个月中做了2次^{131}I，是不是过量了呢？文献中介绍了^{131}I的给药依据，该患者3月份2.5毫居，7月份加量至3.5毫居，按照计算量在可以接受的范围内，但是毕竟存在个体差异，不能完全排除^{131}I的嫌疑，有文献研究指出^{131}I治疗可能使周围血象和骨髓受到不同程度的暂时抑制，经过2～3个月后可恢复正常，必要时建议使用升白药物。因此^{131}I的致病可能不能排除。

（2）甲巯咪唑：甲巯咪唑属于他巴唑类（ATD）药物，粒细胞缺乏症是ATD的严重并发症，多数病例发生在ATD最初治疗的2～3个月或再次用药的1～2个月内，也可发生在服药的任何时间。该患者早期治疗时服用甲巯咪唑即已经出现过粒细胞减少，此次无规律口服该药后再次出现粒细胞缺乏，故考虑药物可能性大。

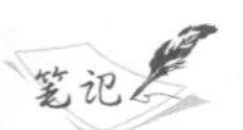

（3）颈动脉体瘤与颈动脉瘤：颈动脉体瘤是指颈动脉体内细胞

变异而生长的肿瘤，发生于颈总动脉分叉部位的颈动脉体，是一种极为少见的化学感受器肿瘤，病因不明确，但多项报道与研究显示其可能与机体长期慢性缺氧有关，也有少量证据提示其可能伴随其他肿瘤而生。长在血液供应十分丰富的地方，生长速度极为缓慢，呈现为良性肿瘤的特征，与结缔组织病的血管炎无直接相关性。

（4）感染：重症感染会导致周围循环粒细胞分布异常引起急性或亚急性获得性假性粒细胞减少反应，还可以使血管外粒细胞需求增加、消耗加速，从而出现粒细胞减少，而粒细胞是人体防御病原微生物的第一道防线，其计数的减少大大增加了感染的风险，通过回顾病史，笔者可以看到患者既往口服甲巯咪唑后曾出现粒细胞缺乏，此次在^{131}I 治疗后再次服用甲巯咪唑，并在治疗后 1 个月内接触到上感患者，随即出现高热，因此笔者考虑患者为粒细胞缺乏后合并感染。

（5）血液系统疾病：骨髓穿刺结果为骨髓有核细胞增生减低，浆细胞比例明显增高，可见 9% 异型淋巴细胞，考虑患者起病突然，发病迅速，血液系统原发疾病的可能性较小，但其合并甲亢、肾功能改变等，故不能除外噬血综合征、传染性单核细胞增多症的可能，尚需完善病毒谱、铁蛋白等。

本病例中患者以发热、意识障碍起病，实验室检查提示三系减少，结合患者的甲亢病史及治疗过程，极易想到内分泌系统、结缔组织疾病及血液系统疾病等。笔者逐步完善病原学、骨髓穿刺、免疫监测等检查，最终明确三系减少的复杂原因及其严重脓毒症的感染病灶和病原学，并及时给予抗感染、免疫调节、脏器保护等治疗。同时该患者还合并 EB 病毒感染，该病毒是一种嗜淋巴细胞的双链 DNA 病毒，主要侵犯 B 淋巴细胞，感染人体后可引起传染性单核细胞增多症、噬血细胞综合征、慢性活动性 EB 病毒感染等疾病，该患者的实验室检查中铁蛋白升高、肝肾功能损害以及骨髓穿

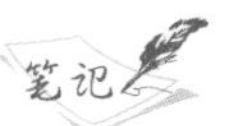

刺中查见的9%异型淋巴细胞等，使笔者无法排除 EB 病毒在整个病程中的致病性，故给予近 2 个月的小剂量糖皮质激素治疗（期间行肺 CT 检查，详见图 2 –3）。

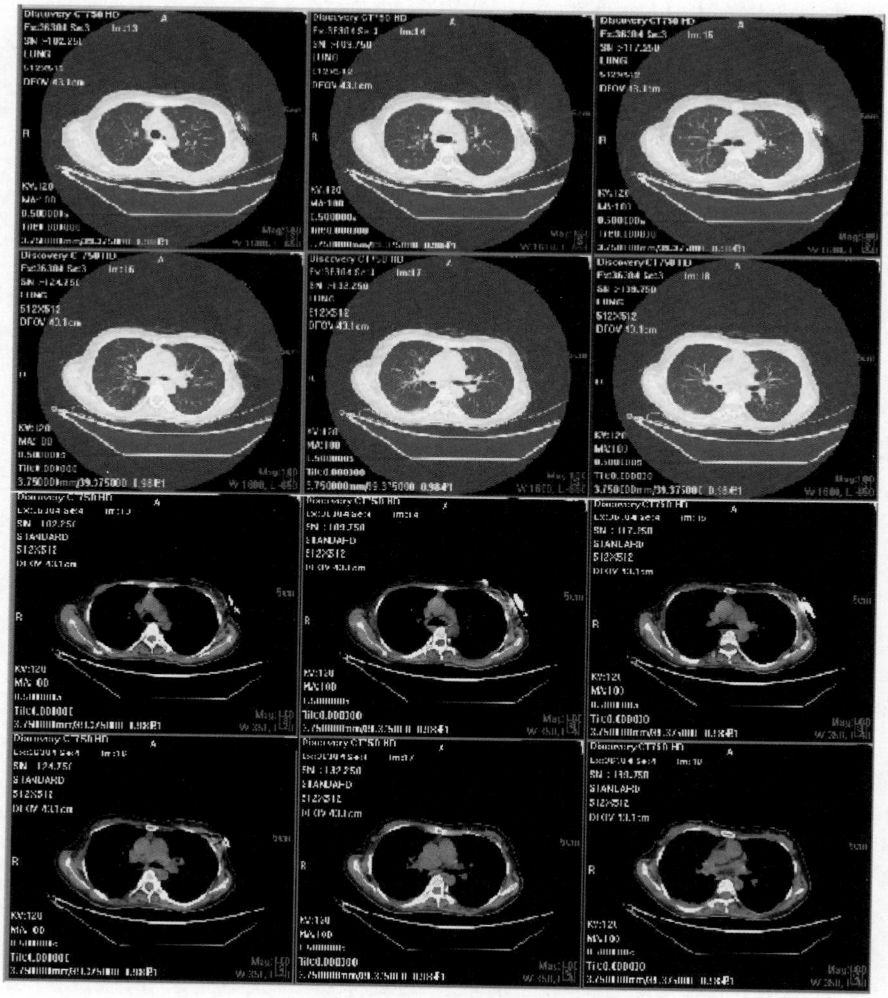

图 2 –3　双肺 CT（9 月 5 日）

病例点评

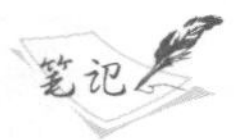

中性粒细胞缺乏伴发热患者是一组特殊的疾病人群，由于免疫

功能低下，炎症的症状和体征常不明显，病原菌及感染灶也不明确，发热可能是严重潜在感染的唯一征象，感染相关死亡率高，该类患者常见的感染部位有上呼吸道、肺部、消化道、皮肤软组织和血流，有10%～25%患者出现血流感染；其感染的发生、严重程度及临床过程与中性粒细胞缺乏的程度和持续时间相关。因此，专家推荐对发热伴中性粒细胞缺乏的患者在出现临床表现后尽早应用经验性抗菌药物的治疗。

这个病例便是粒细胞缺乏合并重症感染。粒细胞缺乏的发生与碘治疗、药物、感染等多因素有关；而感染的发生基于粒细胞缺乏，致病菌涉及细菌、真菌、病毒；感染病灶涉及血液、呼吸道、泌尿系统及口腔黏膜，经过积极治疗，患者的感染得到控制，骨髓抑制得以逆转。对这个病例的诊疗思路的整理，笔者深刻体会了急诊工作的特点，即时间紧、病情复杂、临床资料少等，但是无论怎样，当急诊医师们面对危重症患者时，首先要做到“维持生命”，只有这样才能给医师寻找病因赢得时间。而在寻找病因病机的过程中，笔者追溯了患者近6年的病史，循迹而上找到了发病的始动因素以及各个关键点之间的相关性，形成了一套缜密的诊疗思路，有助于青年医师的素质提升。

参考文献

1. 中华医学会血液学分会. 2012中国中性粒细胞缺乏伴发热患者抗菌药物临床应用指南. 中华血液学杂志，2012，33（8）：693－696.

2. 杜兴冉，徐㻋，周晗，等. EB病毒相关噬血细胞综合征与其他EB病毒相关疾病的临床分析. 南京医科大学学报（自然科学版），2013，33（6）：797－802.

（北部战区总医院 邹蕾，高燕）

003

MTX 致间质性肺病并发重症肺炎

病情介绍

患者，女，66 岁，已婚，学校工作人员，以“咳嗽咳痰 3 月余，加重伴气促 1 个月，头昏伴心悸 1 天”为主诉入院。

患者于 3 个月前无明显诱因出现咳嗽、咳痰，痰量少，呈白色，较稀薄，伴乏力，无发热，就诊于社区医院给予头孢类抗生素口服（具体不详），未见明显好转。1 个月前患者自觉痰量增多，伴气促、胸闷，多次就诊于社区医院及我院门诊，给予头孢克洛、阿奇霉素抗感染，病情未见好转，气促症状加重，2 天前出现呼吸困难、头昏、心悸，遂至我院急诊就诊，心电图示“阵发性室上速，ST-T 改变”，动脉血气分析：pH 7.49，$PaCO_2$ 27 mmHg，PaO_2 39 mmHg，HCO_3^- 20.6 mmol/L，Lac 3.2 mmol/L；血常规：WBC 14.2×10^9/L，NEU%

89.2%；C 反应蛋白 97.01 mg/L，BNP 5570 pg/mL。入抢救室，心律自行转窦，心率 110 次/分，胸部 CT 示“双肺多发大片状高密度影，边界模糊，双肺上叶为著，双侧胸腔积液”，予高流量吸氧 10 L/min，莫西沙星联合头孢匹罗抗感染。凌晨 3:00 血压下降至 84/52 mmHg，同时低氧血症仍难以纠正，予去甲肾上腺素升压，行经鼻气管插管，机械辅助通气，以“重症肺炎”收入 ICU。患者自患病以来，精神状态一般，体重轻度下降，饮食不振，大小便正常，睡眠不佳。

既往史：原发免疫性血小板减少症（ITP）30 余年，血小板最低 17×10^9/L，于 2010 年起，先后服用环孢素、甲氨蝶呤（自 2013 年初规律服用至今）、巯基嘌呤、泼尼松等药物规律治疗至今，目前口服醋酸泼尼松 5 mg 每日，甲氨蝶呤每周三、周六 2.5 mg 3 次/日。自诉“心动过速”病史 40 余年，曾服用美西律、尼莫地平、麝香保心丸治疗。7 个月前行冠脉 CTA 检查，未见明显狭窄及斑块。“高血压”病史十余年，最高达 160/100 mmHg，自服美托洛尔 12.5 mg bid，控制血压于(125 ~ 110)/(80 ~ 85) mmHg。发现“糖尿病”病史 6 年，未规律服用药物治疗。

个人史：否认过敏史及粉尘、毒物、放射性物质接触史。

入院查体：体温 36.5 ℃，脉搏 96 次/分，呼吸 24 次/分（呼吸机辅助呼吸），血压 138/95 mmHg［去甲肾上腺素 0.2 μg/(kg · min) 维持中］，SpO_2 100%（氧浓度 60%），平车入病房，神志清晰，自主体位，查体合作，皮肤巩膜无黄染，全身无明显瘀点、瘀斑，双侧瞳孔正大等圆，对光反射灵敏。经鼻气管插管在位通畅。双肺呼吸音粗糙，可闻及少量湿性啰音。心律齐，未闻及病理性杂音，腹平软，无肌卫，肝脾肋下未及，脊柱及四肢查体未见异常，生理反射存在，病理征未引出。

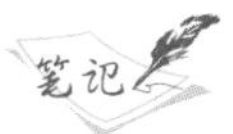

实验室检查

1. 血常规：WBC 14.2 $\times 10^9$/L↑，中性粒细胞比例明显升高，PLT 188 $\times 10^9$，Hb 132 g/L。CRP 97.01 mg/L↑，降钙素原（PCT）0.089 ng/mL（正常）。BNP 5570 pg/mL，CK、CKMB 正常，凝血各项指标正常。动脉血气分析提示严重低氧低碳酸血症，乳酸水平显著升高。生化提示：TBIL 29.3 μmol/L，ALB 29 g/L，Na 133 mmol/L，K 2.6 mmol/L，肌酐水平正常。

2. 痰涂片：阴性；痰培养：阴性。

影像学检查

1. 胸部 CT（图 3-1）：①双肺炎症；②双侧胸腔积液；③主动脉钙化；④右侧胸膜局部增厚。

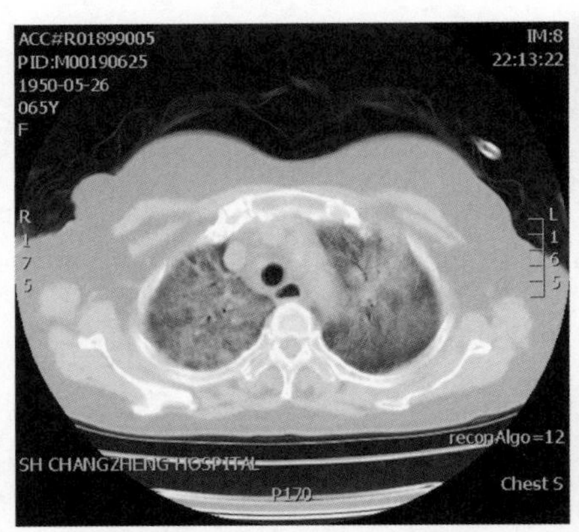

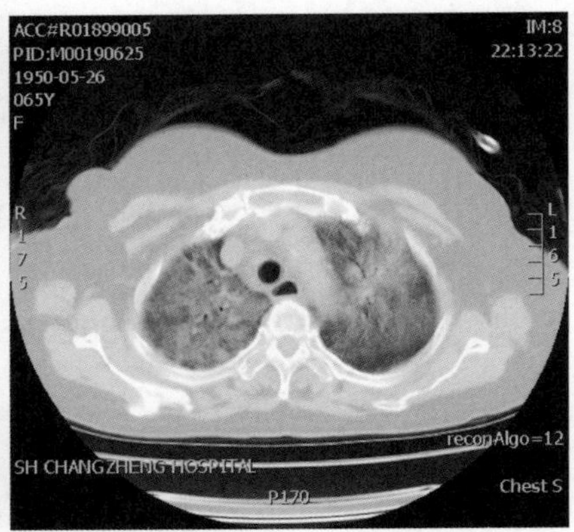

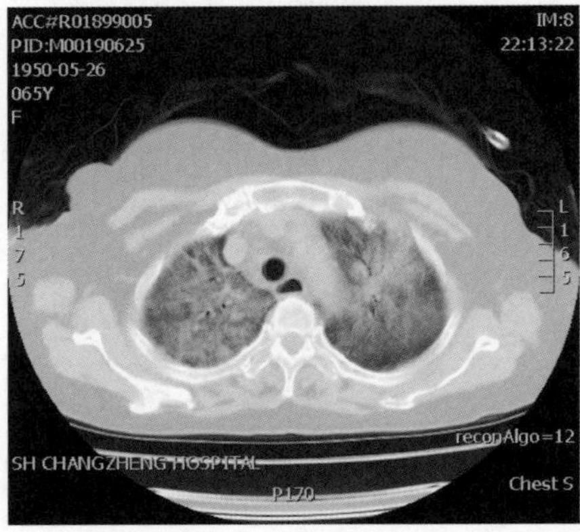

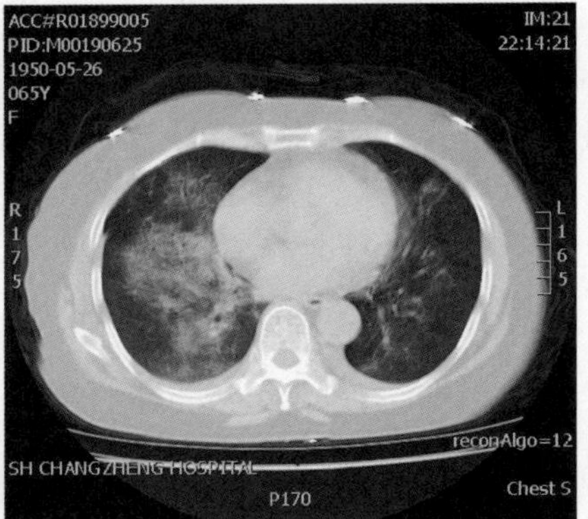

图 3-1 胸部 CT（3 月 3 日）

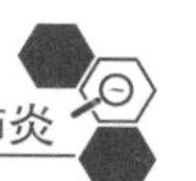

2. 胸片：双肺炎症（图3－2）。

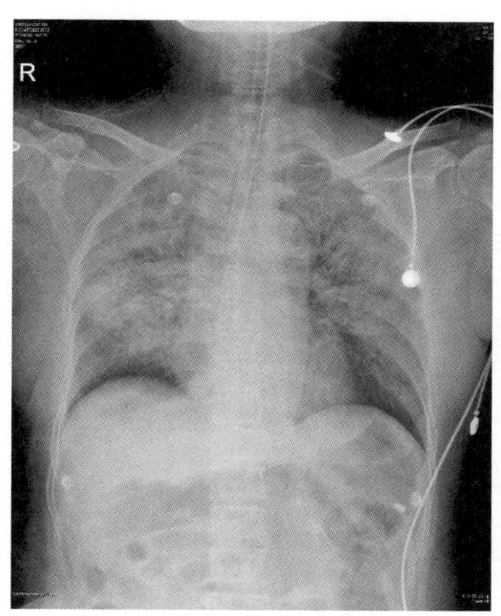

图3－2 胸片（3月4日）

初步诊断：①重症肺炎，Ⅰ型呼吸衰竭；②感染性休克；③心律失常——阵发性室上速；④原发免疫性血小板减少；⑤水、电解质及酸碱平衡紊乱，低钾、低钠血症，呼吸性碱中毒；⑥高血压2级（极高危）；⑦2型糖尿病；⑧低蛋白血症。

辅助检查（表3－1）

1. 血培养（3月5日）：阴性。

2. 痰培养（3月7日、3月14日、3月21日、3月23日）：洋葱伯克霍尔德菌。药敏：米诺环素（敏感），美罗培南（敏感），头孢拉定（敏感），哌拉西林/他唑巴坦（耐药），复方新诺明（敏感）。

3. 尿培养（3月15日、3月16日、3月23日）：白念珠菌；药敏：两性霉素B（敏感），氟康唑（敏感），伊曲康唑（敏感）、伏立康唑（敏感）；痰培养（3月18日）：白念珠菌。

4. 痰培养（3月19日、3月23日）：鲍曼不动杆菌。

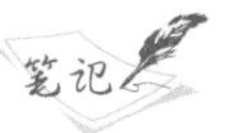

表3-1　相关指标

日期	3.3	3.7	3.9	3.14	3.17	3.21	3.23	3.26	3.31	4.5
白细胞（$\times 10^9$）	14.2	7.5	10.5	9.3	14.6	13.0	16.1	10.1	7.6	5.0
中性粒细胞（%）	89.2	88.9	91.1	87.4	86.4	91.9	89.9	87.6	80.7	70.1
血小板（$\times 10^9$）	188	98	125	155	194	137	126	95	93	85
降钙素原（ng/mL）	0.089	0.059	0.048	0.083	0.066	0.122		0.106		
内毒素（pg/mL）		<5	6.825	8.287	<5	7.002		7.864		
真菌 D-葡聚糖（pg/mL）		57.28	246.6	112.8	58.22	116.6		38.28		
CRP（mg/L）	97.01	109.40	62.11	1.28	4.78	6.33				
尿潜血（/μL）	2+			3+	3+	3+				
尿蛋白质	阴性			2+	2+	1+				
红细胞信息					均一性	均一性				
BNP（pg/mL）	5570	572.5	571.9							
白蛋白（g/L）	29	36	37							
钾（mmol/L）	3.6	3.30	3.80							
钠（mmol/L）	133	141	144							
肌酐（μmol/L）	71	56	50							

5. 痰结核涂片（3 月 7 日）：阴性；抗酸染色镜检：未查见抗酸杆菌；结核抗体 IgG、IgM（3 月 7 日）：阴性；结核杆菌 DNA（3 月 7 日）：阴性；T 细胞斑点实验（T-SPOT）(3 月 9 日)：无反应性。

6. 相关病原抗体九项（嗜肺军团菌 1 型，肺炎支原体，Q 热立克次体，肺炎衣原体，腺病毒，呼吸道合胞病毒，甲型流感病毒，乙型流感病毒，副流感病毒 IgM）(3 月 7 日)：阴性。

7. 相关自身免疫性抗体指标（抗核抗体、ANCA、抗双链 DNA、ENA、抗心磷脂抗体、抗角蛋白抗体等）(3 月 7 日)：阴性。

8. 影像学检查

（1）胸片（3 月 4 日我院）：双肺炎症；胸片（3 月 7 日我院）：双肺炎症（图 3 – 3）。

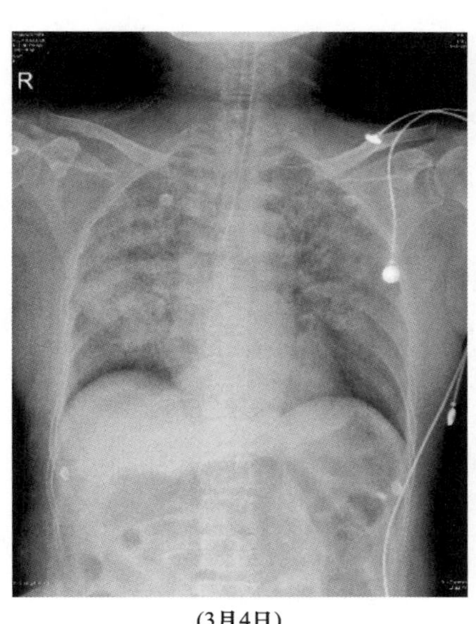

(3月4日)

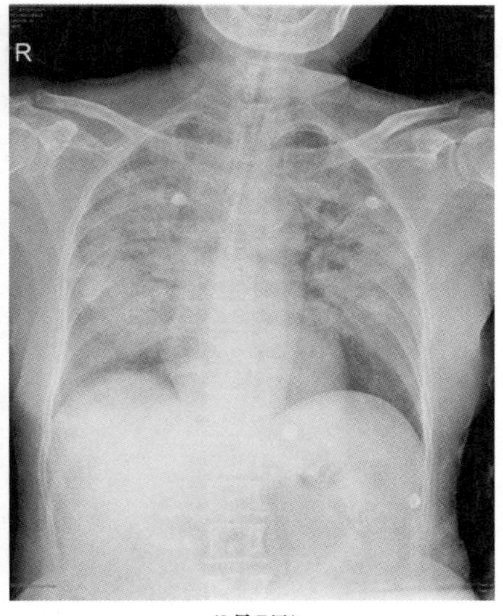

(3月7日)

图 3 – 3 胸片

（2）胸部 CT（3 月 17 日我院）：①与 3 月 3 日片比较，两肺炎症有吸收，双侧胸腔积液消失；②主动脉钙化（图 3 – 4）。

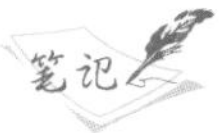

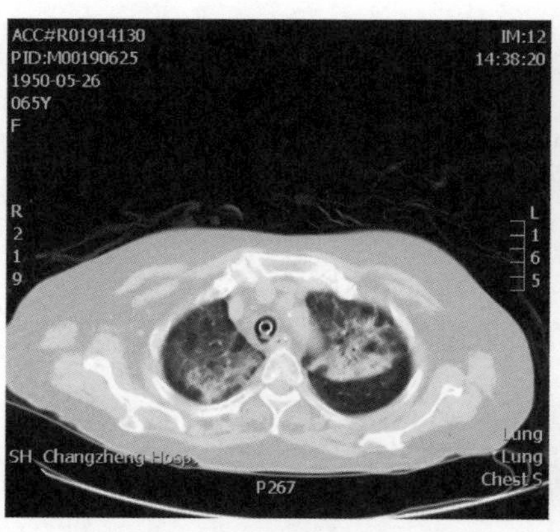

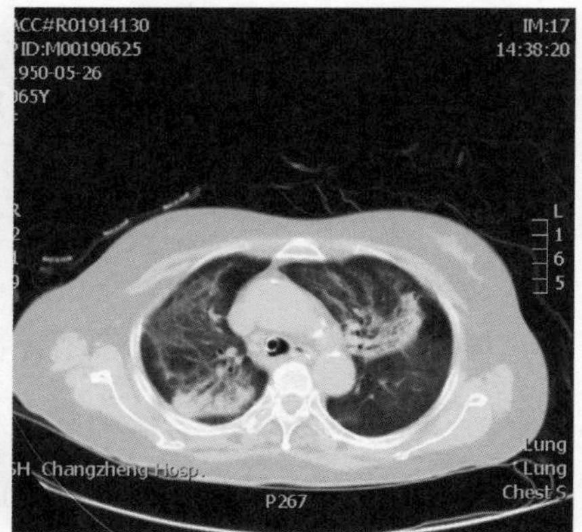

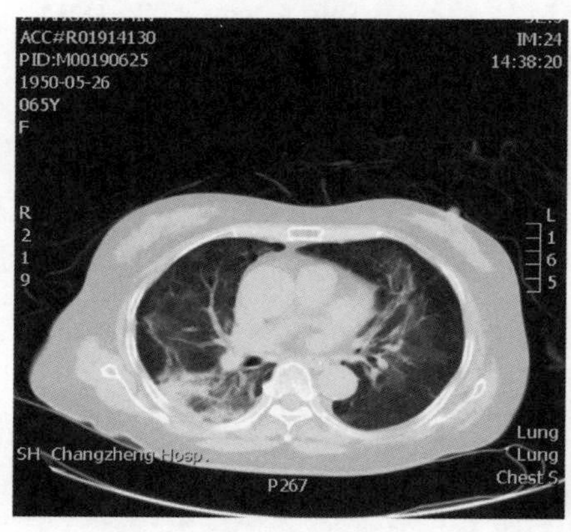

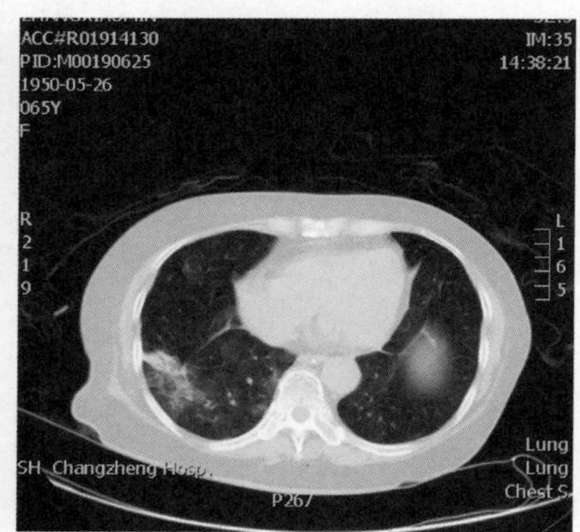

图3－4　胸部CT

（3）胸片（3月22日我院）：双肺炎症，较前片（3月7日）稍有吸收（图3－5）。

（4）胸部CT（3月29日我院）：①两肺炎症，较前片（3月17日）病灶稍有吸收；②主动脉钙化（图3－6）。

诊治经过

该患者长期服用免疫抑制剂，处于免疫功能抑制状态；其服用抗生素时间较长且效果欠佳，目前存在重症肺炎、感染性休克，WBC、NEU%等感染指标显著升高，病情严重，因暂无病原学培养及药敏结果，遂予帕尼培南倍他米隆（3月9日至3月22日）0.5 g q8h（主要针对革兰阴性菌）+替考拉宁（3月9日至3

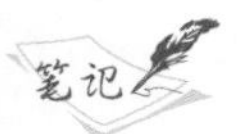

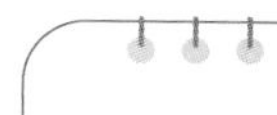

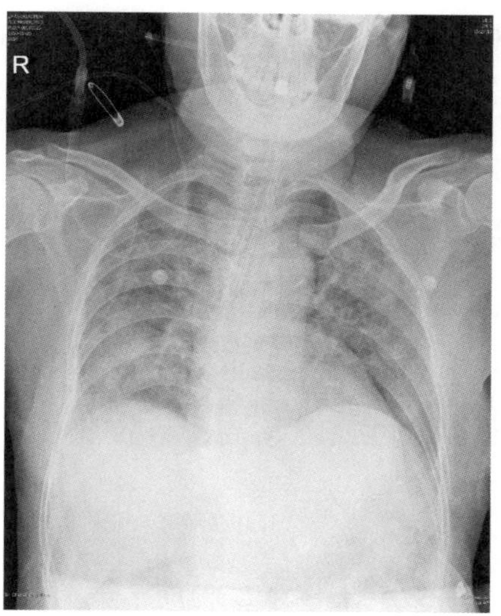

图3－5 胸片

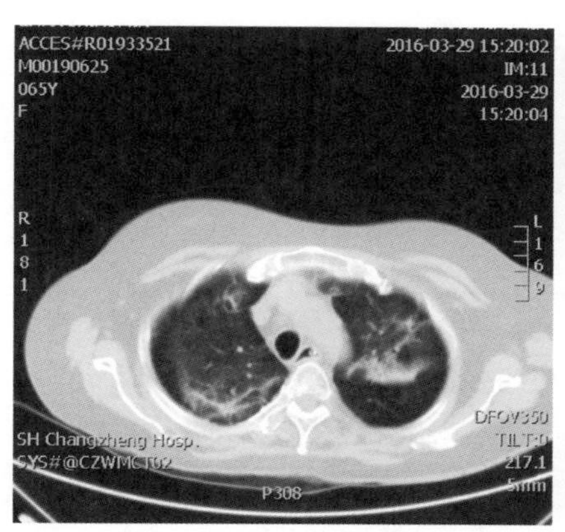

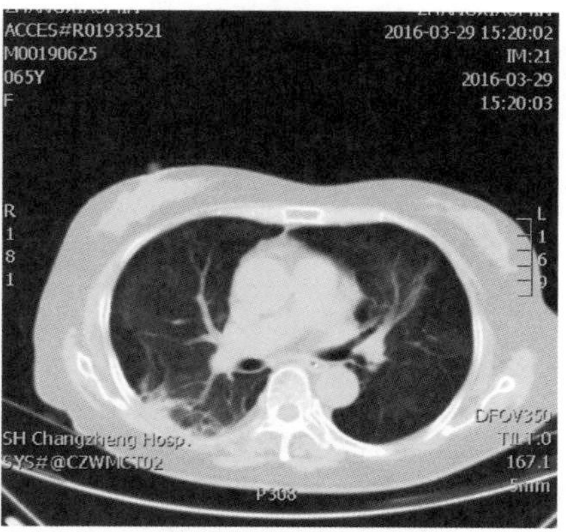

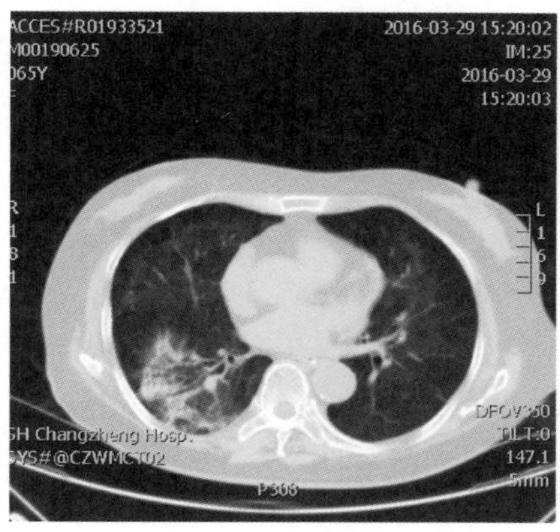

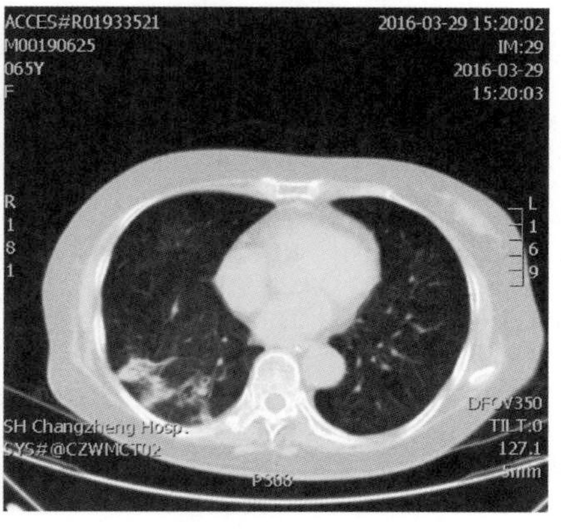

图3－6 胸部 CT

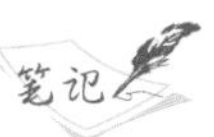

月 15 日）0.4 g qd（革兰阳性菌）+ 氟康唑注射液（3 月 9 日—3 月 30 日）400 mg qd（抗真菌）行广覆盖抗感染，辅以化痰、增强免疫力、抑酸护胃、纠正低蛋白血症，补液抗休克等对症支持治疗，治疗 4 天后升压药物剂量逐渐下调，白细胞计数等感染指标下降，但患者反复出现发热，呼吸机支持需求条件高无改善（图 3 – 7 ~ 图 3 – 10），复查床边胸片（3 月 7 日）提示双肺纹理增多增粗，双肺见弥漫性密度增高影，较前片（3 月 4 日）未见改善。

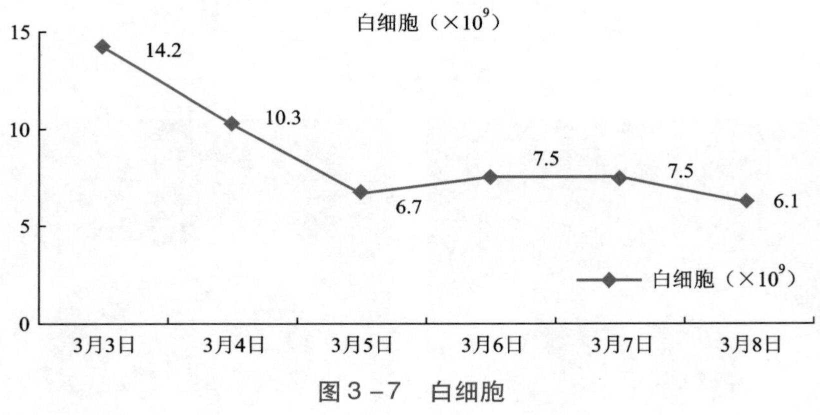

图 3 – 7　白细胞

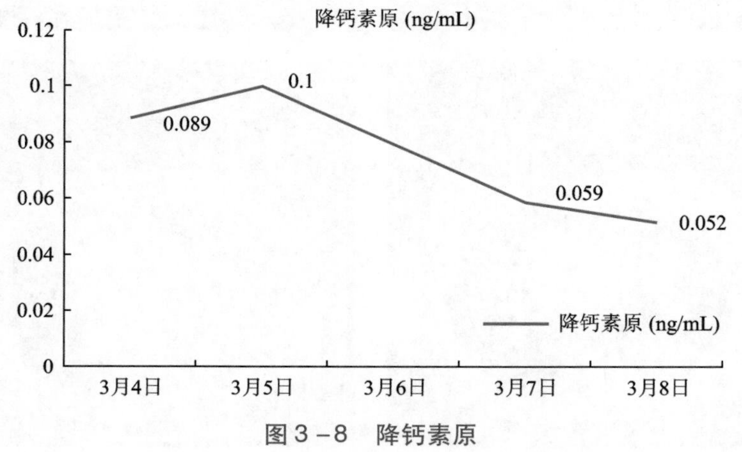

图 3 – 8　降钙素原

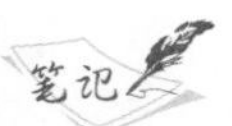

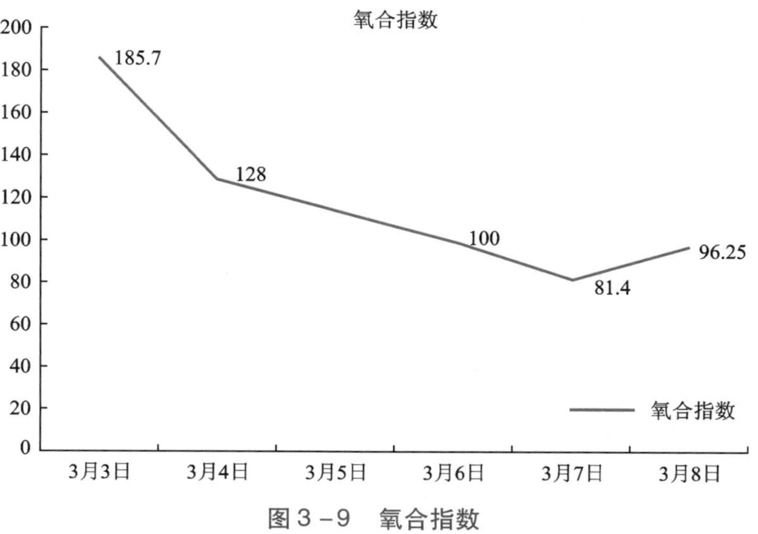

图3－9　氧合指数

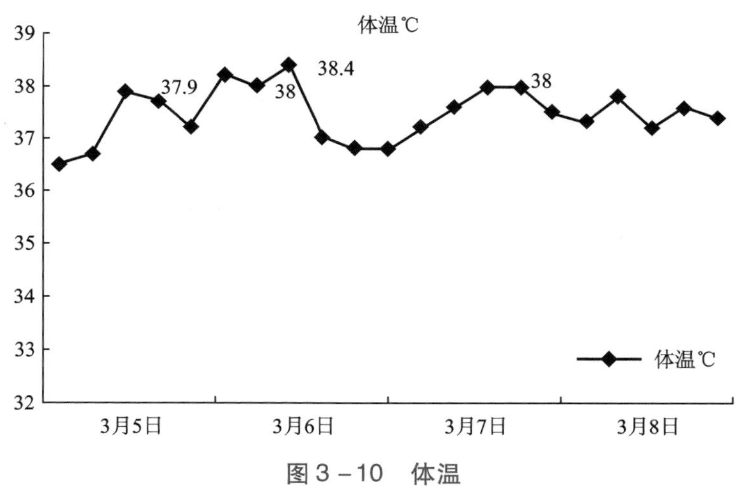

图3－10　体温

抗生素效果不佳，下一步何去何从？该患者目前病情是否仅为免疫抑制继发感染导致？影像学检查结果提示双肺弥漫性间质性改变。此对应仔细分析病史、体格检查结果，逐一排查间质性肺病相关病因。间质性肺病（interstitial lung disease，ILD）的病因可包括：感染（包括真菌、细菌、非典型病原体、病毒等）、结缔组织病、职业和环境暴露、药源性、辐射诱导、特发性间质性肺病、肿瘤、肉芽肿性疾病。完善相关自身免疫指标、病毒、结核相关抗体

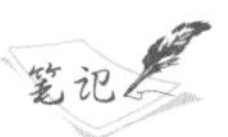

等指标，结合患者既往甲氨蝶呤服用史、考虑存在药物（甲氨蝶呤）相关性间质性肺炎可能性较大。

遂于3月9日起尝试给予醋酸泼尼松5 mg bid，甲强龙40 mg bid，叶酸片10 mg bid，抗生素方案暂不变，密切监测病情变化。患者未再出现发热，3月12日撤去升压药物，呼吸机参数逐渐下调，氧合指数好转，体温正常（图3－11，图3－12），3月16号起间断尝试脱离呼吸机，复查胸部CT（3月17日）提示两肺可见由肺门向肺野内发散的片状密度增高影，边界不清，可见空气支气管征，跟前片（3月3日）相比两肺炎症有吸收，双侧胸腔积液消失，患者病情逐渐好转，于3月23日拔除气管插管。

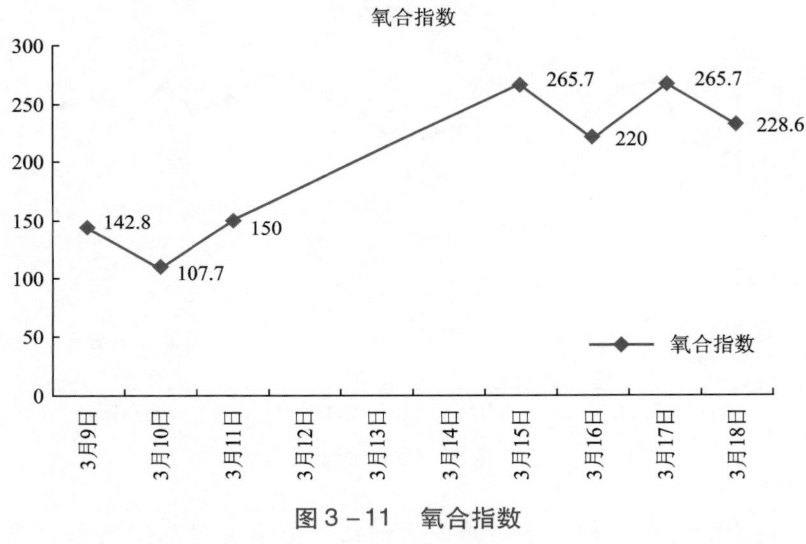

图3－11　氧合指数

根据痰培养、尿培养及药敏结果及时调整抗生素方案。先后有4次痰培养提示洋葱伯克霍尔德菌，3次尿培养及1次痰培养提示白念珠菌，两次痰培养提示鲍曼不动杆菌，患者存在院内获得性感染。患者应用替考拉宁治疗10天，克倍宁治疗17天；自3月16日起出现淡血性尿，尿常规提示尿潜血3＋，尿蛋白质2＋，红细胞呈均一性，肌酐处于正常范围，根据多次尿培养结果，考虑尿路真

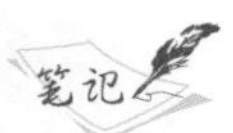

菌感染所致的可能性较大；根据药敏结果，抗真菌药物方案暂不变，给予维生素 K_1 止血，呋喃西林膀胱冲洗，血尿情况明显改善，于3月28日拔除导尿管；于3月24日起给予头孢哌酮钠舒巴坦钠3 g q12h（针对鲍曼不动杆菌）。该患者病情逐渐好转，白细胞计数、中性粒细胞比例、CRP、PCT等感染指标趋于正常，复查胸部CT（3月29日）提示双肺炎症范围较前进一步减少。患者于4月5日出院。病程中血常规变化详见图3－13。

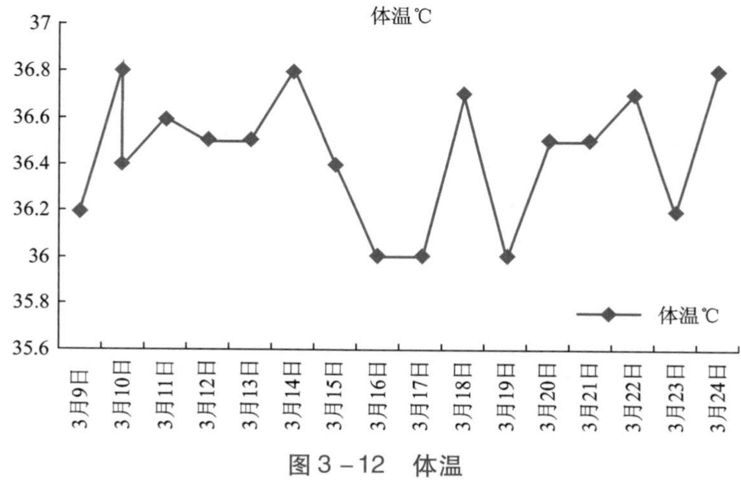

图3－12 体温

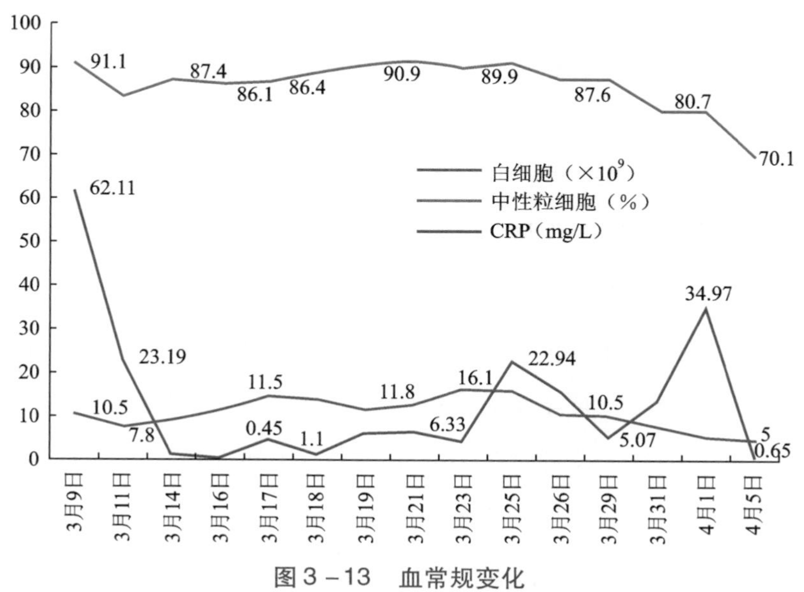

图3－13 血常规变化

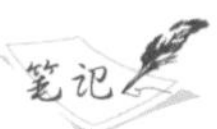

确定诊断

1. 甲氨蝶呤致间质性肺病并发重症肺炎，Ⅰ型呼吸衰竭；

2. 感染性休克；

3. 心律失常——阵发性室上速；

4. 原发免疫性血小板减少；

5. 水电解质及酸碱平衡紊乱——低钾低钠血症、呼吸性碱中毒；

6. 高血压2级（极高危）；

7. 2型糖尿病；

8. 低蛋白血症。

重症肺炎、间质性肺病的诊断及鉴别考虑

1. 病毒性肺炎：该患者属于免疫抑制状态，咳嗽、咳痰3月余，体温不高，入院时白细胞计数、中性粒细胞比例等指标有明显升高，常见相关病毒抗体（腺病毒、呼吸道合胞病毒、甲型流感病毒、乙型流感病毒、副流感病毒 IgM）为阴性，无证据支持该疾病。

2. 结节病：该患者未见皮肤结节性红斑，眼部未见虹膜睫状体炎，角膜结膜炎，无肝脾大，未见肝功能受损，血 Ca^{2+} 不高，影像学资料未见两侧肺门和（或）纵隔淋巴结大及病变广泛对称分布、1 ~ 3 mm 结节影等表现，无证据支持。

3. 结缔组织病（CTD）合并急性进展性 ILD：为风湿性疾病中的一大类，包括系统性红斑狼疮（SLE）、类风湿关节炎（RA）、原发性干燥综合征（pSS）、系统性硬化征（SSc）、多发性肌炎/皮肌炎（PM/DM）、混合性结缔组织病（MCTD）以及系统血管炎等多种疾病。该患者未见多系统受累，无长时间发热、关节痛、血管炎等，未见雷诺现象、食管蠕动功能降低，无关节肿胀、压痛或手指硬化；抗核抗体、ENA 抗体等自身免疫抗体均为阴性，可排除。

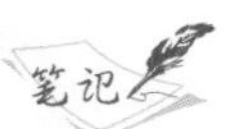

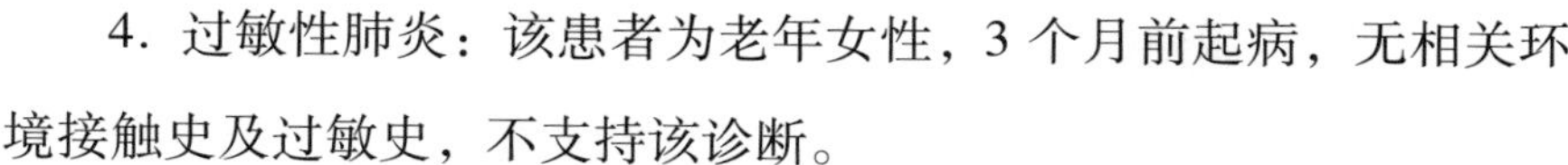

4. 过敏性肺炎：该患者为老年女性，3 个月前起病，无相关环境接触史及过敏史，不支持该诊断。

该患者服用甲氨蝶呤 3 年，影像学检查提示双肺弥漫性间质性病变，无接触无机类粉尘史，无毒物、放射性损伤等，结节病和结缔组织病已排除，入院后停止服用甲氨蝶呤，给予叶酸解毒，使用醋酸泼尼松、甲强龙后，患者病情明显好转，已出院。

讨论与分析

[病例特点]

1. 老年女性，慢性起病。

2. 既往原发免疫性血小板减少病史 30 余年，2010 年起规律口服激素及其他免疫抑制剂，处于免疫抑制状态。

3. 以咳嗽、咳痰起病，入院前未见明显发热。

4. 血常规白细胞、中性粒细胞比例、CRP 有所升高，PCT、内毒素、真菌 D-葡聚糖上升不明显。

5. 入院前四天痰培养、血培养均为阴性，入院应用广谱抗生素治疗过程中多次病原学检查提示洋葱伯克霍尔德菌、白念珠菌、鲍曼不动杆菌感染。

6. 应用激素 + 叶酸解毒治疗有效。

甲氨蝶呤（methotrexate，MTX）是一种叶酸拮抗剂，为治疗类风湿性关节炎等自身免疫性疾病的常用药，1969 年 Clarysse 等报道了首例 MTX 致间质性肺疾病（MTX-induced pneumonitis，MIP），后陆续有 LD-MTX 治疗 RA 发生 MIP 的报道，MIP 是使用 MTX 治疗可能出现的严重并发症，在 LD-MTX 使用的患者中发生甲氨蝶呤相关肺炎的比例占 2%～7%，其发生机制目前尚不清楚，目前认为 MTX

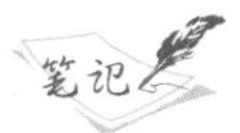

诱发的MIP是激活的T细胞介导的超敏反应，MTX刺激Ⅱ型肺泡细胞，可促进其释放炎性因子，导致炎性细胞聚集引起肺泡炎。高龄、糖尿病、基础肺疾病、用药前使用其他DMARD药物（特别是硫唑嘌呤、金制剂、青霉胺）、低蛋白血症、吸烟等为MIP易患因素；因临床表现和病理表现缺乏特异性，药物性肺损伤的确诊通常非常困难。目前，MIP诊断尚无统一的诊断标准。1987年Seales等列出9条关于MIP的诊断标准：①急性气短；②呼吸频率 >28 次/min；③体温 >38 ℃；④和（或）影像学表现为肺间质浸润；⑤外周血白细胞计数 $<15\times10^9$/L；⑥血培养和痰培养阴性；⑦肺功能表现为限制性通气功能障碍或弥散功能障碍；⑧呼吸室内空气 PaO_2 <55 mmHg；⑨组织活检表现为细支气管炎或肺泡炎，但病原微生物阴性。9条中6条符合即诊断为极有可能的MIP。此标准是较早受到广泛认同的MIP诊断标准，被大量文献所引用。此标准应在患者存在MTX用药史的前提下使用。另有Imokawa等的诊断标准，包括：①出现肺部症状前曾使用MTX治疗；②除外感染和其他肺部疾病；③肺病理符合药物导致的肺损伤改变；④影像学检查符合新出现的，或进展性的肺部浸润影。其中所列4项全部符合诊断为极有可能性MIP，3项符合诊断为可能性MIP。

本例患者有长期服用甲氨蝶呤病史，可导致免疫抑制，易引起继发感染，但同时也可因此药物本身的不良反应造成少见但严重的间质性肺炎。此次以咳嗽、咳痰起病，影像学提示双肺炎症，病变广泛累及肺间质，患者病情较重，尤应充分考虑到其他可能并存的致病因素，注意鉴别病毒及其他致病菌感染、自身免疫性疾病，以及过敏性肺炎、药物、环境等因素导致的间质性肺病，不能一味加强抗生素治疗，以免造成菌群紊乱和耐药菌优势生长。该患者通过停用甲氨蝶呤，使用糖皮质激素、叶酸解毒等针对性治疗后病情明

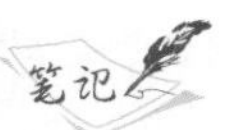

显好转，也验证了诊断。

病例点评

该患者因原发性血小板减少症长期服用免疫抑制剂，近年来稳定使用甲氨蝶呤和小剂量糖皮质激素控制原发疾病，因此可以确定该患者属于免疫功能抑制人群，这样的患者出现感染灶往往很复杂，除细菌外，相对少见致病微生物也均应考虑和鉴别诊断，如病毒、结核、真菌等。另外，自身免疫性疾病对肺的影响也常常成为干扰因素。在患者就诊最初期，因患者已出现重症肺炎及感染性休克，需要实施广覆盖的抗生素治疗策略，同时积极查找最有可能的致病微生物。该患者的影像学表现和临床症状符合间质性肺炎，通过仔细询问病史和症状的演变过程，确定甲氨蝶呤是引发患者间质性肺病的元凶，再通过停用甲氨蝶呤、加强激素治疗和补充叶酸，最终使患者痊愈出院。

各种类型的免疫功能受抑制患者的感染往往病原学诊断困难、病情进展凶猛且治疗效果远不如免疫功能正常的患者，需要主治医师细心了解疾病演变过程，抽丝剥茧，密切观察治疗反应，并及时调整诊疗计划，才有可能取得好的疗效。

参考文献

1. 张敏，刘芳，刘海波，等. 甲氨蝶呤治疗大疱性类天疱疮引起间质性肺炎 1 例. 中国麻风皮肤病杂志，2014，30（10）：607－609.

2. 宋宁，王朝宏，阎锡新. 甲氨蝶呤治疗类风湿关节炎致间质性肺疾病研究进展. 中华风湿病学杂志，2006，10（6）：363－366.

（上海长征医院　何融冰，管军）

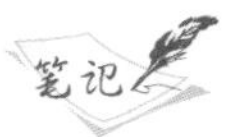

004

多重耐药菌感染重症肺炎的中西医治疗

病情介绍

患者，女性，48 岁，已婚，农民，以“发现左肾上腺肿瘤 18 天”为主诉入院。

患者主因“高血压病”在我院查腹部 CT 提示左侧肾上腺占位，考虑为肾上腺腺瘤，入住泌尿外科，期间行肺 CT 检查正常，于2016 年1 月5 日在全麻下行经后腹腔镜左肾上腺肿瘤切除术，手术过程顺利。术后第 3 天出现发热，体温 38.2 ℃，伴有心悸、咳嗽、咳痰，给予氟氯西林钠 1.0 g q12h 静脉输注抗感染治疗，效果欠佳，完善肺部 CT 提示肺部感染，病情呈进行性加重，2016 年 1 月 13 日转入重症监护病房（图 4 –1）。患者自发病来精神、食欲

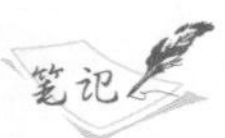

差，二便正常，体重无明显变化。

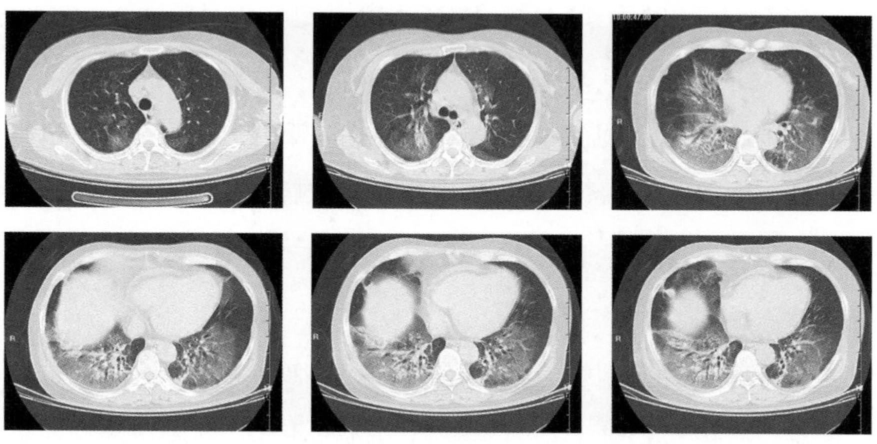

注：① 两肺炎症，局部肺组织实变；② 两侧胸膜轻度增厚；③ 少量心包积液，考虑左侧胸腔极少量积液。

图 4－1　肺部 CT（1 月 13 日）

既往： 高血压病史 8 年余，最高达 200/95 mmHg，平素口服“硝苯地平控释片 30 mg bid，吲达帕胺片 2.5 mg qd，酒石酸美托洛尔片 12.5 mg bid，盐酸酚苄明片 10 mg bid”，血压控制可。10 余年来患者间断出现皮肤瘀斑，未明确诊断。

入院查体： T 36 ℃，P 78 次/分，R 30 次/分，BP 110/65 mmHg，神志清楚，双侧瞳孔正大等圆，对光灵敏。双肺呼吸音清，未闻及干湿性啰音，心界不大，心率 78 次/分，律齐，未及杂音。腹软，无压痛及反跳痛，肝脾肋下未及。颈抵抗(－)，克氏征(－)，双侧巴氏征(－)。

辅助检查

1. 血常规（1 月 10 日）：WBC 19.5 $\times 10^9$/L，NEU% 95%，MO% 23.3%，Hb 123 g/L，PLT 158 $\times 10^9$/L。

2. 尿便常规、肝肾功能、凝血功能、红细胞沉降率、NT-proBNP 均正常。

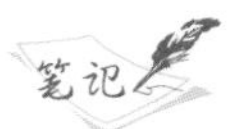

3. 降钙素原2.63 ng/mL。CRP 正常。真菌葡聚糖试验阴性。

4. 咽拭子（1月13日）：H3N2 甲型流感病毒呈阳性。

5. 超声心动图未见异常。

初步诊断：①重症甲流肺炎；②急性呼吸窘迫综合征；③电解质紊乱，高钠血症；④左肾上腺腺瘤切除术后；⑤高血压3级，很高危。

诊治经过

患者病情呈进行性加重，间断发热，伴咳嗽、胸闷、气短、呼吸困难，后转入 EICU，行气管插管，机械通气，俯卧位通气，给予磷酸奥司他韦 150 mg q12h、头孢哌酮舒巴坦 3.0 g q8h、替加环素 50 mg q12h 联合抗感染治疗，1月19日复查胸部 CT（图4－2）：①两侧肺炎症范围较前增大，局部肺组织实变，提示炎症进展；②两侧胸膜轻度增厚，程度较前加重；③少量心包积液，较前稍增加，考虑左侧胸腔极少量积液；痰培养提示多重耐药鲍曼不动杆菌（CR-AB）。1月21日将头孢哌酮舒巴坦升级为亚胺培南西司他丁 2.0 g q8h，机械通气治疗9天后拔除气管插管，行经鼻高流量吸氧治疗，病情平稳。2月2日患者出现腹痛、高热，超声及腹部CT提示胆囊炎，给予经皮经肝胆囊穿刺置管术持续引流，腹痛好转。2月8日患者突发呼吸困难，胸片示气胸，给予胸腔闭式引流后缓解，痰培养提示耐碳青霉烯多重耐药肺炎克雷白杆菌，调整抗感染药物为头孢哌酮舒巴坦联合替加环素抗感染治疗，2月15日患者呼吸困难加重，复查胸部 CT 示气胸加重（图4－3），给予重置胸腔闭式引流管，症状缓解。2月23日患者突然出现意识不清，牙关紧闭，心跳、呼吸骤停，再次行气管插管，心肺复苏1分钟后恢复自主心律，持续呼吸机辅助通气，查头部 CT 未见异常，考虑为痰液

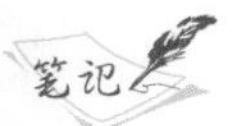

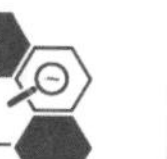

窒息所致，2 月 29 日复查 CT 气胸基本消失拔，给予除胸腔闭式引流管。3 月 2 日拔除气管插管。治疗期间及拔除气管插管后持续出现高热，先后应用多种广谱抗生素联合抗感染治疗，住院中后期多次痰培养为肺炎克雷白杆菌、耐碳青霉烯类肠杆菌科细菌多重耐药（对复方新诺明敏感），应用头孢哌酮舒巴坦 3 g q8h（1 月 18 日至 1 月 26 日，2 月 9 日至 2 月 22 日）联合替加环素 50 mg q12h（首剂 100 mg）（1 月 18 日至 1 月 31 日，2 月 9 日至 2 月 18 日），治疗效果欠佳，多次尿培养提示假丝酵母菌阳性，经验性应用伏立康唑（2 月 23 日至 2 月 28 日）体温逐步降至正常，后因肝功能异常停用换为卡泊芬净，患者肺部感染逐步好转，但仍有间断发热，后经讨论和根据相关文献停用广谱抗生素，应用小檗碱联合多西环素治疗效果明显，患者体温逐步降至正常，复查胸部 CT（3 月 4 日）肺部感染明显吸收。目前患者治愈出院（图 4 –4）。

补充诊断：人甲型流感病毒感染。

确定病原体：H3N2 甲型流感病毒、多重耐药肺炎克雷白杆菌。

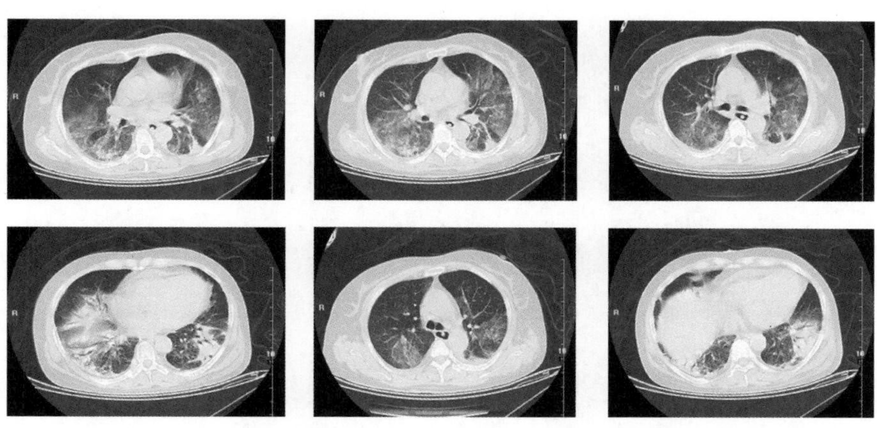

注：肺炎症范围较前增大，局部肺组织实变，提示炎症进展。

图 4 –2 胸部 CT（1 月 19 日）

笔记

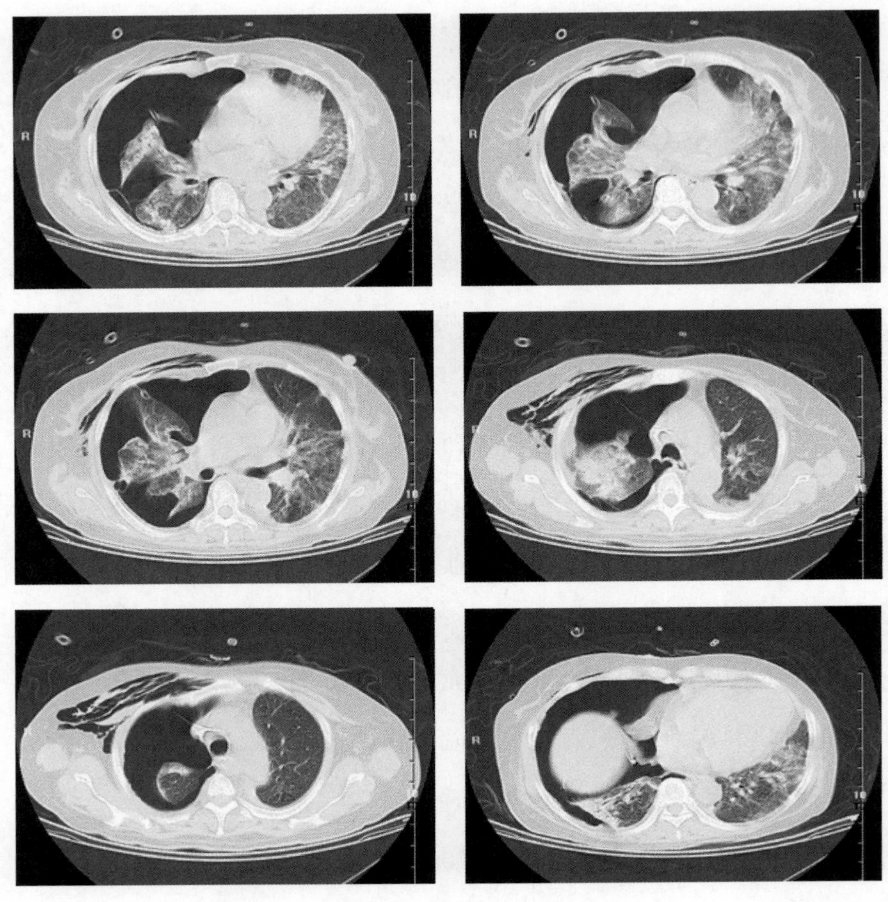

注：① 新增右侧气胸，右肺被压缩约 65% 以上；② 左肺渗出性病变较前范围增大；③ 右肺大部分被压缩。

图 4－3　胸部 CT（2 月 15 日）

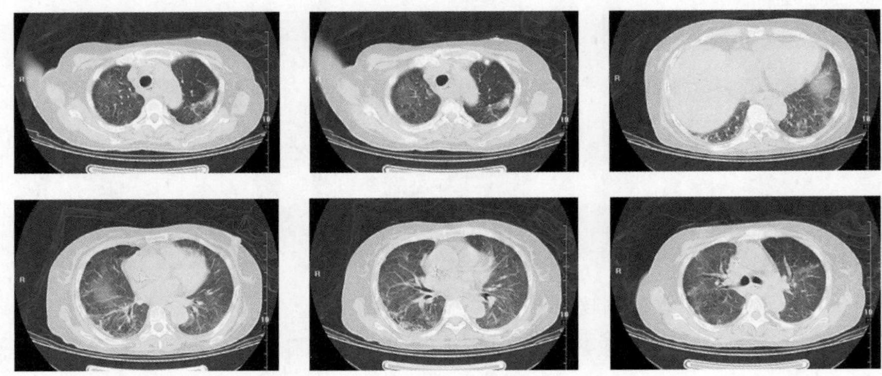

图 4－4　胸部 CT（3 月 4 日）

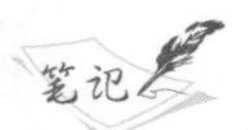

讨论与分析

[病例特点]

1. 中年女性。

2. 肾上腺腺瘤切除术后病史，既往高血压病史。

3. 以发热、咳嗽、咳痰为主要症状，呈进行性加重，病情反复，迁延不愈，常规治疗方法效果欠佳。

4. 血常规白细胞及中性粒细胞明显升高，PCT 升高。

5. 多次痰培养为多重耐药肺炎克雷白杆菌。对常规广谱抗生素均为耐药。

[诊疗思路]

本例患者以发热、咳嗽、咳痰、喘憋等主要症状在术后急性起病，咽拭子 H3N2 甲型流感病毒阳性，早期考虑为病毒性肺炎，患者有基础疾病、肾上腺腺瘤多年，临床表现复杂，对免疫系统影响不明确，病情危重。后转入 ICU 后病情迁延不愈，因在明确诊断过程中，红细胞沉降率、结核抗体、风湿四项、自身抗体、醛固酮激素水平均未见明显异常，仍不能排除免疫系统、血液系统及肿瘤性疾病，同时仔细寻找其他常见部位及隐匿部位的感染灶。患者多次痰培养为多重耐药肺炎克雷白杆菌，对哌拉西林、头孢他啶、头孢曲松、氨曲南均为耐药，虽然复方新诺明敏感，但由于急性肾损伤，限制其应用，在给予多药物、广覆盖抗生素治疗后效果欠佳，发热持续，由于病程长，基础状况差，患者出现多种并发症，在临床抗生素选择上出现瓶颈，在治疗无效情况下停用广谱抗生素，寻求祖国医学的帮助，这提供了一个新的解题思路，感染所致发热在

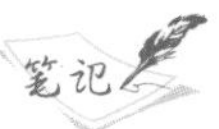

中医里多属于热病。在我国，中药的抗内毒素作用备受关注，有研究证实具有清热解毒作用的中药在抗内毒素方面具有显著效果。根据药典说明，黄连具有清热解毒作用，而解毒本身就有抗感染的含义，临床上的体外药敏试验研究更是证实了部分中药具有直接抑制细菌的能力，但报道的研究多为体外试验，且至今较少有中药诱导耐药的报道。在给予小檗碱联合多西环素治疗后患者体温逐步降至正常，好转出院。

［疾病介绍］

随着抗生素的广泛应用，细菌对抗生素的耐药已成为临床上越来越棘手的、具有挑战性的严重问题，其在重症监护室更是突出，其中产超广谱β内酰胺酶的肠杆菌科细菌的分离率越来越高，成为临床感染关注的重点之一。超广谱β内酰胺酶于1983年首先在德国被发现并报道，是丝氨酸蛋白酶的衍生物，是细菌对大多数β内酰胺类抗生素产生耐药性的一种酶。它水解β内酰胺环，使青霉素类、头孢菌素类、单环β内酰胺类甚至碳青霉烯类产生耐药，可通过质粒或染色体形式在细菌之间传播。产超广谱β内酰胺酶目前是革兰阴性菌耐药的主要原因之一。产碳青霉烯酶的细菌引起的严重感染，预后较差，目前推荐2种以上药物联合应用，大部分联合治疗方案包含一种碳青霉烯类，可联合替加环素和或多粘菌素。多药联合治疗可以降低病死率及耐药发生。

病例点评

本例患者病情复杂，早期肺炎以病毒感染为主，后感染多重耐药肺炎克雷白杆菌，连续多疗程、广覆盖应用抗生素治疗，并在治疗过程中患者一度出现急性肾损伤，不能按照药敏应用磺胺类抗生

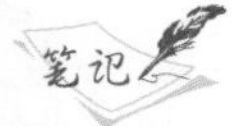

素，其他抗生素效果欠佳，持续多日发热，由于病程长，基础状况差，患者反复出现相关并发症，在临床抗生素选择上出现瓶颈，在治疗无效情况下停用广谱抗生素，应用小檗碱联合大环内酯类或喹诺酮类抗生素为临床上治疗多重耐药致病菌感染提供了一个新的思路。中药作为抗菌药物在试验研究中，多局限于体外研究，很少有体内、体外的综合研究，因此不能客观地、全面地去评价某中药的抗菌或抑菌作用，这就要求我们对中药的抗菌作用机制、作用靶点、药物代谢动力学和药效学等进行深入研究，全面了解和阐述中药抗菌作用的机理，准确全面地评价药效，使具有抗菌作用的中药能真正发挥疗效。

参考文献

1. 温桃群，王学，王凤，等. 中药复方治疗内毒素性肺损伤的研究进展. 中国民族民间医药，2017，26（4）：64－71.

2. 万启南，韦衮政，李黔云，等. 清热解毒扶正颗粒对内毒素大鼠肺肾组织 NF.1p65 蛋白的影响. 云南中医中药杂志，2017，38（5）：16－20.

3. 任鹏，潘健，刘志远. 黄连水煎剂对产超广谱 β 内酰胺酶肺炎克雷白杆菌的抑菌作用. 中国实用内科杂志，2011，6（2）：216－217.

（河北医科大学第二医院　郑拓康，姚冬奇）

笔记

005

类鼻疽伯克霍尔德氏菌感染肺炎

病情介绍

患者，男，34 岁，主诉“发热 7 天”，于 2014 年 8 月 18 日收入急诊内科病房。

患者 7 天前无诱因出现发热，体温 37.4 ~ 38.6 ℃，偶有咳嗽，无痰，无呼吸困难、胸闷、乏力、腹痛、腹泻等其他不适。自按“感冒”予以“复方氨酚烷胺片、阿莫西林”口服，并去中医诊所行“刮痧”。经上述处理，病情无好转，遂于 2 天前来我院就诊。门诊查体测体温达 40 ℃。血常规：WBC 11.19×10^9/L，NEU% 93%。心电图：窦性心动过速。胸部 CT：右肺上叶前段结节性影，性质待定（图 5 – 1）。拟诊：上呼吸道感染。予五水头孢唑林钠抗感染、酚咖片退热等对症治疗，效果不佳，持续高热。为进一步明

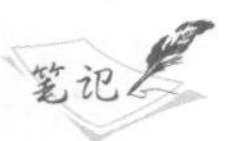

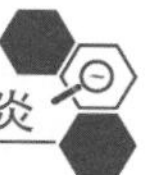

确诊断及治疗，急诊按发热查因收入院。自发病以来精神、饮食、睡眠差，大小便正常，体重无变化。

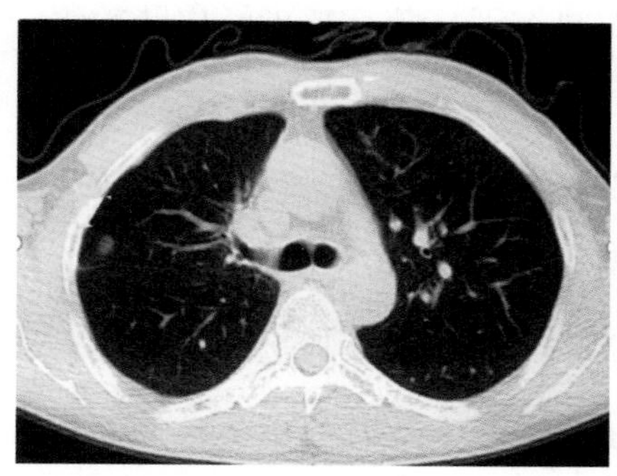

注：右肺上叶前段结节性影。

图 5－1 胸部 CT

既往史：发现血糖升高 3 年，未明确诊断，未予治疗及监测。否认其他系统疾病史。

个人家族史：患者职业为地质测量工作，近半年来因工作需要辗转于海南多个市县郊区工作。否认吸烟、酗酒史，否认吸毒史，否认家族性、遗传性疾病史。

入院查体：体温 39.0 ℃，脉搏 135 次/分，呼吸 23 次/分，血压 130/80 mmHg。神志清楚。全身皮肤多处可见散在瘀斑，浅表淋巴结无肿大。咽红，扁桃体 I 度肿大，双肺呼吸音粗，右下肺可闻及少许散在湿啰音，未闻及干啰音。心率 135 次/分，律齐，各心脏瓣膜听诊区未闻及杂音。其余查体无明显异常。

辅助检查

1. 血常规：白细胞 $9.26 \times 10^9/L$，中性粒细胞百分比 93.6%，血红蛋白 134 g/L，血小板计数 $117 \times 10^9/L$。

2. 肝功能：ALT 66 μ/L，ALB 26 g/L，Cr 110 mg/L。余正常。

3. 凝血功能：PT 12.5 s，APTT 41 s。

4. BNP：246 pg/mL。

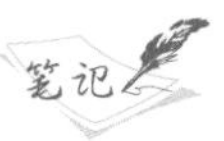

5. 超敏 C 反应蛋白：219 mg/L。降钙素原：99 ng/mL。

6. 糖化血红蛋白：9.8%。

初步诊断：发热查因，肺部感染？皮肤软组织感染？

治疗过程

入院后给予头孢地嗪联合左氧氟沙星抗感染，完善病原学检查、自身抗体除外结缔组织病，以及行骨穿检查排除血液系统疾病。患者入院第 2 天气促明显，呼吸 50 次/分，SPO_2 83%，听诊双肺湿啰音增多。血气：pH 7.1，PaO_2 31 mmHg，$PaCO_2$ 66 mmHg，考虑为 ARDS，重症肺炎；转重症监护病房，气管插管接呼吸机辅助通气，抗生素改为亚胺培南西司他丁钠 + 万古霉素 + 卡泊芬净 + 左氧氟沙星全覆盖抗感染治疗。患者凝血功能差，血小板进行性减少，考虑 DIC，给予输血制品，应用肝素治疗。入院第 3 天患者血压下降至 82/43 mmHg，需升压药物维持血压，伴无尿，肌酐上升至 345 μmol/L，考虑合并脓毒症休克、急性肾衰竭等多器官功能障碍，开始床旁血透治疗及其他器官支持治疗。入院第 3 天病原学检查结果回报：①血培养：类鼻疽伯克霍尔德氏菌（鼻疽）；②痰培养：类鼻疽伯克霍尔德氏菌。而 G 试验、疟原虫检查、传染病检查、尿便常规、肿瘤标志物、免疫检查、脑脊液及骨髓穿刺均为阴性。病原学检查明确致病菌为类鼻疽伯克霍尔德氏菌后，结合药敏试验调整为亚胺培南西司他丁钠 + 卡泊芬净。入院第 4 天胸片：双肺弥漫性高密度影，考虑两肺感染，双侧胸腔积液（图 5 – 2）。

入院第 5 天突发心跳、呼吸骤停，经心肺复苏后恢复自主循环，同时予以器官保护策略。入院第 7 天患者意识清醒。入院第 8 天患者体温下降，复查胸片提示肺部影像与入院第 4 天无明显改变（图 5 – 3 ~ 图 5 – 4），继续亚胺培南西司他丁钠抗感染。入院第 14 天患者连日体温正常，肺功能明显好转，复查胸部 CT（图 5 – 5），

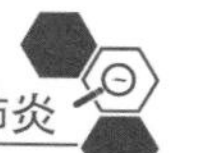

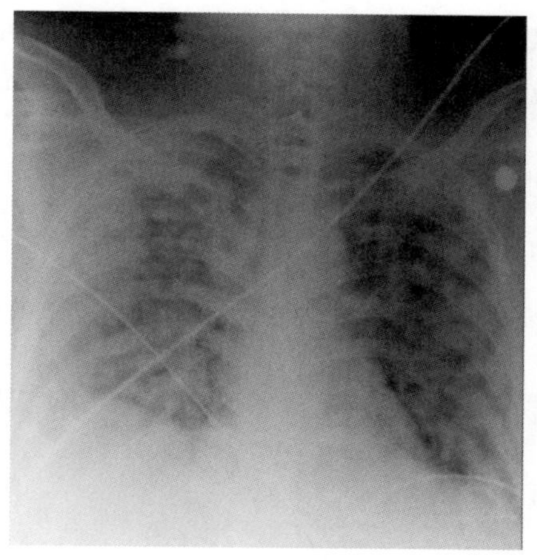

注：双肺弥漫性高密度影，双肺感染，双侧胸腔积液。

图 5－2　第 4 天胸片

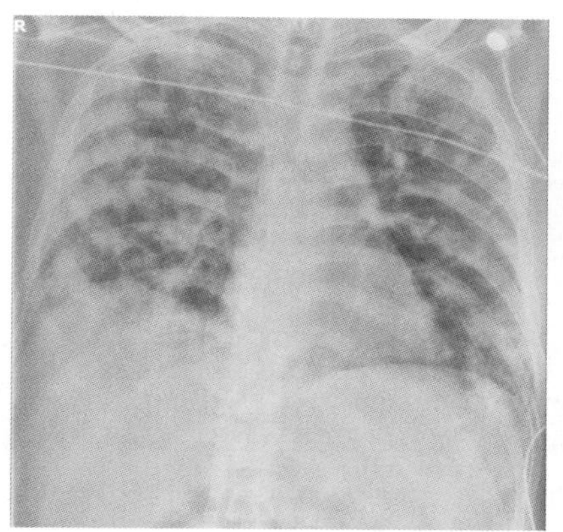

注：对比前片变化不明显。

图 5－3　第 8 天胸片

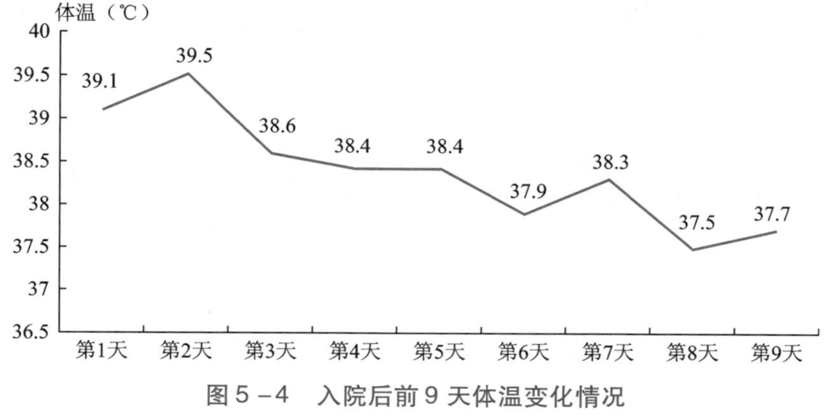

图 5－4　入院后前 9 天体温变化情况

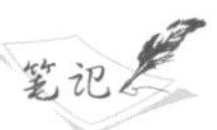

行脱机锻炼，抗生素换为单用头孢他啶。入院第 20 天肝肾功能恢复正常，但肺弥散功能损害，再次查胸部 CT（图 5－6）。入院第 30 天重要器官（心、肺、肾、肝）均恢复正常，转入普通病房，停用抗生素。之后多次痰培养、血培养均无类鼻疽伯克霍尔德氏菌，复查胸部 CT 肺部病灶明显吸收（图 5－7）。入院第 37 天步行出院。

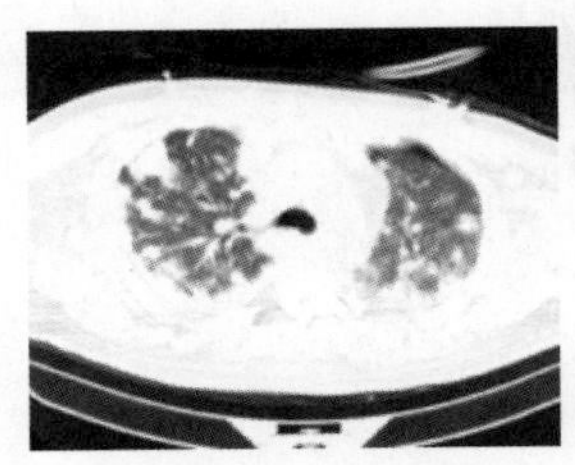
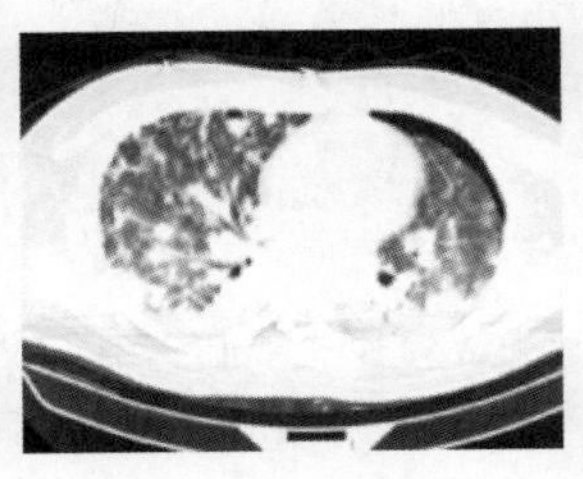
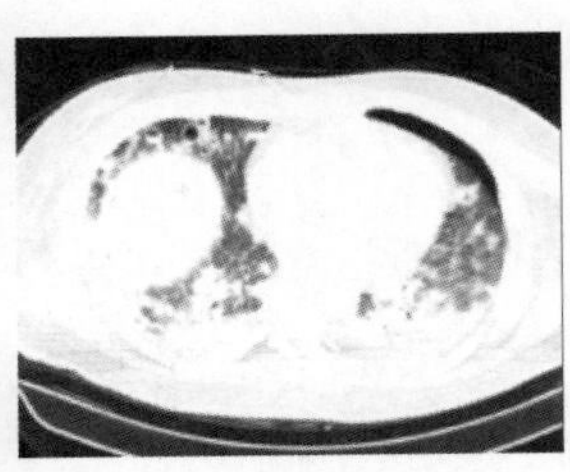

注：双肺多发弥漫渗出灶，部分实变，双侧胸腔积液，左侧气胸。

图 5－5　第 14 天胸部 CT

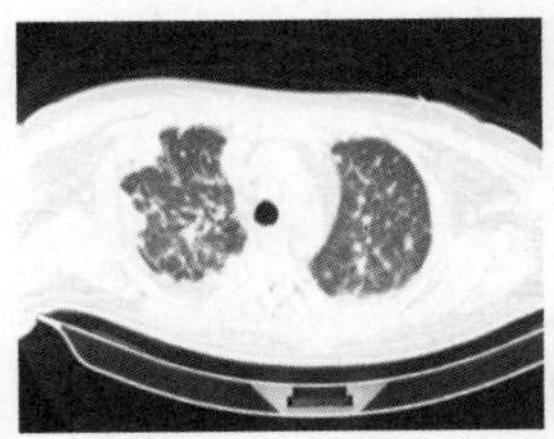
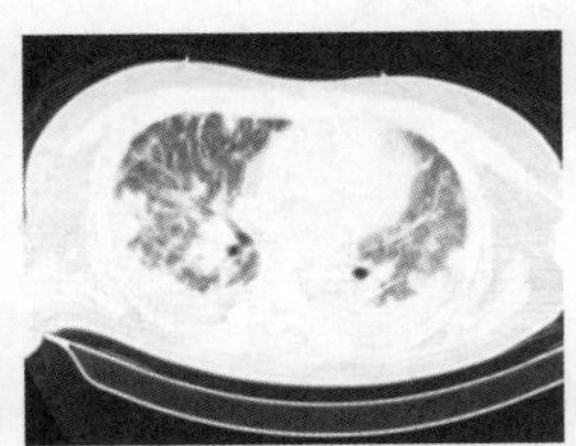
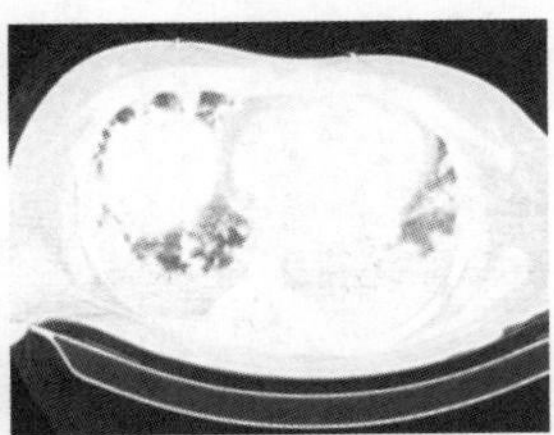

注：双肺渗出、实变灶较前无明显好转，双侧胸腔积液。

图 5－6　第 20 天胸部 CT

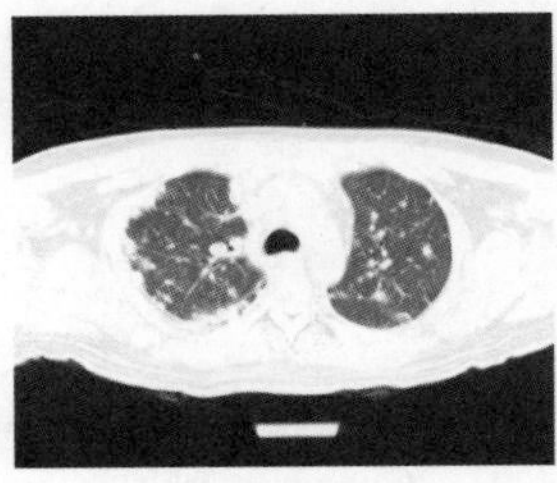
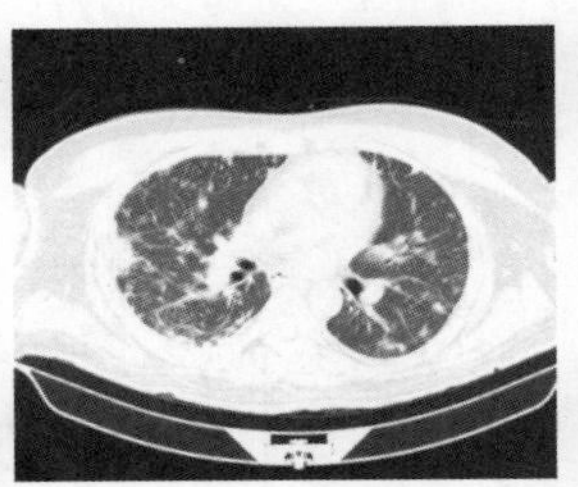
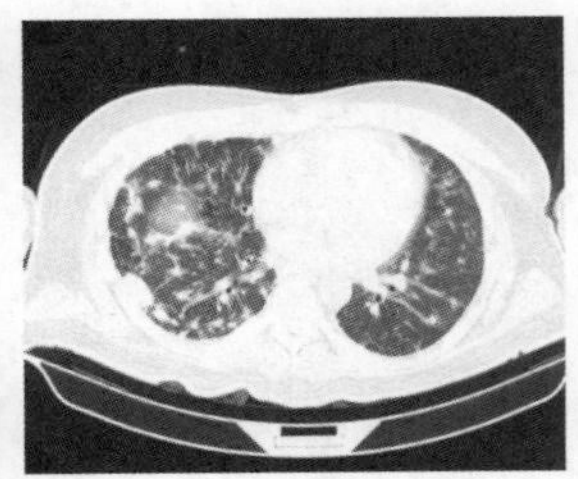

注：肺部病灶明显吸收，胸膜粘连。

图 5－7　第 35 天胸部 CT

确定诊断：重症肺炎（类鼻疽伯克霍尔德氏菌感染），脓毒症休克，多脏器功能衰竭，心肺复苏术后。

讨论与分析

[病例特点]

1. 青年男性，急性起病。

2. 既往血糖异常，未诊治。经常到郊区工作。

3. 以发热为首发症状，其他症状不典型。

4. 病情进展迅速，多脏器受累。

5. 病原学检查提示类鼻疽伯克霍尔德氏菌，药敏试验提示亚胺培南西司他丁有效。

[诊疗思路]

1. 高危因素

患者长期居住在海南，因工作需要常到野外郊区，有接触类鼻疽伯克霍尔德氏菌的机会。患者血糖升高未重视，通过糖化血红蛋白可以明确患者发病前血糖水平较高，高血糖导致无氧酵解增加产生过多乳酸，影响血 pH，为感染类鼻疽伯克霍尔德氏菌提供有利条件。

2. 病程进展变化的主要特点

本病例患者以发热为唯一首发表现，咳嗽、咳痰不明显，最初 CT 示肺上叶结节，提示肺部存在感染。在治疗期间病情恶化快，几天内即发展为多肺叶严重受累，初期抗生素治疗效果不明显。以上特点符合类鼻疽伯克霍尔德氏菌所致感染的病程发展。

3. 肺部影像的变化

本病例最初发现结节仅存在于右肺上叶前段，但在短短数天内进展为多肺叶受累，渗出、实变明显，但难以和其他原因导致的肺

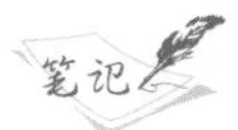

部感染鉴别，通过胸部影像直接确诊难度较大。

4．病原学检查

在应用抗生素前留取多部位标本，培养后明确类鼻疽伯克霍尔德氏菌感染，这是确诊的金标准，并结合药敏试验调整抗生素。

5．治疗效果反馈

调整抗生素后，患者感染开始逐渐好转，按病原学及药敏试验结果治疗有效。

［疾病介绍］

1．好发地区和微生物学特性

类鼻疽伯克霍尔德氏菌流行区域为热带地区和亚热带地区，在我国主要分布于南方，海南、广东及广西多见该菌的病例报道。流行区的水和土壤常含有该菌。该菌可在外界环境中自然生长，不需动物作为宿主。感染动物不是主要传染源，无动物与人或人与人之间传播的证据。其在酸性环境中生存能力强，因此糖尿病、肾功能不全、酗酒者为类鼻疽伯克霍尔德氏菌高发地区人群易感染风险因素。有报道，在台风、积水好发地区可局部出现感染病例快速增加的情况，需要值得注意。

2．发病形式与好发感染部位

发病形式多样化，主要有脓肿和脓毒症两种形式。肺部是最多见的感染器官，但与一般的革兰阴性菌感染相比，类鼻疽伯克霍尔德氏菌肺部感染临床上无特殊表现。

3．症状

一般以下呼吸道感染为首发症状较多见，亦有只有发热的情况，但不排除本例为其他感染后导致机体免疫、内环境等因素出现变化导致的继发类鼻疽伯克霍尔德氏菌感染。

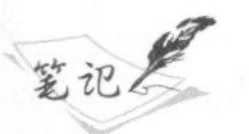

4. 类鼻疽伯克霍尔德氏菌感染肺部的影像学特点

其胸部影像学表现多样，最初受累部位以上叶为多见，随病程进展而多叶受累，常需与继发性肺结核相鉴别，通过影像学难以直接诊断，其对病原学检查依赖较大。

5. 确诊目前依赖于病原学检查

本病例加重前数次排查胸部影像学无明确病灶，大多数病例普遍较难直接与肺部结核鉴别，在病原学检查结果回报前较难直接诊断。非针对使用抗生素效果不好，病情可在短期内迅速加重，因此早期治疗效果不理想是患者转入重症监护室的一个主要原因。

病原学检查是确诊的重要手段，但因病原学检查结果回报需要一定的时间。如能早期根据症状、体征、流行病学、高危因素及影像结果等考虑该菌感染可能，可进行经验性用药，将有助于患者的恢复和预后。此外，实时荧光定量 PCR 技术的相关研究报告可以较快对类鼻疽伯克霍尔德氏菌进行准确的检测。

6. 抗生素选择

根据临床经验，目前亚胺培南、美罗培南为治疗类鼻疽伯克霍尔德氏菌感染的首选抗生素，其次为头孢他啶，在病原学检查结果出来前可根据病情作为经验性用药选择。

7. 预后

类鼻疽伯克霍尔德氏菌引起的脓毒症病死率高，所需治疗时间长，易合并其他脏器功能损伤，大多数患者尤其是高龄患者预后不佳。

参考文献

1. 林容，谢灿茂，陈海，等. 类鼻疽病 122 例临床特征及耐药性分析. 广东医学，2011，32（17）：2303－2304.

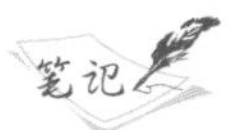

2. CHUA KEK HENG, TAN E WEI, CHAI HWA CHIA, et al. Rapid identification of melioidosis agent by an insuLated isothermal PCR on a field-deployable device. Pubmed, 2020, 8.

3. 董素芳，林学姝，符生苗，等. 海南省46例类鼻疽的流行病学特征与临床分析. 中国病原生物学杂志，2017，12（06）：579－582.

4. 谢甜，王旭明，王敏，等. 海南地区120例类鼻疽病临床分型及特点. 中国感染与化疗杂志，2018，18（04）：360－364.

5. MELOT BéNéDICTE, BASTIAN SYLVAINE, DOURNON NATHALIE, et al. Three new cases of melioidosis, guadeloupe, french west indies. Emerging infectious diseases, 2020, 26: 3.

6. 钟有清，林慧. 海南岛类鼻疽40例患者的临床特征及随访分析. 中华肺部疾病杂志（电子版），2014，7（02）：187－189.

（海南医学院附属医院　郑锐，刘笑然）

006

气肿性肾盂肾炎

病情介绍

患者，女，62 岁，主因“意识障碍 2 天”入院。

患者入院前 2 天出现全身不适，伴呕吐 2 次，呕吐物为胃内容物，未就诊，1 天前家属发现患者神情淡漠，呼之可应，但对答减少，未诉头晕、头痛、胸闷、胸痛、气促、心悸、腹痛、腹胀，无恶心、呕吐、腹泻、尿频尿痛，无肢体抽搐、尿便失禁，无发热，症状逐渐加重至出现意识不清，呼之不应，遂急呼救护车来我院急诊。来院时心率 130 次/分，血压 78/45 mmHg，立即予以补液扩容，并完善检查。血常规：WBC $12.20\times10^9/L$，NEU% 88.7%，Hb 126 g/L，PLT $33.00\times10^9/L$；CRP 160 mg/L，降钙素原 >100.00 ng/mL。

予积极抗感染、扩容对症治疗。行床旁超声检查（图 6－1）及 CT 检查（图 6－2），胸腹部 CT 示“双肺下叶炎症，右侧胸腔积液；左肾低密度灶伴实质内多发积气，左侧肾周筋膜增厚”。诊断：脓毒性休克，肾盂肾炎。予美罗培南（美平）抗感染、醒脑、护胃、对症支持等治疗，患者神志未好转，为进一步诊治收入院。发病来精神状态不佳，饮食欠佳，二便如常，体重无明显变化。

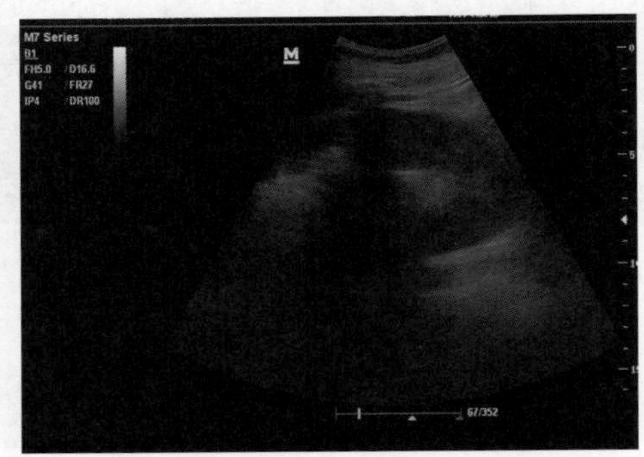

图 6－1　床旁超声显示左肾内部见气体声影

既往史：2 型糖尿病 5 年，未正规治疗，饮食控制不佳；否认其他慢性病史。否认食物、药物过敏史。

入院查体：T 36.7 ℃，P 130 次/分，R 35 次/分，BP 140/90 mmHg，昏迷，GCS 评分 3 分，双侧瞳孔正大等圆，直径 2.5 mm，对光反射存在。双肺呼吸音粗，双肺可闻及少量干湿啰音，心界不大，心律齐，未闻及杂音。腹软，无肌紧张，肝脾肋下未及。颈抵抗（－），克氏征（－），双侧巴氏征（－）。

辅助检查

1. 血常规：WBC 12.20×10^9/L，NEU% 88.7%，HGB 126 g/L，HCT 36.3%，PLT 33.00×10^9/L。

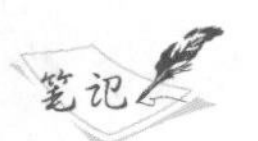

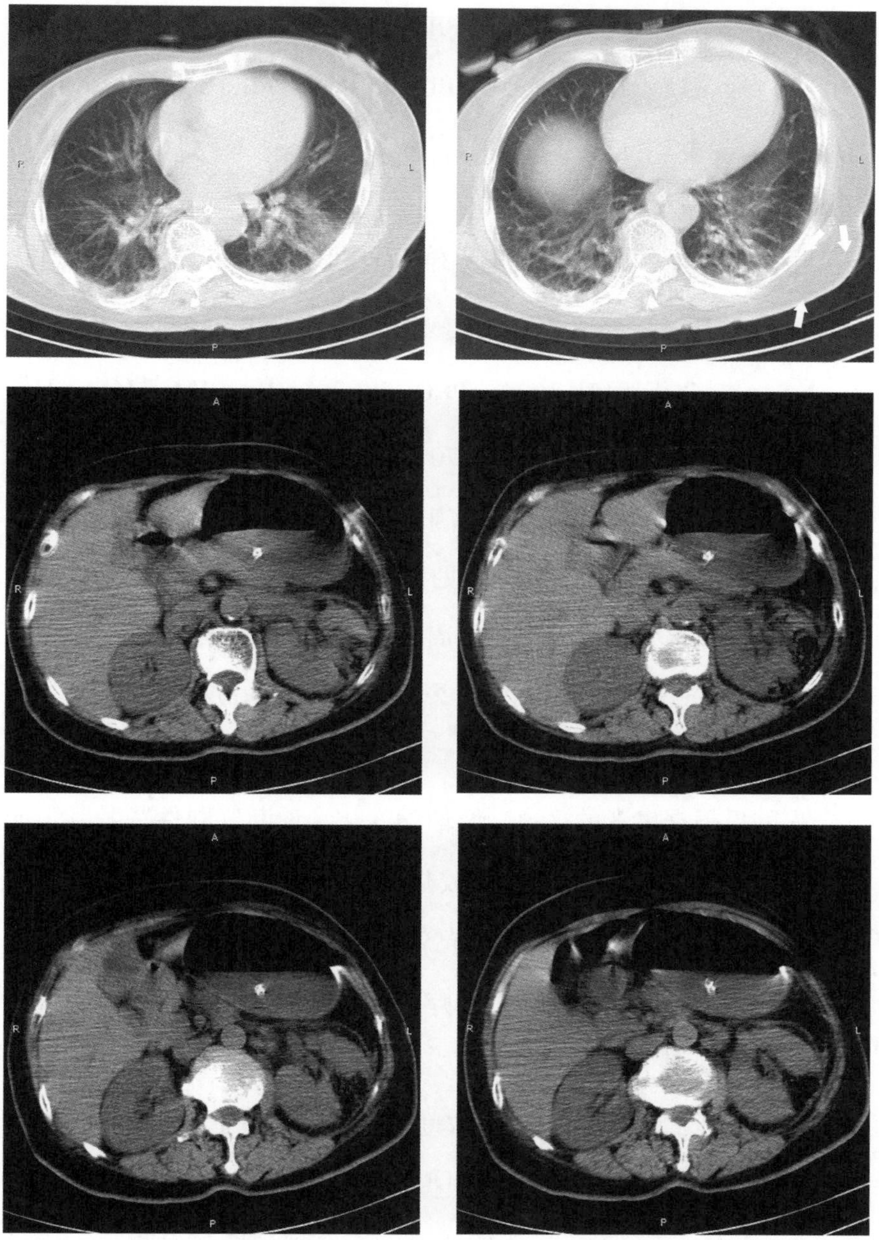

注：双肺下叶炎症，右侧胸腔积液；左肾低密度灶伴实质内多发积气，左侧肾周筋膜增厚。

图 6－2　胸腹部 CT

2. CRP 160 mg/L；降钙素原 > 100.00 ng/mL。

3. 血生化：ALT 28 μ/L，TBIL 7.8 μmol/L，CKMB 3.8 ng/mL，TNI 0.040 ng/mL，ALB 29.4 g/L，BUN 15.9 mmol/L，Cr 257.3 μmol/L，UA 497.40 μmol/L，K 3.45 mmol/L，Na 123.4 mmol/L，Cl 88.1 mmol/L，GLU 29.6 mmol/L。

4. 凝血功能：PT 16.1 s，APTT 43.9 s，D-Dimer 11.2 μg/mL。

5. 尿常规：GLU 500 mg/dL，KET(−)，WBC 12 ~ 18/HP。

6. 血气分析：pH 7.29，PCO_2 38.2 mmHg，PO_2 116 mmHg，BE(B) - 14.8 mmol/L，HCO_3^- 9.70 mmol/L。

7. 超声：左肾内部见气体声影。

8. 头、胸、腹 CT：颅内未见异常。两肺下叶炎症。左肾低密度灶伴实质内多发积气，左侧肾周筋膜增厚，请结合临床。

诊断：①气肿性肾盂肾炎；②感染性休克；③2 型糖尿病。

治疗经过

入院后根据患者的病史、影像学变化，诊断气肿性肾盂肾炎明确。予以充分扩容补充晶体及胶体（白蛋白）、抗感染（美平），增强免疫（人免疫球蛋白）、胰岛素控制血糖、醒脑、保护脏器、维持内环境稳定、对症支持等治疗。并请泌尿外科会诊。向家属交代病情，家属要求保守治疗。

随后根据肾功能监测血药浓度调整美平 0.5 g q8h 静滴。血培养提示：大肠埃希菌生长，并根据药敏继续使用美平。查腹部 CT 及 GFR 检查（图 6 – 3），并明确显示左肾功能明显受损。一周后患者感染得到控制，神志好转，同时血小板上升接近正常，好转出院。

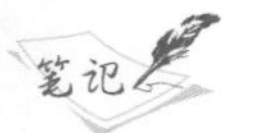

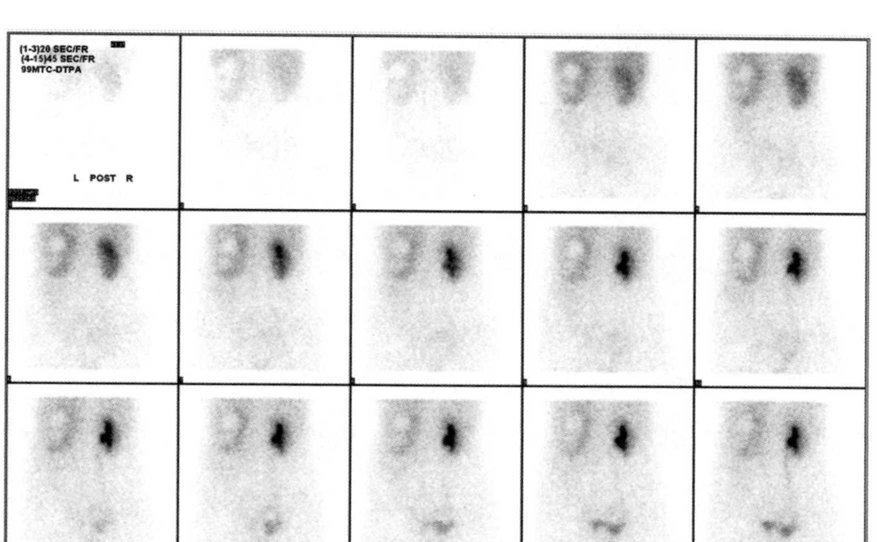

图 6 –3 入院一周后 GFR 显示左肾功能明显受损

讨论与分析

[病例特点]

1. 老年女性。

2. 既往糖尿病史，血糖控制欠佳。

3. 因休克、意识障碍来院。

4. 白细胞及中性粒细胞明显升高，PCT 升高。

5. 腹部 CT：左肾低密度灶伴实质内多发积气。

6. 血培养：大肠埃希菌生长。

[诊疗思路]

本病例中患者有糖尿病史，血糖控制欠佳，本次以意识障碍起病，需要考虑以下疾病：

1. 糖尿病酮症酸中毒（DKA）：是糖尿病常见的急性并发症之

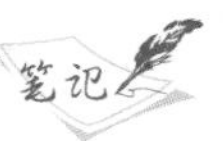

一，是由于胰岛素重度或绝对缺乏和升糖激素过多造成。多数患者有多尿、烦渴、多饮、乏力、腹痛等症状，且随着病情进展，可出现不同程度的意识障碍、嗜睡、昏睡和昏迷。查体上可有 Kussmaul 呼吸、部分患者呼气有苹果味，如诱因为感染等可有发热、咳嗽、尿急尿痛等相关症状。检查可见血糖升高，一般在 16.7～33.3 mmol/L，血酮升高，常 >4.8 mmol/L，尿糖和尿酮呈明显升高，血气分析显示明显的代谢性酸中毒表现，阴离子间隙明显增大。常见的诱发因素为治疗不规范、初发糖尿病、感染、脑血管意外等，通常在 24 小时内迅速进展，该患者血象升高、PCT 升高，血培养阳性，腹部超声和 CT 可见左肾低密度灶伴实质内多发积气，提示产气细菌感染，故考虑感染诱发糖尿病酮症酸中毒和感染性休克。

2. 高渗性高血糖状态：也是糖尿病常见的急性并发症之一，常见的诱因有急性感染、脑血管意外、急性心梗、急性胰腺炎等，可表现为有效血浆渗透压大于 320～330 mOsmol/kg，比 DKA 患者更常出现意识混沌和昏迷，部分患者有神经系统定位体征（轻偏瘫或偏盲）和（或）癫痫症状。

3. 急性脑血管意外：糖尿病是急性脑血管意外最常见的危险因素之一，疾病的诊断可通过神经定位体征、头颅 CT 或 MRI 而明确；但同时可因上述两种疾病的因素而血液浓缩，更易并发，反之可因急性脑血管意外而出现应激、进食用药等问题而促成，故临床中需注意。

4. 脓毒性脑病：脓毒性脑病的病理生理学是多因素的，微循环异常、血脑屏障通透性改变、炎症细胞因子释放、单胺类神经递质减少，以及假性神经递质羟苯乙醇胺浓度增加等情况都可能发挥着一定作用。大多数临床表现是非特异性的，临床表现可从细微认

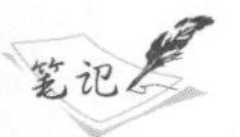

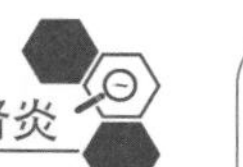

知障碍到明显谵妄或昏迷不等。诊断上需排除其他可能引起急性精神错乱状态或意识低下的疾病，必要时可行腰穿、MRI 等检查进一步明确。

患者来诊时已昏迷，有明显的感染性休克，病史均为家属代述，急诊医师除了排查急性脑血管病外，对于糖尿病患者，首先还应考虑糖尿病酮症酸中毒、高渗昏迷、低血糖等因素，而成人糖尿病的急性并发症往往有感染的诱因，故寻找感染灶常常为急诊处理糖尿病酮症酸中毒患者的主要任务，糖尿病患者因其免疫力低下往往容易机会性感染或感染灶隐匿不易寻见，所以对于糖尿病患者出现感染，特别是血糖控制不佳的，需考虑更加全面，要尽可能全面排查不常见的可能发生感染的部位和原因。临床中借助超声及 CT 的多部位扫描可以提供早期快速的辅助检查帮助及时发现病灶。患者来院经过检查明确感染部位及程度，并积极予以扩容、抗感染、对症支持治疗，重拳出击，及时有效，故有较为良好的结局。

病例点评

气肿性肾盂肾炎（emphysematous pyelonephritis，EPN）是一种严重的坏死性肾实质感染，导致气体在肾实质、集合系统、肾周组织内形成。常见于中老年，女性常见，一项研究报道，95% EPN 患者有糖尿病，大部分患者血糖控制不佳，少部分患者见于上尿路梗阻、多囊肾和终末期肾病，左侧的病变远常见于右侧。

EPN 是一种罕见的疾病，以往对此疾病普遍认知不足。最早于 1889 年 Muller 首先定义气尿，1898 年 Kelly H A、Maccullum W G 在 *JAMA* 报道了首例 Pneumaturia。1993 年 Guiard 提出葡萄糖的酒精性酵解产生二氧化碳，解释了体内高糖环境易产生气体积聚的原

因。在产气致病菌中，大肠杆菌约占66%，肺炎克雷白杆菌属占26%。其他病原体包括变形杆菌、肠球菌、假单胞菌、梭菌，极少数为假丝酵母菌。血培养阳性和尿培养的结果符合率约54%。此病病情凶险，2000年有统计数据显示死亡率达19%。糖尿病患者若出现感染症状，如果进行了全面的感染源筛查，在CT的协助下不难诊断，也可以进行超声检查进行筛查和诊断。但也有可能因认知不足而对疾病重视不足，从而产生不良的预后。

目前气肿性肾盂肾炎根据CT程度进行分级：①1级：气体局限于集合系统；②2级：气体局限于肾实质；③3A级：气体或脓肿扩散至肾周间隙；④3B级：气体延伸超出肾筋膜，扩散至肾旁间隙，和（或）邻近组织，如腰肌；⑤4级：双肾均累及或孤立肾单肾累及。

对于没有脓肿形成或梗阻的1级病变患者，建议只用抗生素治疗。鉴于病原体常为大肠埃希菌和肺炎克雷白杆菌属，可根据当地抗菌谱使用相应抗生素治疗，具体疗程需根据病情决定。有脓肿形成或存在梗阻因素的1级患者和所有2级患者，建议抗感染的同时解除梗阻，如进行经皮穿刺引流或内部支架术，除非不可耐受。3级和4级的患者如果有血小板减少、血肌酐水平增高、意识状态改变、休克中的2个及以上症状，建议行肾切除术治疗。在4级患者中，由于这类不稳定患者急诊行肾切除术的风险较高，可先尝试双侧PCD，但如果PCD失败则应行肾切除术。研究结果显示：大多数3级和4级患者存在组织灌注损伤，如梗死和血管血栓形成。广泛的梗死导致血液在微循环的障碍，白细胞和抗生素难以到达坏死区域，从而无法清除感染，受影响的组织最终需要切除。

参考文献

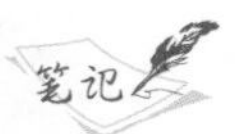

1. GEERLINGS S E, STOLK R P, CAMPS M J, et al. Risk factors for symptomatic

urinary tract infection in women with diabetes. Diabetes Care, 2000, 23: 1737.

2. HILDEBRAND T S, NIBBE L, FREI U, et al. Bilateral emphysematous pyelonephritis caused by Candida infection. Am J Kidney Dis, 1999, 33: 10.

3. HUANG J J, TSENG C C. Emphysematous pyelonephritis: clinicoradiological classification, management, prognosis, and pathogenesis. Arch Intern Med, 2000, 160: 797.

（上海交通大学医学院附属新华医院　陈凉，王海嵘）

笔记

007

糖尿病患者的持久战

病情介绍

患者，女，52 岁，已婚，农民，以“腹痛 8 天，伴发热 6 天”为主诉于 2015 年 4 月 29 日收入院。

患者来诊前 8 天无明显诱因出现右上腹持续性隐痛，无放射，无发热、胸痛、恶心、呕吐、腹泻，未予诊治。6 天前出现发热，体温最高 40 ℃，无畏寒、寒战，腹痛性质同前，伴恶心，呕吐 1 次，为胃内容物，就诊于当地医院，就诊过程中出现意识模糊，血压测不出，WBC 19.18 $\times 10^9$/L，NEU% 89.6%，PLT 65 $\times 10^9$/L；GLU 33.3 mmol/L；尿酮体 2+；血气 pH 7.089，PCO_2 12.6 mmHg，PO_2 123 mmHg，HCO_3^- 3.6 mmol/L，诊断为“感染中毒性休克、糖尿病酮症酸中毒”，予美罗培南、万古霉素抗感染，补液、消酮、

升压等对症支持治疗，患者神志转清，但仍有上腹疼痛，伴发热、畏寒、寒战，体温最高41 ℃。1 天前为进一步治疗转至我院急诊，入抢救室，查血常规 WBC 11.53 × 10^9/L，NEU% 78.5%，PLT 89 × 10^9/L；GLU 5.8 mmol/L；尿酮体 ±；血气分析 pH 7.56，PCO_2 30 mmHg，PO_2 64 mmHg，HCO_3^- 26.9 mmol/L，Lac 0.5 mmol/L，SO_2 95%；腹部增强 CT 提示肝脏多发包块，给予亚胺培南抗感染，葡醛内酯、古拉定保肝及补液对症治疗，患者体温波动在 36 ~ 38.5 ℃，为进一步诊治收入院。发病过程中患者神志如上所述，食欲欠佳，大小便正常，近期无明显体重变化。

既往史：糖尿病史 6 年，未规律用药及监测血糖。

个人史、婚育及家族史：无特殊。

入院查体：T 37.6 ℃，HR 84 次/分，BP 105/64 mmHg，RR 20 次/分，SO_2 100%。神清，语利，精神可，双肺呼吸音清，右下肺呼吸低，未闻及干湿性啰音，心律齐，未闻及杂音，腹软，右上腹压痛，无反跳痛、肌紧张，Murphy 征阴性，麦氏点无压痛，肝区叩击痛（+），肝脾未及，肠鸣音 4 次，双下肢无水肿。

辅助检查（表 7－1）

血常规：WBC 23.27 × 10^9/L ↑，NEU% 93.4% ↑；PCT 3.5 ng/mL ↑；生化：ALT 183 μ/L ↑，AST 165 μ/L ↑，TBIL 12.1 μmol/L，ALB 20 g/L ↓，Cr 45 μmol/L；电解质：K^+ 4.04 mmol/L，Na^+ 139 mmol/L，Cl^- 102 mmol/L，GLU 21.3 mmol/L ↑；心肌损伤标志物正常；尿常规：尿糖 3+ ↑，酮体 3+ ↑；凝血功能：PTA 77%，PT 12.4 s，APTT 31.8 s，D-Dimer 3.61 μg/mL ↑；血气：pH 7.56 ↑，PCO_2 30 mmHg，PO_2 64 mmHg，Lac 2.3 mmol/L ↑，SaO_2 95%（未吸氧）；胸片：双肺渗出性病变，心影饱满，右肺门增大。腹部 B 超：肝脏形态大小正常，肝内可见多发混合回声包块，大者约 8.3 cm × 7.9 cm，边界

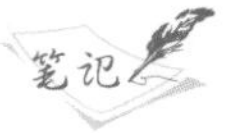

欠清，其内可见多发气体样强回声，其内未见明显血流信号。腹部CT（图7－1）：肝内可见数个类圆形低密度影，其内密度不均，可见气液平面，大者位于肝右前叶，范围约7.6 cm×10.1 cm×9.2 cm，增强扫描可见病灶呈轻度环形强化。超声心动图：心内结构大致正常，LVEF 74%。

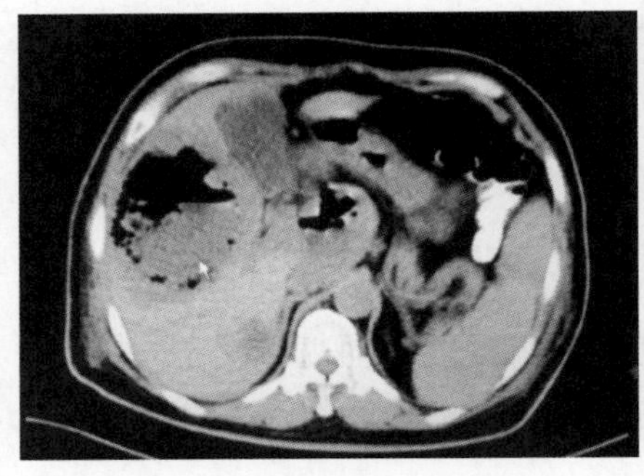
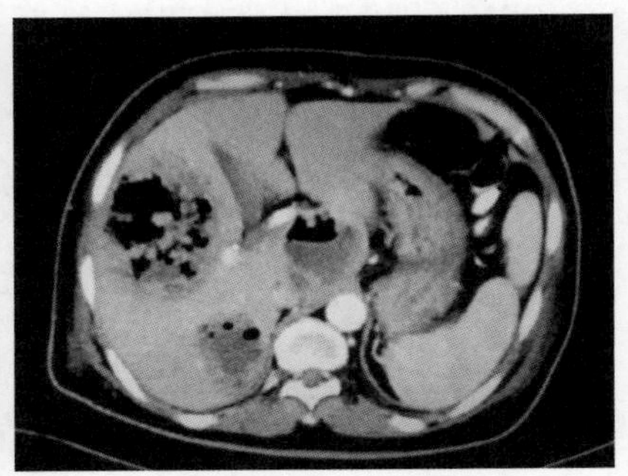

注：肝内可见数个类圆形低密度影，其内密度不均，可见气液平面，增强扫描可见病灶呈轻度环形强化。

图7－1　腹部CT（4月28日）

多次肝脓肿穿刺液培养：肺炎克雷白杆菌（对左氧氟沙星、亚胺培南、美罗培南、头孢曲松、头孢他啶等均敏感）。

血培养：阴性。

初步诊断：①肝脓肿（细菌性）；②2型糖尿病；③肝功能异常；④低蛋白血症。

表7－1　相关指标

日期	4.30	5.6	5.18	6.4	6.18	7.7
白细胞（$\times10^9$）	23.27	13.12	12.11	9.99	4.67	8.10
中性粒细胞（%）	93.4	85.3	80.5	62.8	44.2	74.1
血红蛋白（g/L）	118	87	81	100	106	116
血小板（$\times10^9$）	274	384	366	122	258	280
降钙素原（ng/mL）	3.5	0.293	0.144	0.229	0.176	0.169
谷丙转氨酶（μ/L）	183	53	34	66	36	34

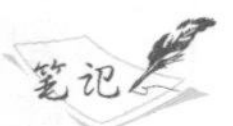

（续）

日期	4.30	5.6	5.18	6.4	6.18	7.7
谷草转氨酶(μ/L)	165	57	35	48	28	23
白蛋白(g/L)	20	23.1	29.3	34.6	34.5	
钾(mmol/L)	3.35	3.00	3.95	3.77	3.93	3.90
钠(mmol/L)	130.6	136	133	133.6	139	133.2
PT(s)	12.7	14.2	12.9	11.2	11.3	10.4
APTT(s)	36.6	26.7	38.6	27.7	30.0	30.5
D-Dimer(μg/mL)	3.5	3.39	1.87	0.95	1.11	0.16

诊治经过

患者入院后考虑细菌性肝脓肿诊断明确，从经验性广谱强效抗感染过渡到根据病原体及药敏结果的针对性治疗。先后予亚胺培南、万古霉素、左氧氟沙星、异帕米星、头孢他啶、头孢曲松等抗感染治疗，脓腔穿刺置管引流冲洗（共计约 2000 mL），控制血糖达标，保肝、补充白蛋白、营养支持对症治疗。患者体温、血象逐步恢复正常，腹部体征基本消失，复查腹部超声、CT，脓腔明显缩小，治疗有效。

患者住院治疗过程中出现精神症状及定向力障碍，神经系统查体无脑膜刺激征、无明显阳性定位体征。完善头颅 CT（图 7－2）：右侧大脑半球广泛脑水肿；进一步完善头颅核磁及腰穿检查，头颅 MRI 提示（图 7－3）：右侧大脑白质大片长 T1 长 T2 水肿信号，继发右侧脑室扩张，大脑镰下疝。腰穿：脑脊液压力 190 mmH_2O；常规：无色透明，细胞总数 2/μL，白细胞数 2/μL。生化：Cl 120.3 mmol/L，GLU 3.8 mmol/L，TP 101 mg/dL。涂片找细菌、真菌、结核菌、隐球菌、肿瘤细胞均阴性。给予针对性抗感染联合脱水、降低颅压等对症治疗，抗生素先后调整为美罗培南及头孢曲松钠，患者症状明显好转，影像学脑水肿逐步吸收。

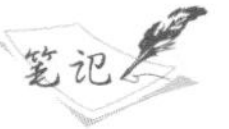

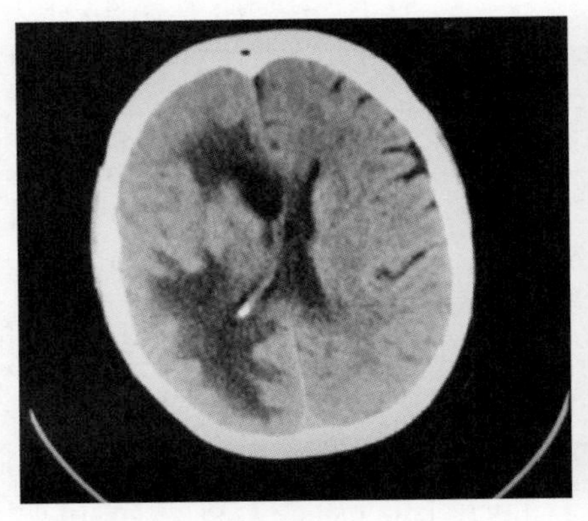
图 7－2　头颅 CT（7 月 7 日）

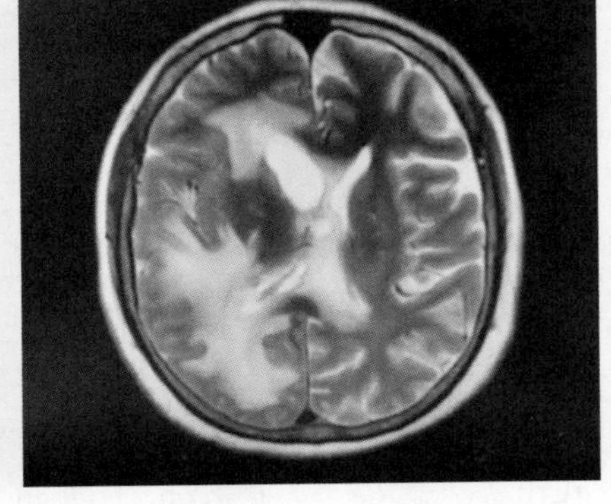
图 7－3　头颅 MRI（7 月 8 日）

意识障碍的诊断及鉴别考虑

1. 中枢神经系统感染：患者虽查体无典型脑膜刺激征等阳性体征。腰穿检查未见明确阳性结果。结合病史及影像学广泛脑白质水肿表现，患者糖尿病基础存在易感因素，深部脓肿且反复穿刺引流，考虑细菌透过血脑屏障，继发中枢神经系统感染、脑脓肿可能，病原体为肺炎克雷白杆菌可能性大。

2. 急性脑血管病：患者头颅 CT 以及头颅 MRI 影像学未见明确梗死、出血灶，急性脑血管病排除。

3. 颅内占位：颅内占位压迫血管、周围组织，可表现广泛严重脑水肿，但未见明确占位效应，与典型占位病变不符。结合病史，可能性较小。

4. 颅脑血栓性疾病：完善头颅 MRV，提示左侧横窦静脉颗粒？血栓？不能解释患者如此广泛病变。

5. 寄生虫感染：相关寄生虫抗体及病原学培养均阴性，不支持。

6. 脱髓鞘病变：多为双侧散在，涉及面积不会如此广泛，影像学不符。

笔记

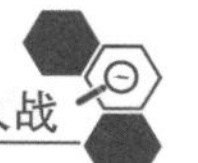

7. 内科相关疾病：无肝性脑病、肺性脑病、肾性脑病等证据，无电解质紊乱，血糖控制达标，无低血糖现象。甲状腺功能正常，风湿免疫指标阴性，均不支持。

给予针对性抗感染联合脱水、降低颅压等对症治疗后，患者好转离院，出院前肺 CT 和头颅 CT 详见图 7－4，出院后随访恢复良好，肝脓肿、脑脓肿基本消失。

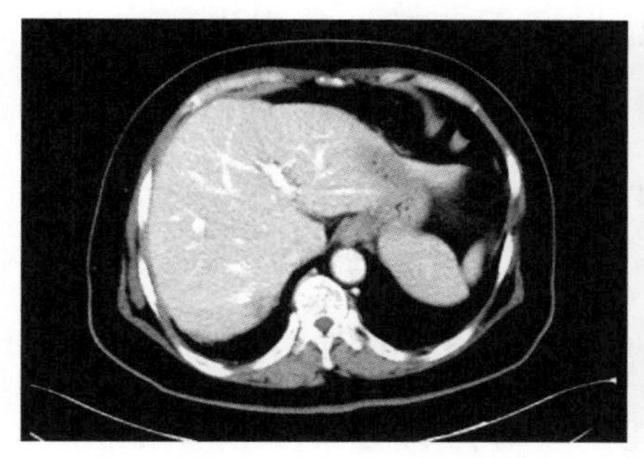
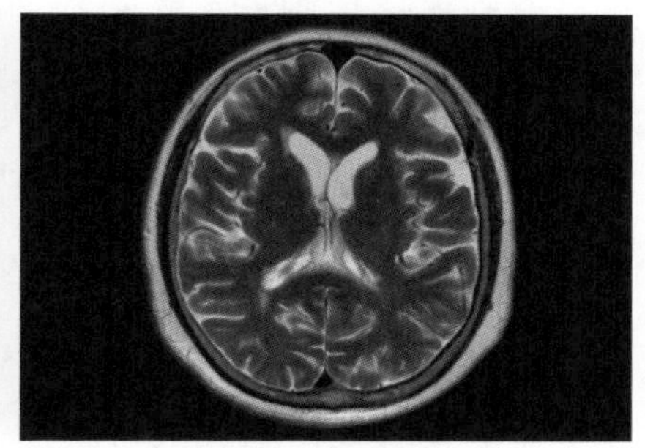

图 7－4 出院前肺 CT 和头颅 CT

确定诊断：①细菌性肝脓肿合并脑脓肿；②2 型糖尿病。

讨论与分析

［病例特点］

1. 中老年女性。

2. 既往糖尿病病史，未规律用药及监测血糖，免疫功能低下。

3. 以腹痛、发热起病，后出现精神症状，查体示神经系统体征不明显。

4. 白细胞及中性粒细胞明显升高，PCT 升高，脑脊液检查阴性。

5. 多次穿刺液培养肺炎克雷白杆菌。

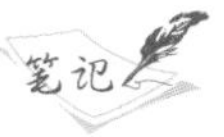

肺炎克雷白杆菌是肠杆菌科克雷白氏菌属中最为重要的一种菌，为革兰阴性杆菌，兼性厌氧，具有荚膜，常常寄生于人体肠道、鼻咽部、皮肤等处，是定植在人体呼吸道和肠道的正常菌群，条件致病菌。当人体抵抗力下降或者菌群失调时可引起各种感染，如皮肤感染、呼吸道感染、腹腔感染、泌尿系感染甚至败血症等。

本病例中，患者以腹痛、发热起病，腹部CT可见多发肝脏脓肿，穿刺液培养阳性，诊断细菌性肝脓肿明确。经积极治疗，症状、体征、实验室化验及影像学检查均较前明显好转。但在治疗过程中患者出现意识障碍，且现有内科问题不能解释，应考虑到是否存在中枢神经系统问题。影像学检查可见广泛脑白质水肿改变（此表现以炎症或占位继发多见），虽然神经系统查体阳性体征不明显，未见脑膜刺激征，脑脊液检查阴性，但结合病史仍考虑感染播散，脑脓肿可能性大。针对性治疗后，症状明显好转，病情稳定后出院，随访复查相关检查示脑水肿基本消失。

病例点评

糖尿病患者免疫功能低下，长期高血糖使白细胞的趋化、黏附和吞噬能力受到抑制，蛋白分解代谢加速、合成代谢降低，导致免疫球蛋白、补体等生成能力降低，有利于细菌生长繁殖。糖尿病患者血糖控制不佳，容易发生各种感染，且不易控制。

糖尿病合并肝脓肿，致病菌以肺炎克雷白杆菌最为常见。肺炎克雷白杆菌已经取代了大肠埃希菌成为优势致病菌。此类细菌多数于肠道定植，一般情况下不致病。糖尿病患者血糖升高，诱发肠道菌群失调、肠杆菌增多，且免疫功能低下，细菌移位，细菌可经胆道、门静脉等进入肝脏，易诱发肝脓肿。严格控制血糖，给予敏感

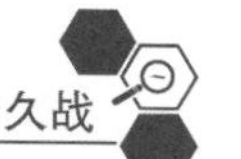

抗生素重拳出击、足够疗程（抗生素静脉给药一般4～6周，之后改为口服），脓肿液化及时有效引流（引流指征：影像学检查证实肝内局部脓肿病灶液化，脓肿形成囊壁，一般直径大于2.5 cm。待脓腔小于2 cm，引流量小于10 mL/d，体温、血象正常可拔除引流管），加强全身支持治疗可有效缓解病情，缩短病程。

糖尿病合并脑脓肿，以高热、头痛、存在神经系统定位体征的典型脑脓肿症状不多见。隐匿性脑脓肿发病呈上升趋势，极易漏诊、误诊。需要对患者病情全面掌握。脑脓肿诊断要点：①易感因素，中枢神经系统感染表现：发热、头痛、意识障碍、伴或者不伴脑膜刺激征；②脑脊液表现、病原学培养阳性表现；③影像学表现。本病例中血液和脑脊液常规检查对脑脓肿诊断意义不大，病史及影像学检查成为重要手段。脑脓肿演变过程大致可分为三个时期：急性化脓性脑炎期、化脓期和包膜形成期。脓肿未局限时一般只采用抗感染及降低颅压治疗，抗感染药物需针对病原学且要透过血脑屏障。选择针对性强而敏感的抗菌药物是脑脓肿治疗的关键。用药应早期、足量、足疗程。至少持续4～8周，单一抗生素总疗程为2～4个月（具体疗程根据患者情况而定）。在病原学检查结果阴性时，应根据脑脓肿的发病原因、发病机制、原发感染部位等经验性用药。

参考文献

1. 杜兰芳，刘桂花. 60例细菌性肝脓肿临床诊治过程分析，中华危重病急救医学，2015，11：930－931.

2. 高洪伟，洪天配，赵淑清，等. 糖尿病并发脑脓肿3例临床分析，中华糖尿病杂志，2005，13：437－441.

3. 刘彬，王振宇，谢京城，等. 脑脓肿的诊断和治疗. 中国微创外科杂志，2005，12：1050－1051.

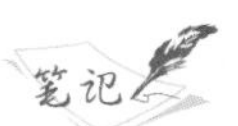

4. 虞胜镭，翁心华. 成人细菌性肝脓肿的抗感染治疗要点与进展. 实用肝脏病杂志，2015，4：337－339.

5. NG F H，WONG W M，WONG B C，et al. Sequential intravenous/oral antibiotic vs. continuous intravenous in the treatment of pyogenic liver abscess. Aliment Pharmacol Ther，2002，16：1083－1090.

6. HENEGHAN H M，HEALY N A，MARTIN S T，et al. Modern management of pyogenic hepatic abscess：a case series and review of the literature. BMC Res Notes，2011，4（2）：80－81.

（北京大学第三医院　田慈，马青变）

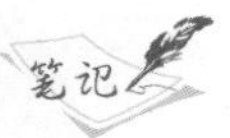

008

皮肤破溃半年，发热、肝功异常40余天

病情介绍

患者，女，60岁，已婚，农民，因“皮肤红肿伴破溃半年余，间断发热、黄疸，以及肝功能异常40余天，加重1周”为主诉入院。

患者半年前无诱因出现右脚踝皮肤红肿伴破溃，流清亮黄色水样分泌物，于当地县医院行青霉素治疗（具体不详）。后就诊于我院骨科，行破溃处细菌培养，结果为阴沟肠杆菌3+，诊断“局部皮肤感染”，继续回当地县医院行青霉素治疗。入院前3月余无诱因出现左侧腹股沟、右侧大腿内侧散在小红疹，予碘伏外涂后左侧红疹自行消退，右侧红疹逐渐破溃并流脓，后出现双上肢散在暗红色皮疹，伴硬结，未予重视。40余天前出现发热，体温最高38 ℃，具体热型不详，伴畏寒、寒战，咳嗽、咳白色痰，并逐渐出现全身

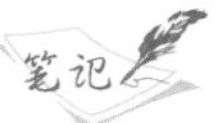

皮肤及巩膜黄染，伴右上腹痛、腹胀和食欲减退。于当地医院就诊，查血常规：WBC 14.79 ×10^9/L↑，HGB 142 g/L，PLT 181 ×10^9/L，NEU% 93.4%↑。生化：ALT 93 μ/L↑，AST 98 μ/L↑，TBIL 78.2 μmol/L↑，DBIL 42.4 μmol/L↑，ALB 26.6 g/L↓。肺 CT：双肺炎性病变，予抗感染治疗（具体不详）后体温可降至正常，但仍有咳嗽、咳痰。入院前 1 个月就诊我院消化科门诊，查生化示：ALT 90 μ/L，AST 97 μ/L，TBIL 121.4 μmol/L↑，DBIL 112.8 μmol/L↑，ALB 25.8 g/L，GGT 4004 μ/L，ALP 400 μ/L。腹部超声示：脂肪肝，右侧腹皮下囊性病变——血肿可能。诊断为“黄疸待查，药物性肝炎可能性大”，予百赛诺、思美泰保肝治疗。同时就诊皮肤科，诊断为“脂膜炎？类脂质渐进坏死？”，予左氧氟沙星口服。就诊呼吸科，诊断为“结缔组织病——脂膜炎？淋巴瘤？”。入院前 1 周患者仍有间断发热，体温最高 40 ℃，伴明显畏寒、寒战，伴咳嗽、咳痰及呼吸困难，无明显胸痛及心前区不适，无腹泻，无头晕、头痛，无尿痛、尿急，自服“感冒冲剂”，体温可暂降至正常，后复升。故就诊于我院急诊，查血气：pH 7.55，PCO_2 26 mmHg，PO_2 57 mmHg，SpO_2 93%；血常规：WBC 19.53 ×10^9/L，HBG 138 g/L，PLT 219 ×10^9/L，NEU% 96.7%；生化：ALT 72 μ/L，AST 134 μ/L，TBIL 150.8 μmol/L，ALB 25 g/L，GGT 1990 μ/L，ALP 378 μ/L；诊断为“肺部感染，Ⅰ型呼吸衰竭，皮肤感染，肝功能异常”，予厄他培南抗感染、保肝及补充白蛋白治疗。为进一步诊治收入院。患者自发病以来精神、食欲欠佳，大小便正常，体重下降约 10 kg。

既往史：特发性血小板减少性紫癜（曾予激素、丙种球蛋白、达那唑治疗，现口服美卓乐 12 mg/d，达那唑 0.2/d），脾切除术后 9 年。甲状腺功能亢进，Grave's 病病史 11 年。左髌骨骨折内固定术后近 2 年。半年前腰椎骨折、滑脱。5 个月前左下肢静脉血栓形

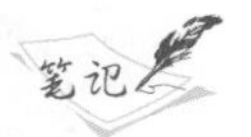

成，口服华法林治疗。左眼青光眼术后 2 月余。久居本地，无疫水、疫区接触史，无牧区、牛羊接触史。

入院查体： 体温 36.8 ℃，脉搏 110 次/分，呼吸 25 次/分，血压 115/80 mmHg，神清，慢性病容，满月脸，全身皮肤黏膜、巩膜黄染，口周胡须明显，双上肢散在数个结节性红斑，色暗红，有触痛，最大者位于右上臂外侧，约 2 cm × 1.5 cm，表面结痂，右大腿内侧、后侧散在 7 ~ 8 个红疹，无触痛，中央破溃，表面可见黄白色脓性分泌物，右足外踝可见一陈旧 6 mm × 6 mm 暗红色结节，伴结痂，无触痛。右侧腹壁可触及一 6 cm × 4 cm 包块，质软，边界清楚，有触痛，无波动感。全身浅表淋巴结未触及肿大。双肺呼吸音粗，双下肺可闻及湿性啰音，未闻及明显干啰音及胸膜摩擦音。心律齐，各瓣膜区未闻及明显杂音及额外心音。腹膨隆，右上腹轻压痛，无反跳痛，肝脏肋下未触及，Murphy 征阴性，肠鸣音 3 ~ 4 次/分。双下肢凹陷性水肿，左下肢皮肤暗红，水肿明显，双侧足背动脉可触及（图 8 − 1 ~ 图 8 − 3）。

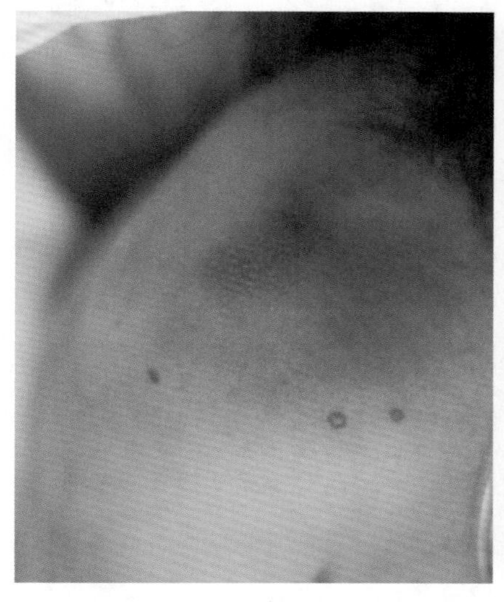
图 8 − 1　右肩皮肤表现

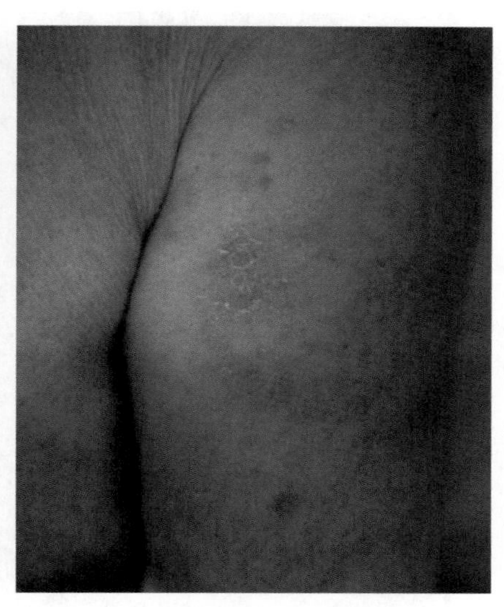
图 8 − 2　左上肢皮肤表现

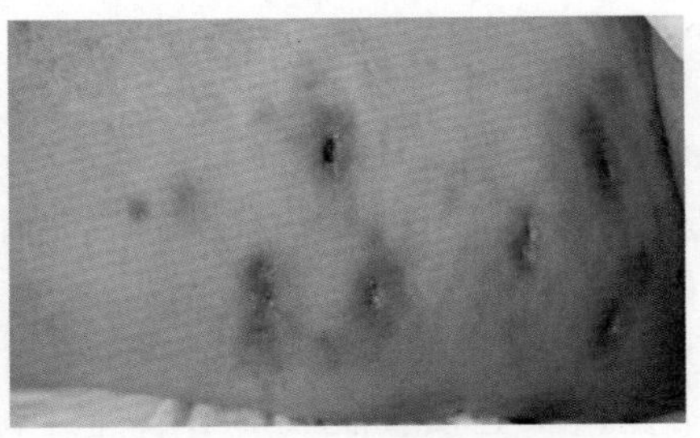

图8－3　右大腿皮肤表现

辅助检查

1．血常规：WBC 14.79 $\times 10^9$/L，HGB 142 g/L，PLT 181 $\times 10^9$/L，NEU% 93.4%。

2．生化：ALT 93 μ/L，AST 98 μ/L，TBIL 78.2 μmol/L，DBIL 42.4 μmol/L，ALB 26.6 g/L。

3．腹部超声：脂肪肝，胆囊略小，壁增厚，右侧腹皮下囊性病变——血肿可能。

4．CTPA（图8－4）：未见明显肺栓塞，双肺多发结节及团块影，恶性病变待排，心包内占位性病变，胆囊多发结石。

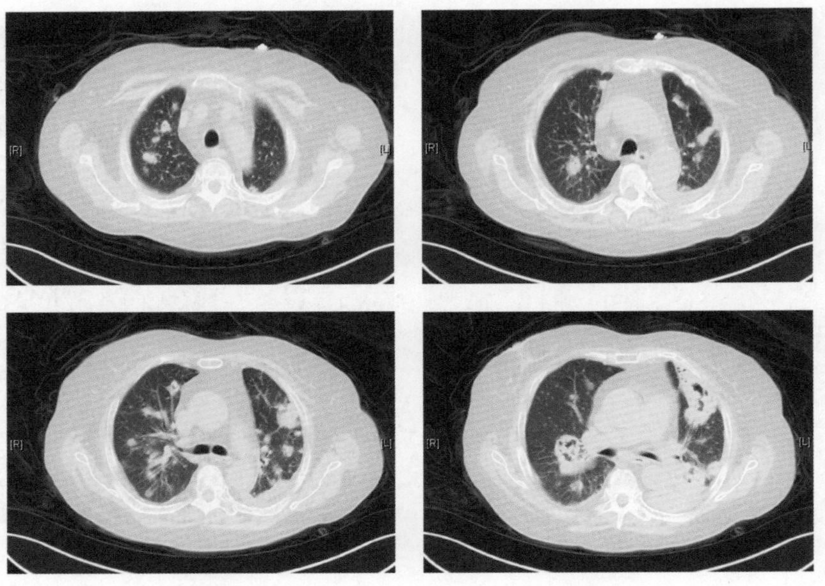

图8－4　肺CT

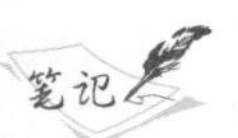

5. 胸片（图 8－5）：双肺渗出性病变，左上肺炎症，心影大。

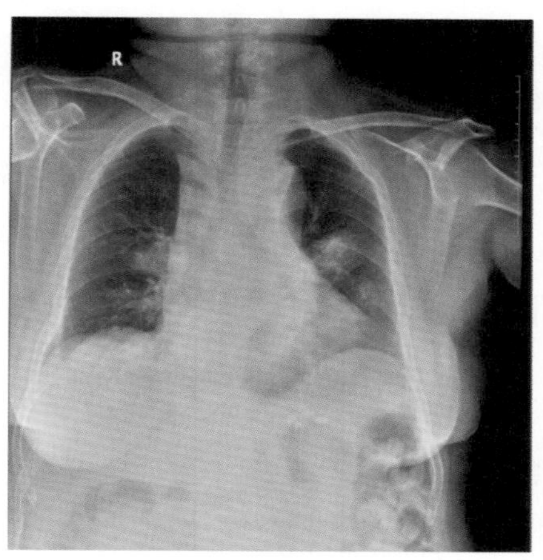

图 8－5 胸片

6. 双下肢静脉超声：未见血栓。

7. 腹部 CT（图 8－6）：胆囊结石，胆囊炎，脾缺如，双肺病变，右侧腹壁包裹性积液？囊性病变？

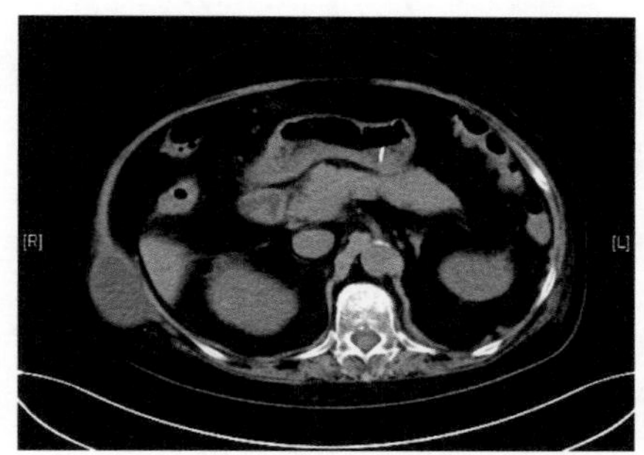

注：胆囊结石，胆囊炎，脾缺如，双肺病变，右侧腹壁包裹性积液？囊性病变？

图 8－6 腹部 CT（平扫＋增强＋重建）

初步诊断：①发热、肺部阴影待查；②肝功能异常，胆汁淤积性黄疸，药物性肝炎？③Ⅰ型呼吸衰竭；④胆囊结石；⑤低蛋白血症；⑥糖尿病；⑦特发性血小板减少性紫癜；⑧甲状腺功能亢进症，Grave's 病；⑨青光眼术后；⑩腰 4 椎体滑脱；⑪左髌骨骨折内

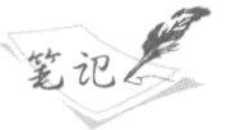

固定术后。

诊疗过程

因患者发热合并多系统受累，考虑感染性疾病、风湿免疫疾病、肿瘤性疾病均不能除外。肝功能异常考虑与患者长期口服达那唑相关，予停用，并保肝治疗。入院后完善病原学：痰、尿及分泌物找结核菌多次阴性，T-SPOT、TB 阴性。患者入院后持续高热，每日最高体温 39～40 ℃，伴寒战，白细胞（11.1～22.8）$\times 10^9$/L，中性粒细胞 90% 以上。血培养多次出现人葡萄球菌。先后予头孢曲松、美罗培南抗感染治疗，效果不佳。因患者有免疫抑制因素，需反复寻找真菌感染证据。

皮肤破溃分泌物培养提示白假丝酵母菌；痰真菌培养白假丝酵母菌 1 次，但 G、GM 试验阴性。新型隐球菌抗原阴性。风湿免疫指标：ANA、ENA、dsDNA、ANCA、心磷脂抗体、免疫球蛋白七项及补体均正常，无证据支持风湿免疫疾病。肿瘤标志物 CA125 及 CA199 明显升高，余大致正常，但查肺部 CT、腹部 CT 未见明确肿瘤征象。左侧颈部多发肿大淋巴结。因不除外淋巴瘤，积极取皮肤活检，病理提示成熟浆细胞增生，未见明确肿瘤性病变。颈部淋巴结大小不宜穿刺。因患者一般状况差，亦未行肺穿刺活检。为进一步明确右侧腹皮下囊性病变性质，行穿刺抽液，抽出脓性液体共 75 mL（图 8－7）。

穿刺液常规:外观棕黄色浑浊,比重 1.030,细胞总数 815 764/μL,白细胞 83764/μL，多核 64%，单核 36%。穿刺液生化：ADA 179 μ/L，Glu 0.2 mmol/L，Cl 87 mmol/L，TP 33 g/L，ALB 12.8 g/L，LDH 7602 μ/L；送培养提示奴卡菌（图 8－8）。因此病多累及中枢神经系统，故完善颅脑 CT 未见明确占位性病变。予美平＋斯沃＋磺胺治疗后体温下降至正常，后改为磺胺＋米诺环素长期口服治疗。

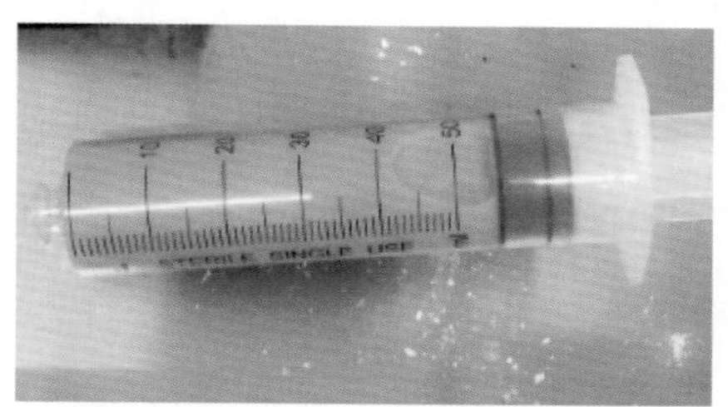

图 8-7 右腹壁脓肿穿刺抽液 75 mL

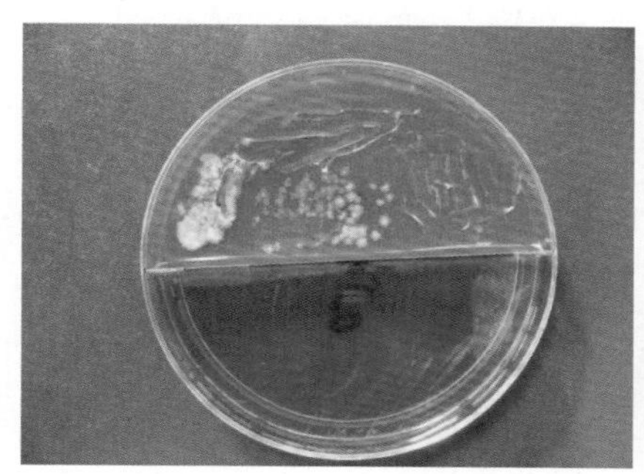

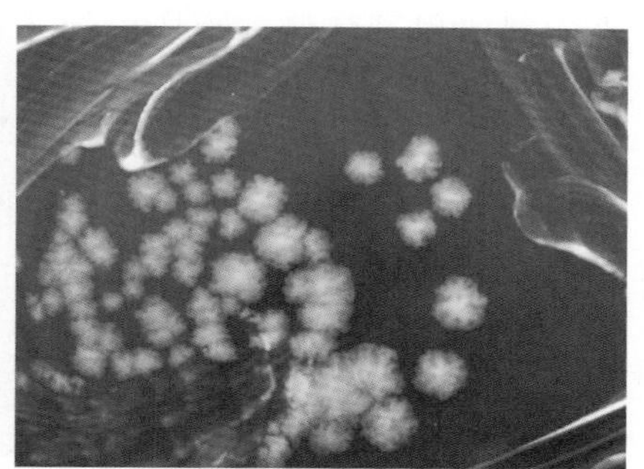

图 8-8 穿刺液培养：奴卡菌

确定诊断： 播散性奴卡菌病。

讨论与分析

[病例特点]

1. 中老年女性，慢性病程。

2. 既往 ITP 病史，长期口服激素史。

3. 发热，全身多发脓肿形成，双肺多发团块影，部分合并空洞，皮肤、肺、心包、淋巴结等多系统受累。

4. 脓肿穿刺液多次培养奴卡菌阳性。

5. 磺胺、利奈唑胺治疗有效。

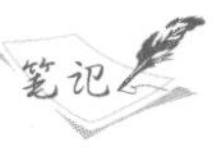

[诊疗思路]

本例患者以皮肤病变起病，表现为皮肤红肿破溃伴脓性分泌物，应用青霉素治疗效果不好，进展为全身多发脓肿破溃，并出现发热，以及呼吸系统和消化系统的症状，检查发现有肝功能损害，呼吸衰竭等多系统受累。临床发热多为感染性疾病，不能确诊、治疗效果不好的发热归为不明原因发热。在不明原因发热中：最常见的也是感染性疾病，占比可高达30%～60%，而该患者又长期口服激素治疗，为免疫低下宿主容易出现机会性感染，如：金葡菌、李斯特菌、分枝杆菌、绿脓杆菌、奴卡菌、其他G-杆菌、曲霉菌、组织包浆菌、新型隐球菌、肺孢子菌、CMV、带状疱疹、弓形体等感染，同时需除外寄生虫，如阿米巴。其次发热可见于肿瘤性疾病，约占20%，本病例需考虑是否存在淋巴瘤、转移瘤等。另外还可见于非感染性炎症，包括结缔组织和炎性血管疾病等，占20%～25%。本病例需考虑是否存在脂膜炎、SLE、韦格纳肉芽肿、结节病等，其他疾病占比为8%～10%。

此患者既往ITP病史，长期口服激素，免疫抑制状态，以皮肤破溃、肺部病变、多发脓肿为主要表现，应首先考虑感染性病变，尤其机会感染可能，住院期间多次留取皮肤破溃分泌物、痰、尿、便、穿刺液培养，最终获得病原学检查结果并明确诊断。

[疾病介绍]

奴卡菌属于细菌界放线菌科奴卡菌属，为革兰阳性需氧丝状细菌。分为星形、巴西、豚鼠、南非、马鼻疽等9种，星形奴卡菌最多见。其寄生于土壤、空气、水和腐物，当带菌尘土从呼吸道侵入人体，从而引起呼吸道、肺等感染，易血行播散。也可从皮肤或消化道侵入人体。为条件致病菌，易感因素有长期使用激素、免疫抑

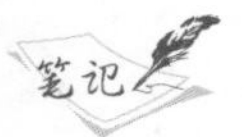

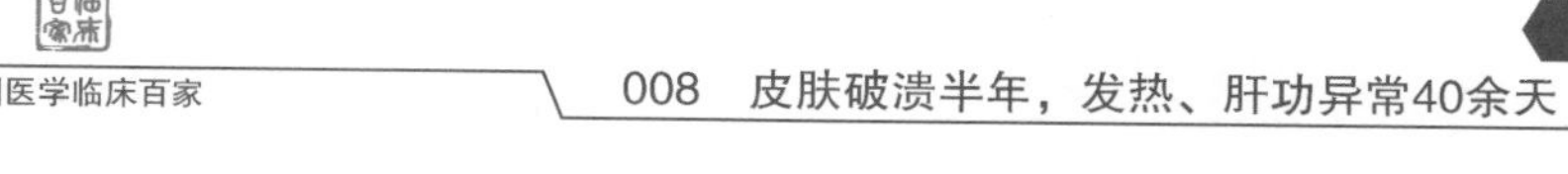

制剂，器官移植术后，大面积烧伤等患者。主要病理改变为化脓性变化，肺部病变为急性坏死性肺炎、肺脓肿、胸膜炎，经血行播散可有脑、皮肤、肝、肾等受累。涂片可见直径约1 μm缠绕成团的纤细分枝菌丝，末端不膨大，革兰染色+，抗酸染色部分呈+，生长缓慢，需适当延长培养时间和多次培养。男性多于女性（2.3∶1），平均年龄40～50岁。原发的皮肤软组织奴卡菌感染多与皮肤损伤后接触受污染的土壤有关。播散性奴卡菌病大多合并严重基础疾病，或长期使用激素/免疫抑制剂。合并的基础病SLE最常见，其次为肾病综合征、肾移植术后、肺结核、慢性肺病、血液系统疾病、AIDS等。播散性奴卡菌病属于系统性感染性疾病，可累及中枢神经系统（最常见的肺外表现）、肝、肾、肌肉、肌腱、骨、关节、眼（角膜炎）、淋巴结、皮肤（巴西奴卡菌最常见）、甲状腺、肾上腺、心包、心脏瓣膜、纵隔、腹膜、导管相关感染。常见肺部CT特点：结节影、斑片、实变影，部分为沿气管、支气管播散，部分为血行播散，可见空洞影，形态不规则，壁厚薄不一。治疗首选磺胺类药物，剂量宜足，疗程宜长（半年至1年）。目前，因磺胺类药物耐药率较高，多主张联合用药，碳青霉烯类和利奈唑胺敏感性较高。一般单纯皮肤感染者1～3个月可达到较好效果，肺部或其他系统感染治疗需持续6个月，累及中枢神经系统、有免疫抑制患者疗程更长，常要1年以上。

奴卡菌感染在临床上和丝状真菌（曲霉菌病、毛霉菌病）以及分枝杆菌病很难鉴别。肺内典型病变为多发结节从中央到外周分布趋势，磨玻璃样影及“铺路石征”，1/3可合并脓胸。明确诊断主要依赖病原学证据，1/3通过痰培养确诊，其他通过脓液、血、BALF、胸水培养、关节穿刺液培养、胸水涂片、肺穿刺活检标本培养。亦可通过检测16 S rRNA基因PCR明确。

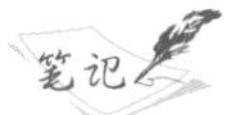

病例点评

播散性奴卡菌病是一种机会感染性疾病，合并基础疾病及免疫抑制状态患者应考虑该病。影像学表现多种多样，无特异性。奴卡菌生长缓慢，临床上高度怀疑时，应注意与微生物实验室沟通，延长培养时间，仔细鉴别，且此菌抗酸染色阳性，易漏诊及误诊。由于最终确诊依赖于病原学诊断，应重视多种途径采集标本送检，多次送检提高检出率。在临床上，由于其多系统受累的表现，应仔细与普通细菌、结核、真菌感染及肿瘤鉴别。治疗上提倡联合用药，建议做药敏试验，据药敏结果调整治疗方案，并警惕药物不良反应。

参考文献

1. 宋秀杰，路聪哲，顾珏，等. 84 例奴卡菌病文献回顾性分析 1979—2011. 临床肺科杂志，2013，18（12）：2280－2282.
2. 徐凯，杜瑶，王沄，等. 肺部诺卡菌感染的胸部 CT 特点. 中华放射学杂志，2013，47（9）：808－810.
3. HUANG L，SUN L，YAN Y. Characteristics of Nocardiosis Patients With Different Immune Status From a Chinese Tertiary General Hospital During 8-year Period：A STROBE-compliment Observational Study. Medicine（Baltimore），2019，98（45）：17913.

（北京大学第三医院　李硕，马青变）

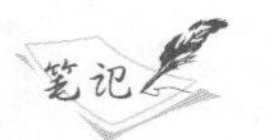

009
免疫功能低下 ITP 患者复杂感染成功诊治

病情介绍

患者，男，37 岁，工人。因“皮肤、牙龈反复出血 4 月余，加重 2 周”于 2015 年 9 月 24 日入住我院血液科。

患者 4 个月前出现牙龈、四肢皮下出血，血常规 PLT 38 $\times 10^9$/L。外院骨穿红、粒、巨核系增生，血小板减少。复查血常规：PLT 2 $\times 10^9$/L，予输 PLT、甲强龙 120 mg/d $\times$ 6 天 → 甲强龙 500 mg/d 冲击，复查 PLT 未见明显上升。我院复查骨穿：符合 ITP 骨髓象。抗核抗体、抗 SSA 抗体(+)，予甲强龙、IVIG 冲击，PLT 升至 67 $\times 10^9$/L，之后很快下降。激素逐渐减量，加用 CsA 225 mg/d、长春新碱 1 mg/w（或长春地辛 2 mg/w）$\times$ 4 次、硫唑嘌呤 100 mg/d 口服效果不佳。2 周前出现皮肤牙龈出血，1 周前外院予甲强龙

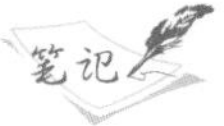

500 mg 冲击、IVIG、PLT 输注，PLT 上升不明显。为进一步诊治收入我院血液科。

既往：2015 年 4 月外院诊断地贫筛查诊断 α 地中海贫血。无药物过敏史及外伤手术史。

个人史、家族史：无特殊。

入院查体：T 37.1 ℃，P 78 次/分，R 19 次/分，BP 130/75 mmHg。神志清楚，贫血貌，全身皮肤无黄染。四肢、胸腹部皮肤散在出血点，左上肢皮下瘀斑。全身浅表淋巴结未及肿大，胸骨无压痛。心肺查体未见异常。腹软，无压痛、反跳痛，肝肋下 0.5 cm，质软，表面光滑，无触痛，脾肋下 0.5 cm，质软，表面光滑，无触痛。双下肢不肿。

初步诊断：①特发性血小板减少性紫癜；②α 地中海贫血。

诊疗经过

1. 血液科（2015 年 9 月 24 日至 2015 年 11 月 13 日）：入院后予大剂量甲泼尼龙、免疫球蛋白冲击治疗，效果欠佳，血小板计数无明显上升，激素逐渐减量，予长春新碱、硫唑嘌呤、环孢素免疫抑制治疗；请肝胆外科会诊拟行脾脏切除术，但因患者血小板计数极低，未行手术。10 月 22 日、10 月 23 日分别予血浆置换，PLT 短暂上升至正常，很快下降。10 月 25 日出现发热，血培养（10 月 28 日）示新型隐球菌生长。胸部 CT（图 9－1）：双肺多发结片状影。11 月 10 日复查胸部 CT（图 9－2）：双肺见多发大片状、结节状密度增高影，边缘毛糙模糊，其内见充气支气管，部分病灶内可见空洞。先后予氟康唑、卡泊芬净、两性霉素 B 抗真菌治疗；美洛西林舒巴坦、左氧氟沙星、比阿培南抗细菌治疗。患者持续高热，体温最高达 39.0 ℃，11 月 13 日出现呼吸困难，血气提示 I 型呼吸衰竭。11 月 13 日转入我科 EICU。

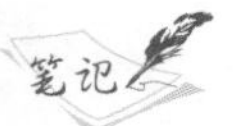

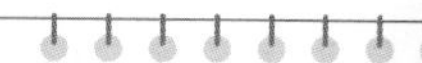

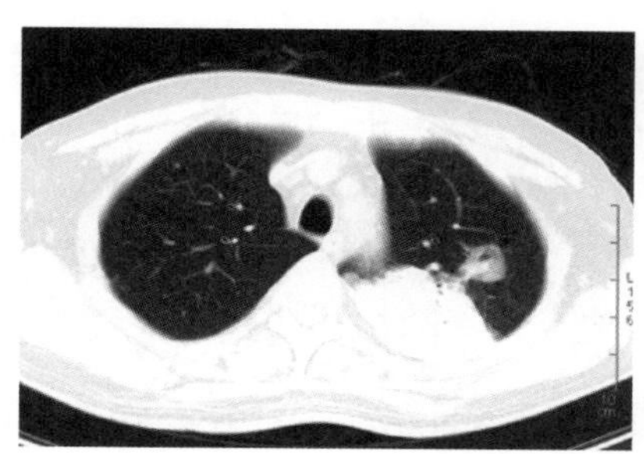

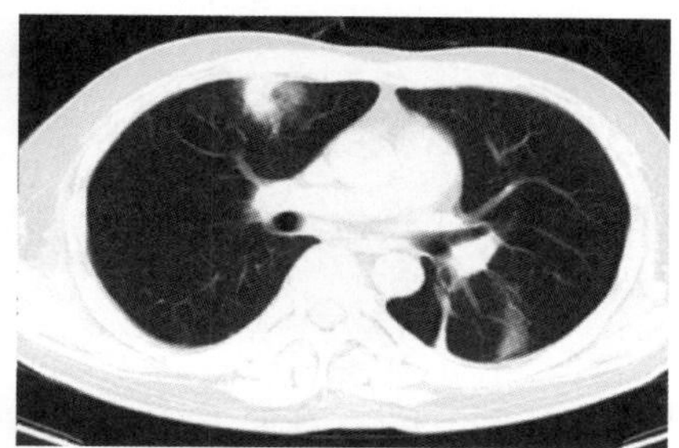

图 9－1　胸部 CT（10 月 29 日）

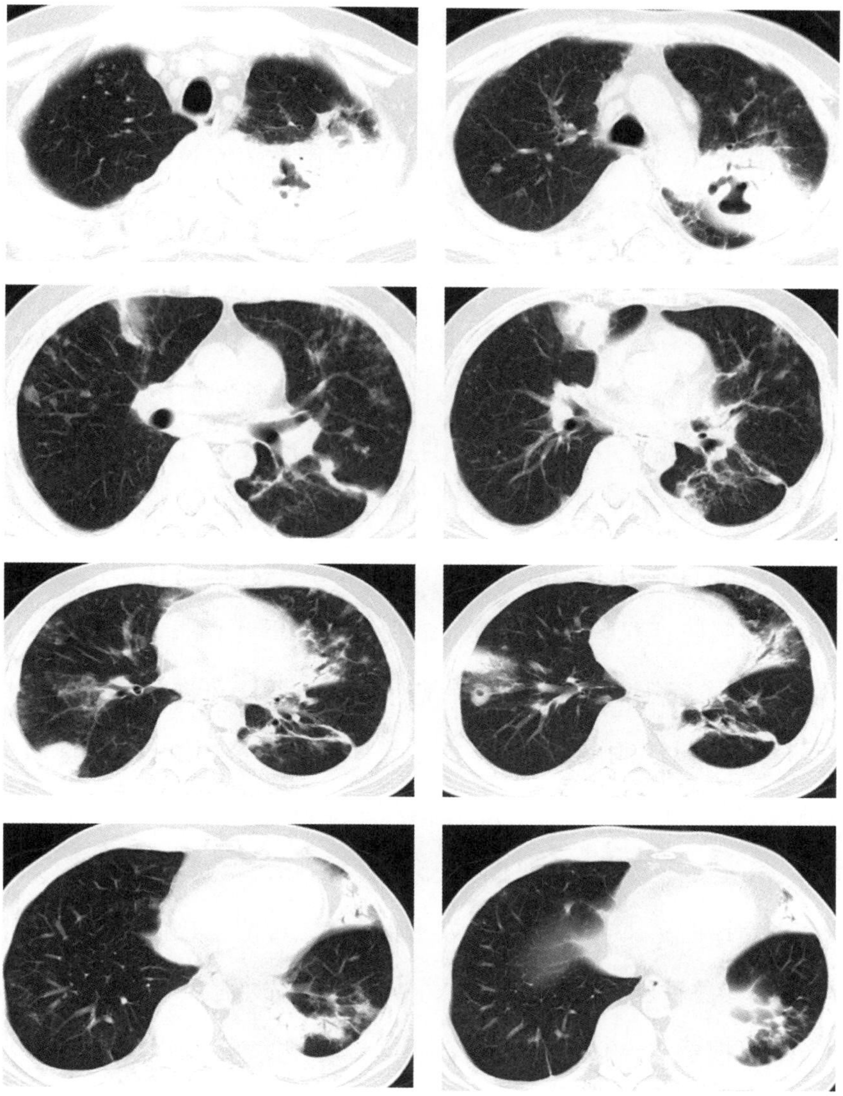

图 9－2　复查胸部 CT（11 月 10 日）

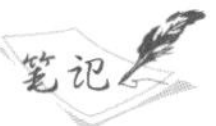

2. EICU（2015 年 11 月 13 日至 2015 年 11 月 25 日）：11 月 14 日予气管插管接呼吸机辅助呼吸，停用激素及免疫抑制剂，继续两性霉素 B、伏立康唑抗真菌治疗，联合利奈唑胺、比阿培南抗细菌治疗。患者仍持续高热，Tmax 39.6 ℃。11 月 16 日痰培养：G + 为优势菌；11 月 17 日血 CMV-DNA 2.25E + 4 copy/mL。复查胸部 CT（图 9 – 3）：双肺广泛性渗出、实变，复查病变范围较前增大；双胸腔积液较前增多；双肺下叶节段性膨胀不全。11 月 18 日调整抗生素：两性霉素 B 加量至 50 mg/d、更昔洛韦 250 mg q12h × 7 d（11 月 18 日至 11 月 24 日）、停用比阿培南改为哌拉西林他唑巴坦 4.5 g q8h、地塞米松 2 mg iv qd；继续伏立康唑 200 mg q12h × 13 d（11 月 13 日至 11 月 25 日）、利奈唑胺 0.6 g q12h × 8 d（11 月 14 日至 11 月 21 日）。11 月 19 日体温降至正常。11 月 19 日肺泡灌洗液示鲍曼不动杆菌、口头汇报“奴卡菌”不除外，加用复发磺胺甲噁唑片 5 片 q8h × 3 d（11 月 21 日至 11 月 24 日）。11 月 23 日予拔除气管插管，11 月 23 日复查血 CMV-DNA1.00E + 3 copy/mL。复查胸部 CT（图 9 – 4）：对比 11 月 17 日 CT，双肺广泛性渗出、实变较前明显吸收；双胸腔积液较前减少；双肺下叶膨胀不全较前明显好转。11 月 22 日复查肝功能异常、血尿，考虑药物相关性可能性大，11 月 24 日停用复方磺胺甲噁唑片、更昔洛韦。11 月 25 日转血液科专科治疗（继续常规剂量磺胺甲噁唑片治疗直至患者痊愈出院）。相关指标及检查详见图 9 – 5 ~ 图 9 – 12。

确定诊断：①重症肺炎（奴卡菌）；②真菌性败血症（新型隐球菌）；③急性呼吸窘迫综合征；④巨细胞病毒感染；⑤特发性血小板减少性紫癜；⑥α 地中海贫血。

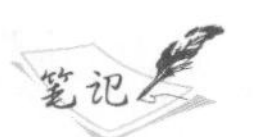

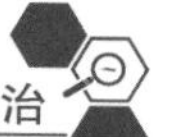

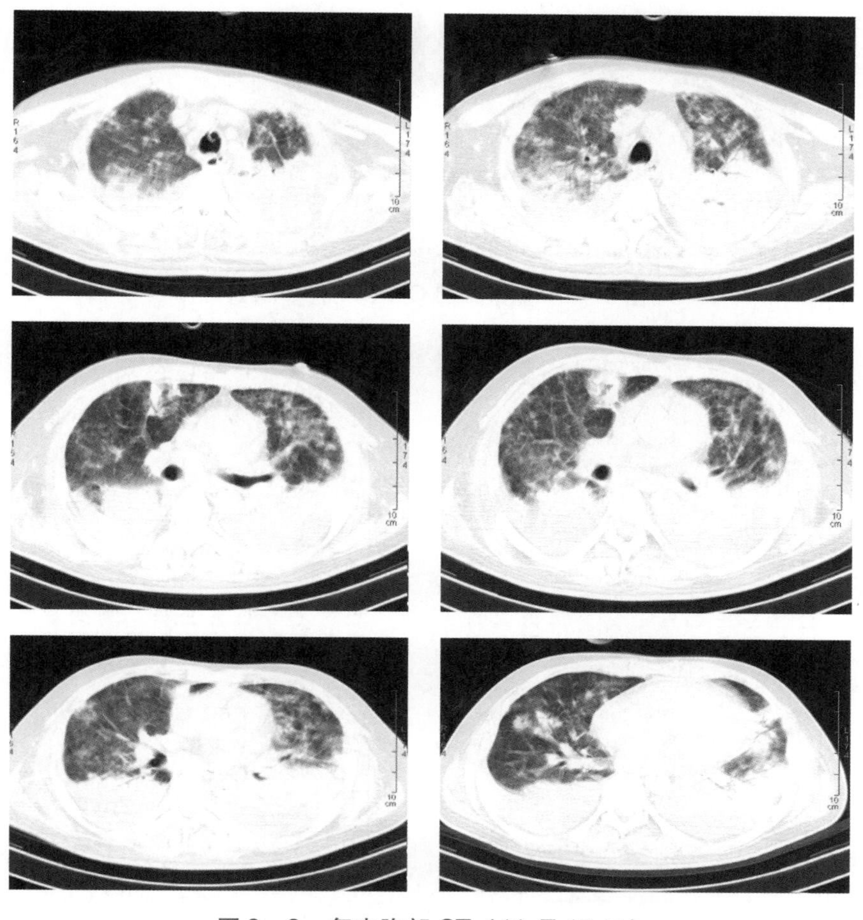

图 9－3 复查胸部 CT（11 月 17 日）

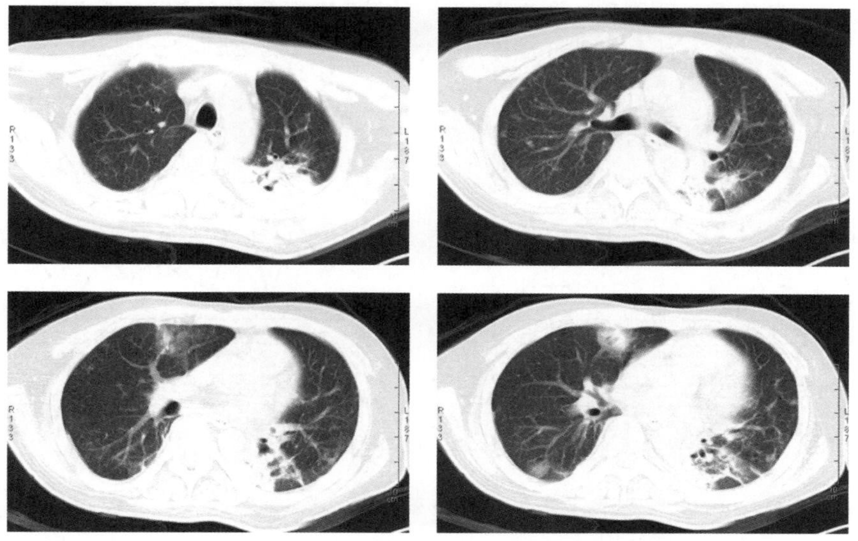

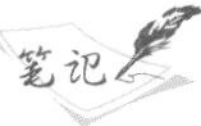

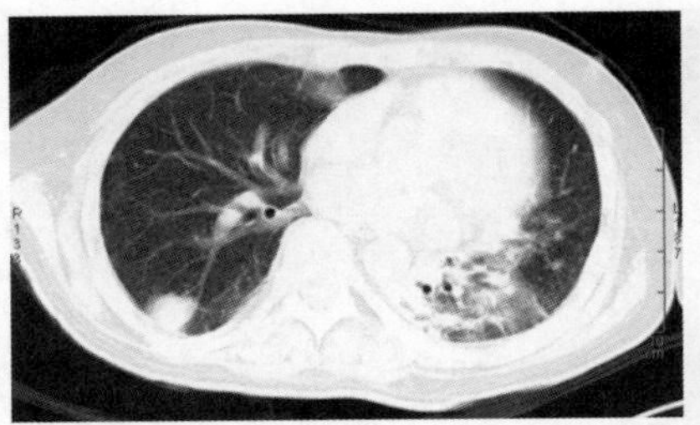
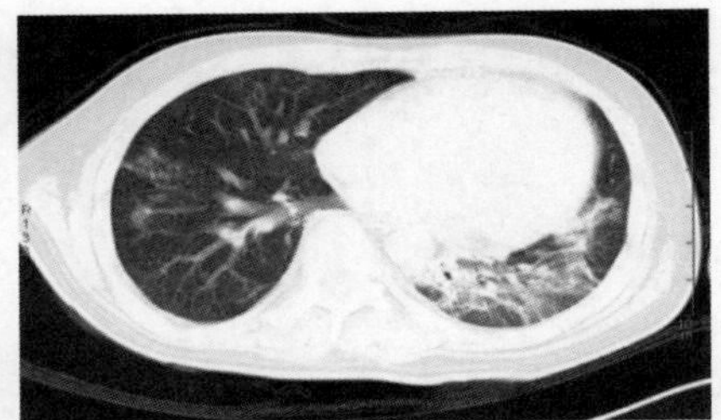

图 9－4　复查胸部 CT（11 月 24 日）

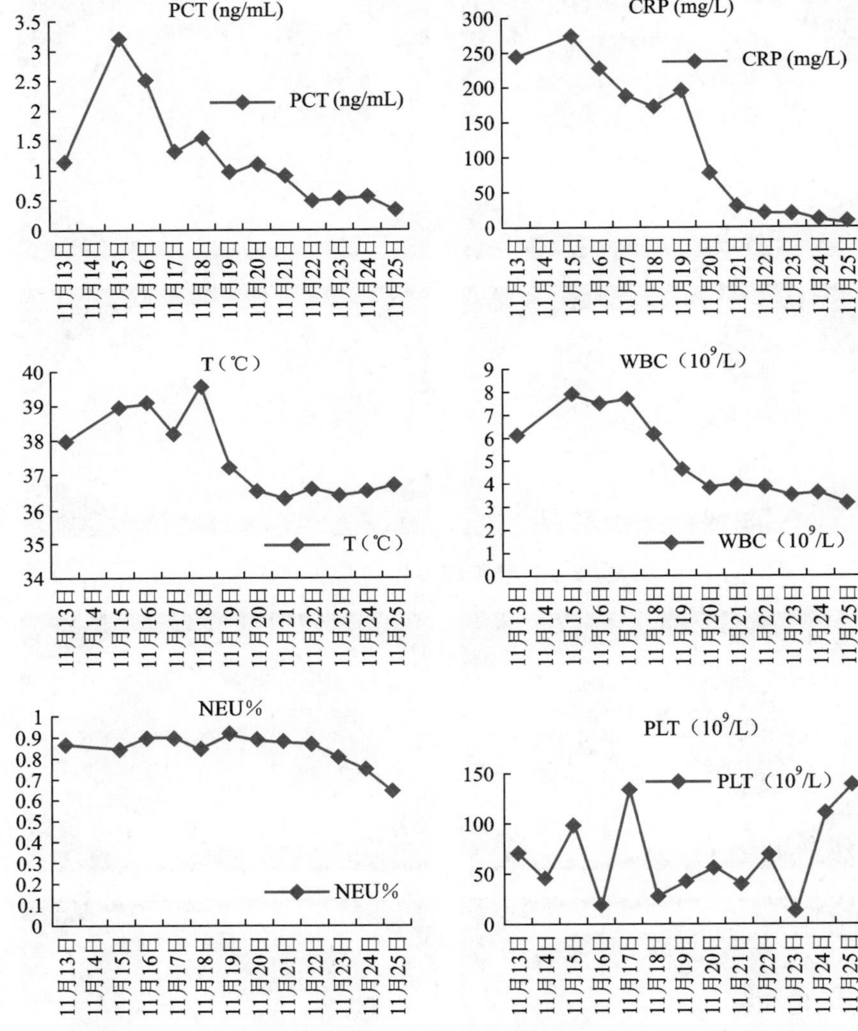

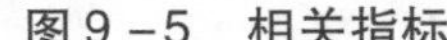

图 9－5　相关指标

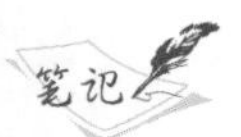

阳性	新型隐球菌	20151031

图 9－6 双上肢静脉抽血培养（10 月 28 日）

阳性	星状诺卡菌	20151125

图 9－7 肺泡灌洗及痰培养（11 月 15 日）

抗酸杆菌涂片检查	未检出抗酸杆菌	
真菌涂片检查	未检出真菌	
一般细菌涂片检查	革兰阳性菌为优势菌	↑

图 9－8 痰培养（11 月 16 日）

EB病毒核酸定量	<500.00		<500
人巨细胞病毒核	2.25E+4	↑	<500

图 9－9 CMV（11 月 17 日）

棒状杆菌生长			
鲍曼不动杆菌	米诺环素	14	I
	头孢哌酮/舒巴坦	17	
鲍曼不动杆菌	替加环素	2	S
鲍曼不动杆菌	替卡西林/克拉维酸	6	R
鲍曼不动杆菌	哌拉西林/他唑巴坦	>=128	R
	庆大霉素	>=16	R
	妥布霉素	>=16	R
	亚胺培南	>=16	R
	阿莫西林/克拉维酸	>=32	R
	复方新诺明	>=320	R
	环丙沙星	>=4	R
	呋喃妥因	>=512	R
	头孢曲松	>=64	R
	头孢西丁	>=64	R
	头孢吡肟	>=64	R
	头孢唑啉	>=64	R
	左氧氟沙星	>=8	R

图 9－10 肺泡灌洗及痰培养（11 月 19 日）

EB病毒核酸定量检测	<500.00		<500
人巨细胞病毒核酸定量	1.00E+3	↑	<500

图 9－11 复查 CMV（11 月 23 日）

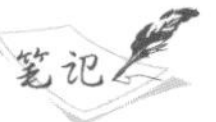

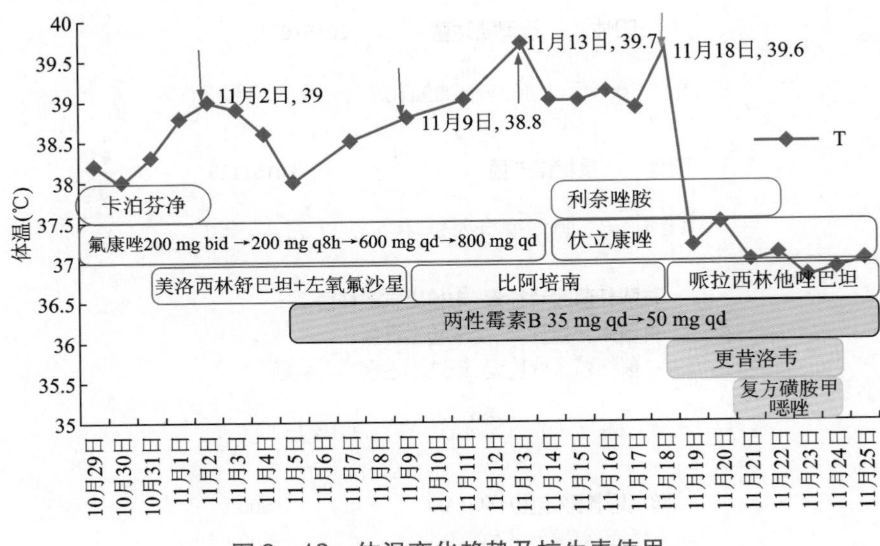

图 9－12　体温变化趋势及抗生素使用

讨论与分析

患者中年男性，诊断 ITP，予激素、IVIG、免疫抑制剂治疗效果不理想。在治疗过程出现继发肺部混合感染，病原学筛查方面：有明确真菌性败血症（新型隐球菌），但予积极抗真菌治疗，效果不理想，且病情进一步恶化进展。血 CMV-DNA 滴度升高，痰培养 G + 为优势菌，予调整抗生素后（两性霉素 B 加量、更昔洛韦抗病毒、哌拉西林他唑巴坦抗细菌、地塞米松抑制炎症渗出）病情迅速好转。在疾病进展恶化中谁是始作俑者？

该患者免疫抑制，易继发各种机会性感染，在明确真菌感染下抗真菌治疗，但病情急剧恶化，出现 ARDS，临床思维上除了考虑真菌、细菌感染，尚需进一步明确是否在此感染上合并病毒感染或机会性致病病原体（PCP、奴卡菌）感染，及时调整治疗方案，获得较好疗效。该病例的成功有 3 点值得总结：①在免疫功能低下患者，出现机会性感染概率大增，而且常常是混合感染，甚至是同时

混合2种或2种以上少见病原菌感染；②在抗感染效果不佳时，大胆迅速加量两性霉素B至50 mg/d，快速、彻底达到治疗剂量；同时注意到是否合并其他机会性感染病原菌，并经验性调整抗生素，根据痰涂片阳性菌结果，但利奈唑胺等治疗无效的病情，考虑不排除奴卡菌感染耐药或巨细胞病毒感染可能，调整抗生素覆盖此病原菌，待确定感染后进一步选用更敏感的针对性强的药物；③从整个治疗过程来看，患者肺部应同时存在（奴卡菌、巨细胞病毒）感染，其中导致患者发热和肺部快速浸润性渗出病变，并发ARDS，经治疗后又迅速好转的特点，考虑主要致病菌为奴卡菌可能最大。

病例点评

该患者有严重的免疫抑制基础状态，容易发生各种机会性感染。在该患者身上同时发现了确定的隐球菌血症、奴卡菌和巨细胞病毒感染实属罕见。尽管患者病情复杂，但经过治疗，ARDS迅速好转，热退，肺部渗出吸收好转。其闪光点在于经治医师对同一患者存在多种复杂病原微生物致病有更深认识，在抗感染治疗效果不佳时不忘有其他病原微生物致病可能。

参考文献

1. PERFECT J R, DISMUKES W E, DROMER F, et al. Clinical practice guidelines for the management of cryptococcal disease: 2010 update by the infectious diseases society of America. Clin Infect Dis, 2010, 50 (3): 291 – 322.

2. 黄志刚，陆文熊，李明发. 真菌性败血症的病因及耐药分析. 中华检验医学杂志，2003，26：565 – 566.

3. FALCONE M, POMPEO M E, FABI F, et al. Linezolid therapy for thetreatment of

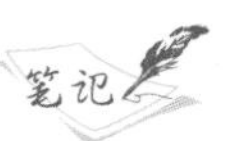

nocardial infection: report of a case and review of the literature. Infez Med, 2008, 16 (2): 94 – 98.

4. 周必全，杨春显，张弦. 22 株星形奴卡菌的临床分布及其耐药性分析. 医学检验, 2010, 17 (30): 68 – 69.

5. YILDIZ O, DOGANAY M. Aetinomyco ~ s and nocardia pulmonary infections. CurtOpinPuLmMed, 2006, 12 (3): 228 – 234.

6. 谷俊朝，刘建. 机会性感染的现状与展望. 热带医学，2009，9 (12): 1466 – 1468.

（深圳市第二人民医院　梁晓敏，孟新科）

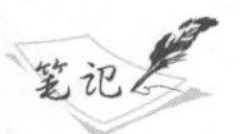

010 无阳性体征的肺炎克雷白杆菌所致肝、肺脓肿诊疗体会

病情介绍

患者，男，52 岁，已婚，久居本地。主因“发热伴畏寒、寒战 10 天”入院。

患者 10 天前疑“着凉”后出现发热，体温 39 ~ 40 ℃，伴畏寒、寒战，持续约 15 分钟，自觉乏力、微汗，无咳嗽、咳痰、咽痛、头痛，无腹痛、腹泻，无尿频、尿急、尿痛，无皮疹、关节痛等不适。就诊于我院急诊，查血常规：WBC 12.7 $\times 10^9$/L，NEU% 82.2%，HGB 155 g/L，PLT 186 $\times 10^9$/L。考虑为感染性发热，予头孢呋辛 0.5 g bid 治疗，患者返家后未规律服药，体温反复，波动在 38 ~ 40 ℃（期间出现两次畏寒、寒战）。后于我院急诊就诊，查血常规：WBC 14.43 $\times 10^9$/L，NEU% 86.3%；胸片未见异常，以发

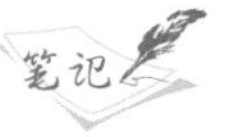

热查因收入我科病房。患者起病以来，精神、食欲、睡眠均欠佳，大小便正常，体重无明显变化。

既往史： 2 型糖尿病病史 4 年，服用那格列奈片 120 mg tid 治疗，自诉平时血糖控制可，此次起病期间未监测血糖。

个人史： 家住楼房高层，无老鼠，发病前未接触鸟禽。

入院查体： T 38 ℃，P 90 次/分，R 20 次/分，BP 130/65 mmHg。急性病容，神清，颈软，咽部稍充血，全身浅表淋巴结未及肿大，全身皮肤无黄染、瘀斑。双肺呼吸音粗，未闻及明显干湿啰音，心律齐，各瓣膜听诊区未闻及杂音，腹软，无压痛、反跳痛，肝肾区无叩击痛。关节未见红肿，双下肢无水肿。神经系统查体无异常。

辅助检查

实验室检查详见表 10－1。

表 10－1　相关指标

日期	3.7	3.9	3.10	3.14	3.21	3.23	3.31	4.4
WBC($\times 10^9$)	17.07	10.3	13.12	6.4	4.37			3.48
NEU($\times 10^9$)	15.38	8.55	11.01	4.85	2.45			1.63
HGB(g/L)	126	126	113	122	125			124
PLT($\times 10^9$)	119	145	141	298	277			182
ESR(mm/h)	77					20		
sCRP(mg/L)	211.6					8		
PCT(ng/mL)	32.28		38.82	1.70	0.21			
ALT(μ/L)		40		34			29	
AST(μ/L)		19		30			30	
GGT(μ/L)	157			184		153	119	
ALP(μ/L)	216			155		101	67	
ALB(g/L)	33.8						39	
sCr(μmol/L)	87						64	
D-Dimer(μg/mL)	3.85							

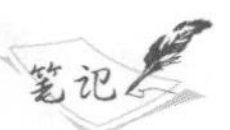

（续）

日期	3.7	3.9	3.10	3.14	3.21	3.23	3.31	4.4
血培养	肺炎克雷白杆菌亚种，对头孢类、碳青霉烯类抗生素均敏感。							
不典型病原体	抗支原体、衣原体抗体、军团菌抗原阴性。							
病毒	抗腺病毒、呼吸道合胞病毒、柯萨奇病毒、流感、副流感病毒抗体阴性。							
G 试验			阴性					
结核	PPD、结核免疫三项均阴性							
肿标	AFP、CEA、CA199、CA125、SCC 未见异常							
感筛、肝炎	艾滋、梅毒抗体阴性，丙肝抗体，乙肝抗原阴性。							
血气	（未吸氧）pH 7.516，PO_2 83.5 mmHg，PCO_2 28.3 mmHg							

胸部 CT 平扫（2015 年 3 月 7 日）：①双肺下叶基底段数个结节影。②左肺下叶基底段胸膜下间质改变。③肝左外叶及右后叶片状稍低密度影，建议增强扫描（图 10－1）。

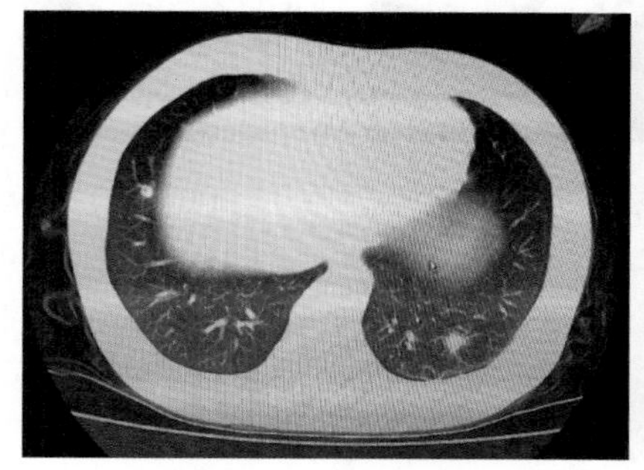
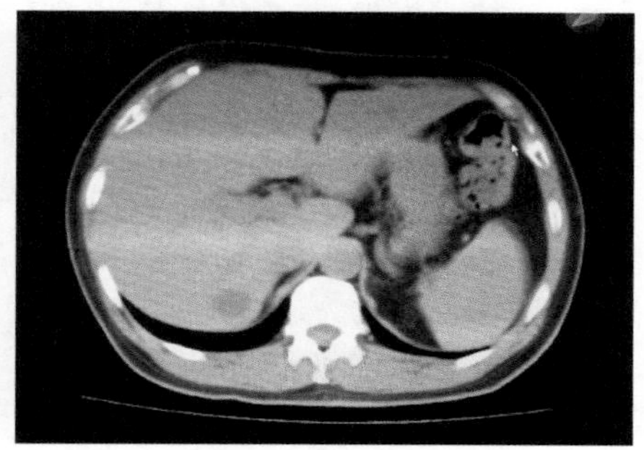

图 10－1　胸部 CT

胸腹增强 CT（2015 年 3 月 13 日）：①双肺多发结节、模糊影并空洞形成，病变较前片（2015 年 3 月 7 日）增多、增大，考虑感染性病变，建议治疗后复查；②左肺下叶基底段胸膜下间质改变；③肝内多发低密度灶，考虑肝脓肿。余大致同前（图 10－2）。

笔记

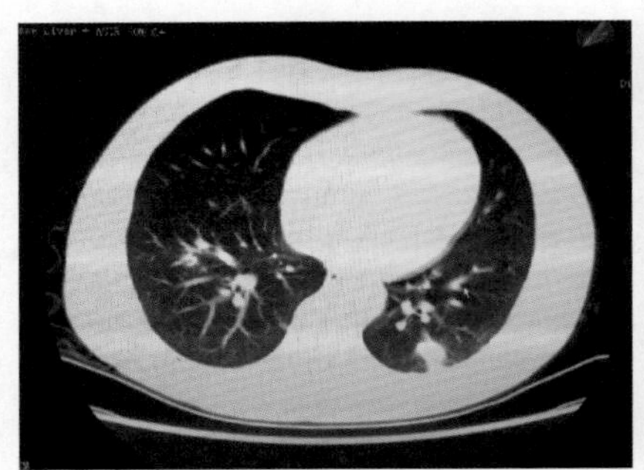
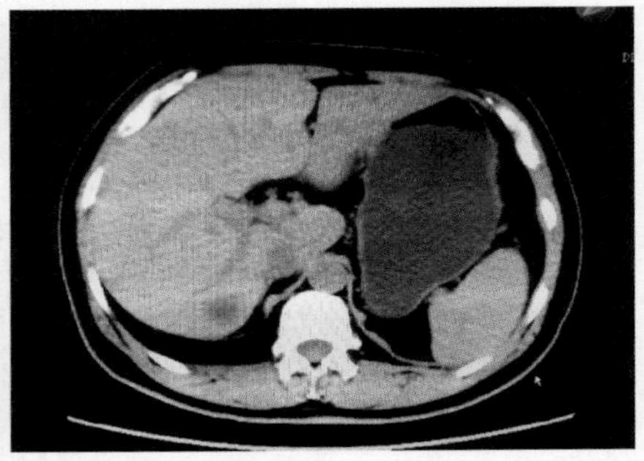

图 10－2　胸腹增强 CT

胸腹 CT 平扫（2015 年 4 月 4 日）(图 10－3)：双肺多发结节、模糊影，病变较前进一步缩小，考虑感染性病变。肝内多发低密度灶，考虑肝脓肿，病灶较前缩小。

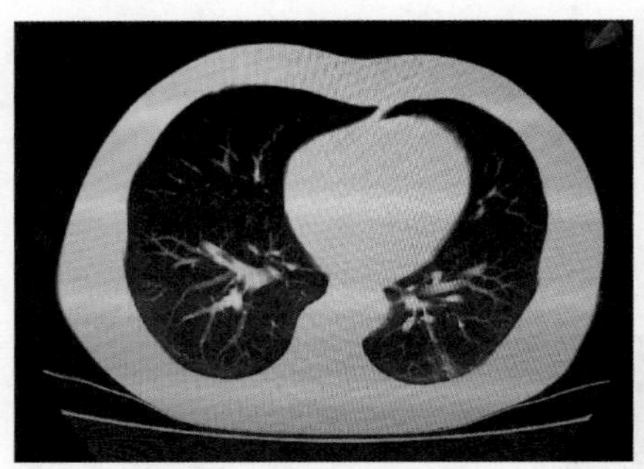
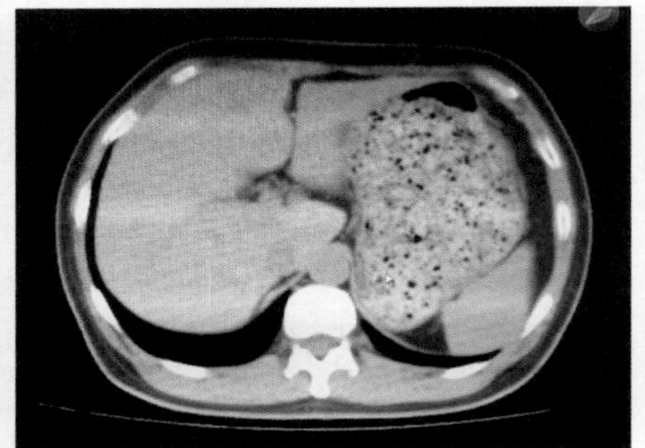

图 10－3　胸腹 CT 平扫

诊治经过

患者入院后完善血常规、肝肾功能、红细胞沉降率、sCRP、PCT、血培养、胸腹部增强 CT（表 10－1，图 10－1～图 10－3），入院后予舒普深联合拜复乐经验性抗感染治疗，患者血培养提示为肺炎克雷白杆菌亚种，对头孢类、碳青霉烯类抗生素均敏感，但患者仍反复出现高热伴畏寒、寒战，考虑不能除外体内耐药可能，于 3 月 9 日改为泰能 1.0 g q8h 抗感染治疗。3 月 13 日复查胸腹增强 CT 提示肝、肺多发脓肿，病变较前进展，结合患者体温仍有波动

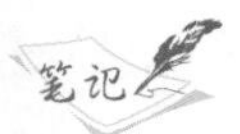

（图 10－4），考虑球菌感染不能除外，予加用替考拉宁 0.4 g qd 治疗，后患者症状及体温好转，未再出现发热，复查炎性指标逐渐降至正常，4 月 4 日复查胸腹 CT 示病变较前明显吸收。

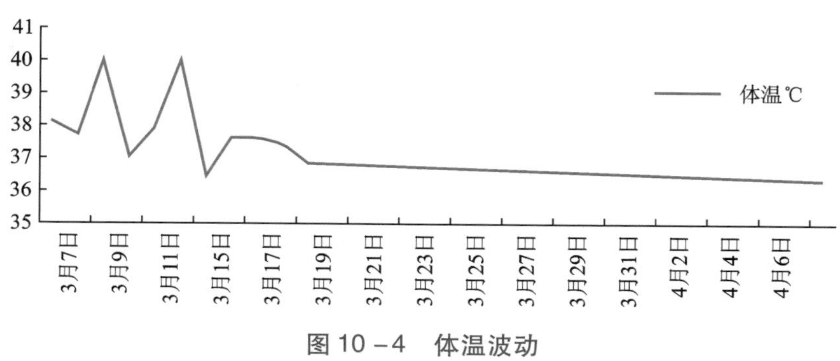

图 10－4　体温波动

确定诊断：①肝脓肿、肺脓肿；②脓毒症；③2 型糖尿病。

讨论与分析

［病例特点］

1. 患者中年男性，急性病程。

2. 既往 2 型糖尿病病史。

3. 临床表现为发热伴畏寒、寒战，查体无阳性体征。

4. 血常规以白细胞明显升高、中性粒细胞升高为主，PCT 显著升高，红细胞沉降率增快，sCRP 升高。

5. 血培养示肺炎克雷白杆菌亚种，胸腹增强 CT 提示肝、肺多发脓肿。

［疾病介绍］

肺炎克雷白杆菌是条件致病菌，在机体抵抗力低下时可引起感染，患者多为老年人或合并糖尿病、肝脏疾病等慢性疾病者，无基

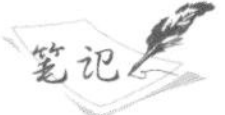

础疾病者较少见。但近年来感染发生率明显升高，耐药性呈逐年上升趋势，尤其是多重耐药菌的出现，易导致院内交叉感染暴发，成为导致患者死亡的重要原因。此外当全身免疫力下降或存在胆道系统疾病时才能经血液循环或胆道进入肝脏，导致肝脓肿。近年来随着有效抗生素广泛应用和人们生活水平的变化，细菌性肝脓肿的病因和致病菌都发生了变化。从病因学来说，糖尿病患者已成为细菌性肝脓肿的高发人群，从致病菌方面来看，近年来国内外文献报道，肺炎克雷白杆菌性肝脓肿发生率逐年升高，逐渐取代了既往大肠埃希菌的地位。20 世纪 90 年代，在中国台湾地区第一次报道了肺炎克雷白杆菌所导致的化脓性肝脓肿，其常见于糖尿病患者，且易形成迁徙性感染。这可能与糖尿病患者通常存在免疫缺陷，高血糖利于革兰阴性菌生长繁殖并抑制白细胞的趋化和吞噬能力进而极易发生感染有关。糖尿病患者血管内膜异常易使肺炎克雷白杆菌发生血源性播散。

本例患者有糖尿病病史，临床表现为发热伴畏寒、寒战，胸腹部体征均阴性，通过血培养明确病原菌，通过影像学明确肝、肺脓肿诊断。此例患者无肺部体征，可能与其病变较小及位于肺脏的深部有关。大部分 2 型糖尿病合并肝脓肿患者临床表现不典型，虽大多有发热、寒战，但右上腹痛表现少而轻微，肝区叩击痛阳性率不高，这可能与糖尿病患者血管神经病变及痛阈升高有关。因此合并糖尿病的细菌性肝脓肿所致血源播散性肺脓肿可无阳性体征，容易漏诊，而 2 型糖尿病合并肝、肺脓肿病情多较重，治疗困难，故更要临床医师引起高度重视，早期完善 CT 等影像学检查，力争早诊早治。

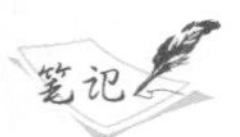

病例点评

本例患者中年男性，临床表现为高热伴畏寒、寒战，无阳性体征，血常规、红细胞沉降率、CRP、PCT 等炎性指标明显升高，提示感染性发热，而患者反复出现畏寒、寒战，提示脓毒血症。早期完善血培养、药敏试验及影像学检查，有利于协助诊断。该例患者胸片未见异常，而早期肝脓肿患者 B 超可无阳性表现，因此对于合并糖尿病的发热患者，若考虑感染性发热，应积极寻找感染灶，避免漏诊、延误治疗。患者初期应用舒普深联合拜复乐抗感染治疗，仍反复出现畏寒、寒战，血培养提示为肺炎克雷白杆菌，虽然药敏试验结果提示为敏感菌，但需考虑细菌体内耐药可能，因此换用泰能抗感染治疗。应用泰能期间复查影像学提示肺内病变较前进展，但患者无痰，无法留取痰标本，且拒绝行纤维支气管镜检查，因此无法断定肺内病原菌即为肺炎克雷白杆菌，而患者肺内多发脓肿，需考虑 G + 球菌感染可能，予加用替考拉宁覆盖球菌治疗，后患者症状、体温好转，未再出现畏寒、寒战，治疗后再次复查影像学提示病变较前明显吸收。对于本例患者，通过观察患者症状、监测炎性指标、结合影像学复查，及时调整药物治疗，最终患者痊愈出院。

参考文献

1. 查云岚，梁永杰. 肺炎克雷伯菌所致社区获得性肺炎 1 例. 实用临床医学，2011，12（7）：29.

2. 赵宗珉，赵金满，万建华. 肺炎克雷白杆菌肝脓肿与非肺炎克雷白杆菌肝脓肿的临床比较. 世界华人消化杂志，2006，14（16）：1582 – 1586.

3. 李彤寰. 糖尿病合并肺炎克雷白杆菌性肝脓肿的临床特点及误诊分析. 临床肝

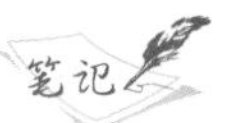

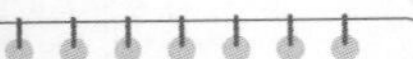
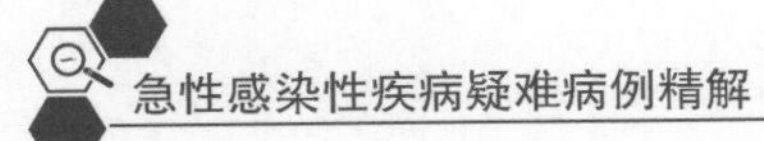

胆病杂志，2009，25（4）：266－268.

4. SAAD F，ACH K，DALLEL YOUSSEF N，et al. Hepatic abscess in diabetics，2 case reports. Presse Med，2004，33：98－100.

5. 董凤芹，陈灿华，李红，等. 2 型糖尿病合并肝脓肿 I 临床特点分析. 中华内科杂志，2007，46（12）：1025－1026.

6. TAPIA A，LLANOS O，SHARP A，et al. Pyogenic liver abscess. Experience with 50 cases. Rev Med Chil，1994，122：907－912.

（北京大学深圳医院急诊科　杨莹，周启棣）

011

以发热伴意识障碍诊断肝脓肿1例

病情介绍

患者，男，81岁，已婚，退休工程师，以“发热伴意识障碍1天”为主诉入院。

患者1天前无明显诱因出现发热，体温最高38 ℃，无寒战，偶有咳嗽、咳痰，无腹痛、腹泻、恶心、呕吐，无尿频、尿急、尿痛、腰痛，自服药物治疗（具体药物名称及剂量不详）。当日中午患者出现意识障碍，言语含糊不清，不能持物，无腹痛、呕吐，无抽搐、大小便失禁，就诊于当地县中医院查头颅CT，考虑“脑梗死”，应用丁苯酞、丹红等治疗，患者意识障碍逐渐加重，呼之不应，上肢偶可见活动，仍发热，体温达38.5 ℃，为求进一步诊治转来我院住院治疗。发病来逐渐出现意识障碍，食欲欠佳，大小便

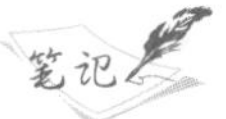

正常，近期无明显体重变化。

既往史：40 多年前有颈部外伤史并行手术治疗（具体不详）。平素有腰腿痛，常服用止痛药物，平素活动受限须持拐行走，具体诊断不详。10 多天前发现血压增高，间断服用降压药物，未规律监测。否认冠心病、糖尿病史，否认癫痫、血液病史。否认肝炎、结核等传染病史，否认药物过敏史。

入院查体：T 37 ℃，P 126 次/分，R 27 次/分，BP 115/85 mmHg［去甲肾上腺素 0.5 μg/(kg · min) 静脉泵入］，浅昏迷，双侧瞳孔正大等圆，直径 3.0 mm，对光反射灵敏，双眼球向右凝视。口唇无发绀，颈部抵抗。双肺呼吸音粗，可闻及散在干性啰音。心率 126 次/分，律齐，各瓣膜听诊区未及杂音。腹部膨隆，触软，肝脾肋下未及，肠鸣音弱。双下肢无浮肿，四肢末梢凉，双手双足末梢发绀。双侧巴氏征(－)。

辅助检查（图 11－1～图 11－7，表 11－1）

1. 血常规：WBC 17.29×10^9/L，NEU% 94.9%，HGB 165 g/L，PLT 36×10^9/L。

2. 降钙素原：38.16 ng/mL。C 反应蛋白：379.2 mg/L。

3. 生化：ALT 282.6 μ/L，AST 309.1 μ/L，TBIL 63.8 μmol/L，DBIL 50.5 μmol/L，CK 2125 μ/L，CKMB 47.3 μ/L，Cr 199 μmol/L，GLU 22 mmol/L。

4. NT-proBNP：＞15 000 pg/mL。

5. 血气分析：pH 7.26，PCO_2 34 mmHg，PO_2 67 mmHg，BE-12.3 mmol/L，Lac 5.6 mmol/L（吸氧浓度 40%）。

6. 尿常规：白细胞（＋＋＋＋），红细胞(＋)，尿蛋白(＋)，尿糖(＋)。

7. 糖化血红蛋白：11.6%。

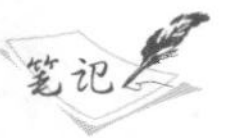

8. 血培养（3月18日）：肺炎克雷白杆菌。

9. 痰培养（3月18日）：肺炎克雷白杆菌。

10. 超声心动图（3月15日）：心室结构未见异常，心脏各瓣膜未见赘生物，左室舒张功能减退，LVEF 59.9%。

11. 颈部血管超声（3月15日）：左右颈总动脉内膜增厚，斑块形成。

12. 四肢血管超声（3月17日）：未见明显异常。

13. 头颅CT（3月13日）：脑白质脱髓鞘改变，脑萎缩。

表11-1　相关指标

日期	3.13	3.14	3.15	3.16	3.18	3.19	3.21
白细胞（$\times 10^9$）	17.29	21.78	15.98	8.3	13.35	14.43	10.12
中性粒细胞（%）	94.9	91.7	87.3	85.7	86.3	87.8	79.3
血红蛋白（g/L）	165	125	113	117	109	103	98
血小板（$\times 10^9$）	36	30	6	29	89	131	199
降钙素原（ng/mL）	38.16			8.55	4.4		2.21
CRP（mg/L）	379.2	350		177.2	105.6		132.7
乳酸（mmol/L）	5.5	13.81		4.85			
谷丙转氨酶（U/L）	282.6	145.3	88.4	76.9	51	50	40.5
谷草转氨酶（U/L）	309.1	200.9	106.3	103.2	69		75.7
总胆红素（μmol/L）	31.1	63.8	29.4	21.7	24.3		15.1
直接胆红素（μmol/L）	21.4	50.5	24.1	14.8	15.8		10.2
白蛋白（g/L）	31.9	29	28.1	29.8			24.5
CKMB（U/L）	35.6	34.5		47.3	33.7	22	27.8
CK（U/L）	561	1685		2125	1709	560	1307
Cr（μmol/L）	199	132	94	89	78		81.8
钾（mmol/L）	4.17	3.27	2.84	2.6	2.64		4.39
钠（mmol/L）	131	138	140	141	142		142
PT（s）	10.9	12.8	10.9	11.7	11.4		
APTT（s）	34.6	47.4	34.6	26.2	27.6		
NT-proBNP（pg/mL）	4389.54	>15 000					585.67

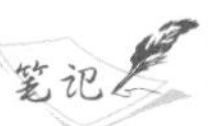

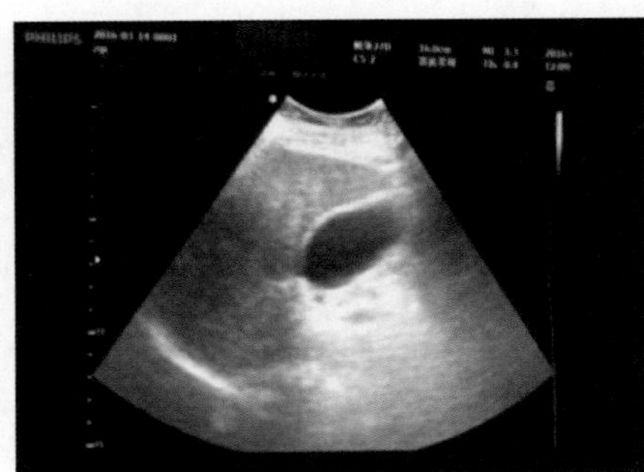

注：未见明显异常。

图 11-1　腹部 B 超（3 月 14 日）

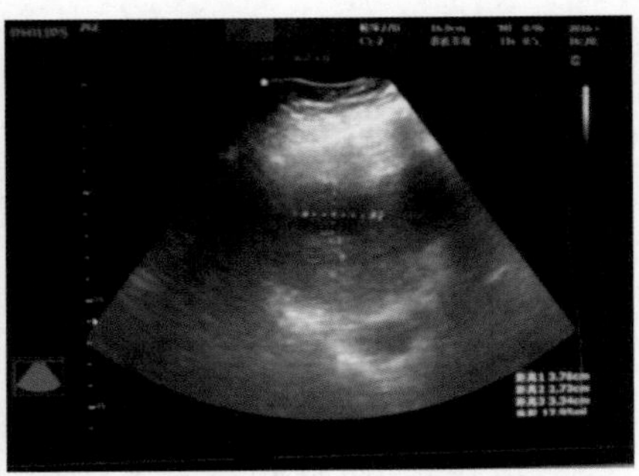

注：肝右叶低回声(37 mm×27 mm)。

图 11-2　腹部 B 超（3 月 17 日）

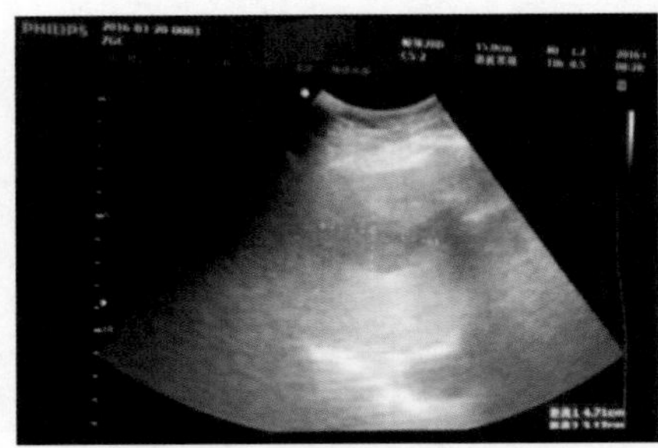

注：肝右叶低回声(47 mm×32 mm)。

图 11-3　腹部 B 超（3 月 21 日）

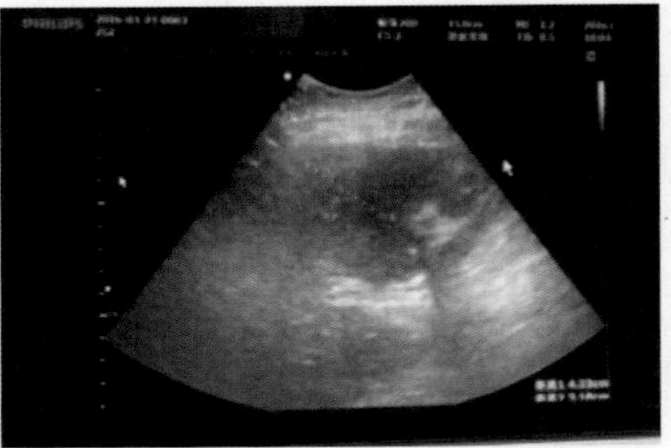

注：肝右叶低回声(41 mm×31 mm)。

图 11-4　腹部 B 超（3 月 23 日）

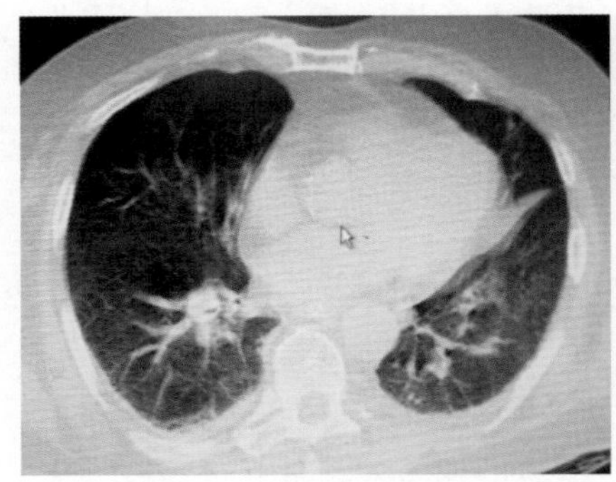

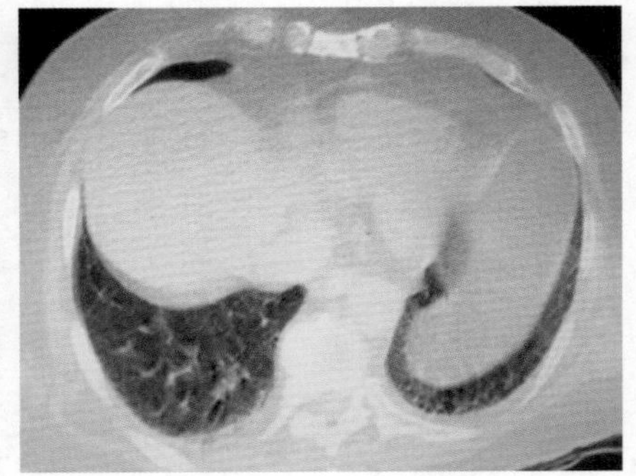

注：双肺下叶坠积性效应，冠状动脉钙化，脂肪肝，前列腺钙化灶。

图 11-5　胸腹部 CT（3 月 13 日）

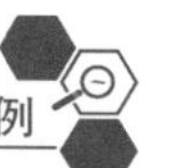

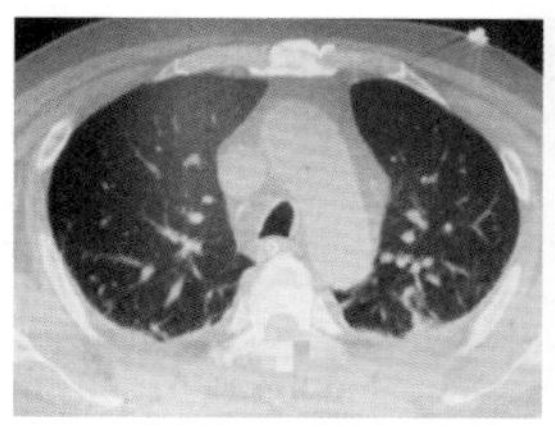 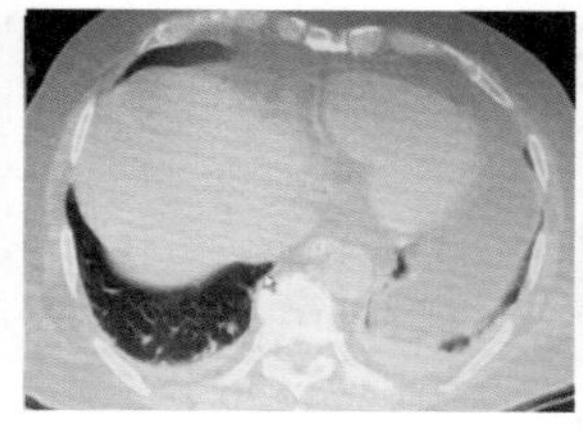 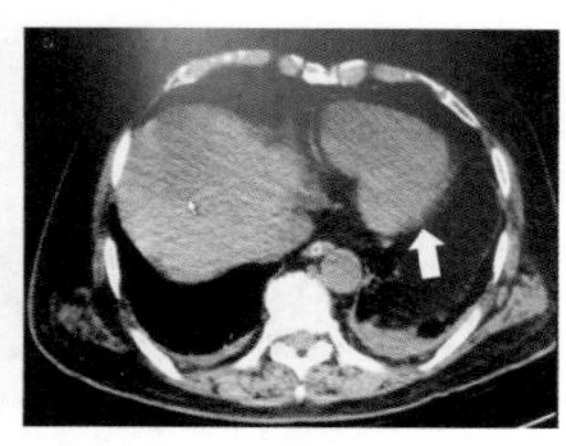

注：肝内低密度病灶，结合病史，考虑肝脓肿。双侧少量胸腔积液。

图 11－6 胸腹部 CT（3 月 17 日）

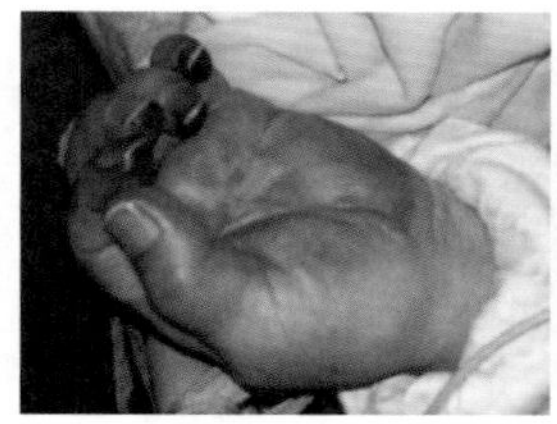 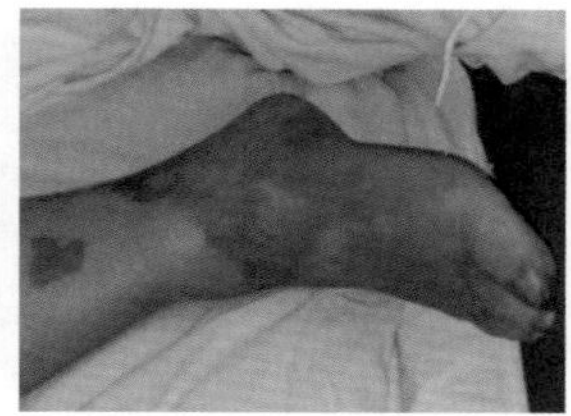 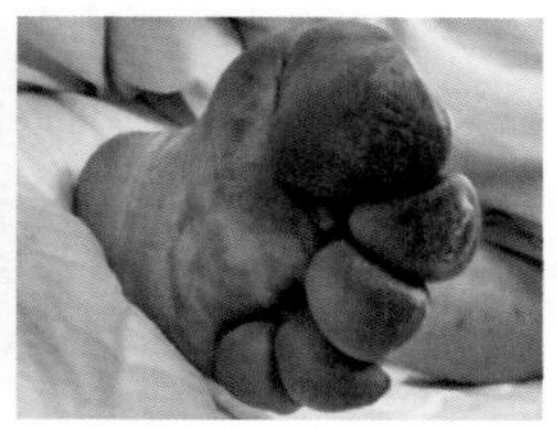

图 11－7 患者手足坏疽（3 月 19 日）

诊治经过

患者入院后全身炎症反应逐渐加重，出现感染性休克，多器官功能障碍（呼吸、心脏、肾脏、肝脏、凝血），予有创呼吸机辅助通气，建立中心静脉通路，液体复苏，应用去甲肾上腺素稳定血压、亚胺培南西司他丁抗感染、间断输注血浆及冷沉淀改善凝血、维持水电解质平衡及其他对症支持治疗，休克逐渐纠正，但四肢肢端发凉、发绀始终不能纠正，指氧无法测得，指尖血糖亦明显偏低（<1 mmol/L），考虑在休克期间小血管发生彻底闭塞而导致坏疽。治疗后炎性指标虽逐渐下降，但体温一直居高不下，考虑感染未有效控制，究其感染原因，难以单纯用泌尿系感染，肺部感染解释，患者腹部查体较前膨隆，复查腹部 CT 发现肝右叶低密度灶，复查腹部 B 超提示其体积逐渐增大，考虑为肝脓肿，给予 B 超引导下经皮肝脓肿穿刺引流，术后患者体温逐渐下降，意识状态逐渐好转，脱机拔管，好转出院。

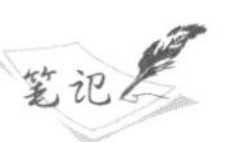

诊断：①感染性休克，多器官功能障碍综合征；②肝脓肿；

③泌尿系感染；④肺部感染；⑤2 型糖尿病；⑥双手双足坏疽。

讨论与分析

[病例特点]

1. 老年男性，急性起病。

2. 既往有高血压病史。

3. 以发热、意识障碍起病，血压低，需要血管活性药物维持，四肢末梢坏疽。

4. 炎症指标升高，多脏器功能受损。多次血糖均升高明显，糖化血红蛋白升高明显，诊断糖尿病明确。血培养、痰培养示肺炎克雷白杆菌。腹部超声及腹部 CT 均考虑肝脓肿。

5. 抗感染药物效果不佳，肝脓肿穿刺引流后体温下降。

[鉴别诊断]

1. 中枢神经系统感染：患者常有前驱上呼吸道感染、肠道感染等病史，常表现为剧烈头痛、头晕、恶心、呕吐等全身感染中毒症状，脑膜刺激征阳性。脑脊液无色透明，压力正常或增高，细胞数轻度增加，早期以多形核细胞为主，8～48 小时后以淋巴细胞为主，糖和氯化物含量正常，蛋白略升高，涂片和培养无细菌发现。部分患者脑脊液病毒核酸检测阳性，病毒培养及特异性抗体测试阳性，恢复期血清特异性抗体滴度高于急性期 4 倍以上有诊断价值。脑电图以弥漫性或局限性异常慢波背景活动为特征，少数伴有棘波，棘慢综合波，某些患者脑电图也可正常。脑部 CT 或 MRI 一般无异常。该患者无前驱感染病史，脑脊液压力正常，糖、氯化物、蛋白均正常，脑电图及头颅 CT 未见明显异常，经治疗意识逐渐转

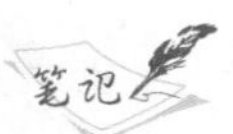

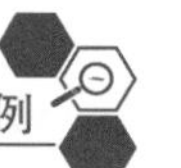

清，不支持该诊断。

2. 血栓性血小板减少性紫癜（thrombotic thrombocytopenic purpura，TTP）：是一种血管性血友病因子（vWF）裂解酶 ADAMTS13 活性重度降低引起的血栓性微血管病（TMA）。血小板减少，微血管病性溶血性贫血（MAHA）是其主要特征，可伴有多器官损伤，外周血涂片可见破碎红细胞 > 2%，血清 ADAMTS13 活性降低，且难以用其他疾病解释。患者有血小板减少、血色素进行性下降，伴有发热，肾功能不全、意识障碍，但外周血涂片未见破碎红细胞，Coomb's 试验，ADAMTS13 活性均(-)，不支持。

［疾病介绍］

肝脓肿是细菌、寄生虫或溶组织阿米巴原虫等多种微生物引起的肝脏化脓性病变。若不积极治疗，死亡率可高达 10% ~ 30%。肝脏内管道系统丰富，包括胆道系统、门脉系统、肝动静脉系统及淋巴系统，大大增加了微生物寄生、感染的概率。肝脓肿分为三种类型，其中细菌性肝脓肿常为多种细菌所致的混合感染，约为 80%，阿米巴性肝脓肿约为 10%，而真菌性肝脓肿低于 10%。近年来随着人民生活条件的改善，寄生虫和阿米巴性肝脓肿逐渐少见。

近年来，国内外文献报道肺炎克雷白杆菌成为细菌性肝脓肿最主要的致病菌。细菌侵入途径除血流感染外，还可经由腹腔内感染直接蔓延引起，亦可因脐部感染经脐血管、门静脉而入肝脏。胆道蛔虫亦可为引起细菌性肝脓肿的诱因。本病例中，血培养及痰培养结果均提示为肺炎克雷白杆菌，对亚胺培南西司他丁敏感。经抗生素及对症治疗，休克逐渐纠正，炎性指标及各脏器功能逐渐好转，意识转清，但患者仍发热，复查超声提示肝右叶低回声区体积增大，并逐渐液化，遂行 B 超引导下经皮肝脓肿穿刺引流，术后患者

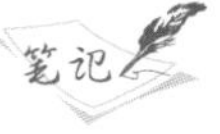

体温逐渐控制，意识好转，脱机拔管。

高龄、糖尿病均为全身感染的重要独立危险因素，二者皆可能出现疾病的不典型临床表现。老年人本身对发热的反应较为敏感，可出现意识模糊。尽管患者否认糖尿病病史，但入院后多次监测血糖及糖化血红蛋白均升高明显，诊断糖尿病明确。当临床炎性指标及各脏器功能好转，不能再用简单的泌尿系感染解释感染性休克及多脏器衰竭时，注意不典型、较为隐匿部位的感染，如肛周、中枢神经系统、心脏瓣膜、骨骼、腹腔内脏器、鼻窦等。在反复查腹部B超后发现肝脏低回声，考虑肝脓肿，且血培养提示肺炎克雷白杆菌，证实了明确的感染部位及病原学证据，除应用敏感抗生素外，通畅引流是肝脓肿最有效的治疗方法。

细菌性肝脓肿患者的平均患病年龄有增大趋势，以肝右叶单发脓肿最常见，且临床表现多样，病原学以肺炎克雷白杆菌最常见，糖尿病和胆系疾病是主要的易患因素。近年来国外文献报道的病死率在2.5%~8%。死亡原因主要是存在严重基础病及延误治疗导致感染性休克、多脏器衰竭。

胆系感染或肿瘤使胆汁排泄不畅，易于细菌生长繁殖，治疗不及时会加重病情；糖尿病血糖控制不达标时也会使病灶清除困难，利于细菌生长。目前糖尿病已替代腹腔感染、胆系感染，成为细菌性肝脓肿中最常见的风险因素，国外研究显示，糖尿病患者患细菌性肝脓肿的风险是正常人群的3.6~11.0倍。近年来，肝脓肿的临床表现常不典型，以寒战、高热、右上腹痛为主要表现，亦可伴有黄疸、咳嗽、憋气、乏力及纳差等非特异表现。患者如以右侧胸腔积液、黄疸、急腹症等非特异表现起病则容易被误诊为肺炎、肝炎等。

病例点评

肝脓肿患者一般为社区获得性，其致病的肺炎克雷白杆菌通常有较好的药物敏感性。在实际临床工作中，单纯抗生素起效慢且疗程过长，多数肝脓肿病例仍需经外科或介入行脓肿引流，引流后一般需抗生素治疗至少 4 ~ 6 周或至影像学缓解。影像学引导下经皮肝穿刺置管引流，因其操作简便、创伤小已用于多数肝脓肿引流，但仍有部分病例需手术治疗。

参考文献

1. 葛瑛，刘正印，李太生. 118 例细菌性肝脓肿临床特点分析. 传染病信息，2011，24 (2)：79 – 81.
2. 刘坤，林斌，汪启乐. 细菌性肝脓肿影响因素分析. 肝胆外科杂志，2012，20 (1)：40 – 42.
3. 赵海平，杜铁宽，郭树彬，等. 糖尿病与非糖尿病肝脓肿患者的病原菌比较. 中国急救医学，2015，35 (9)：808 – 810.
4. CHEN Y W, CHEN Y S, LEE S S, et al. A pilot study of oral fleroxacin once daily compared with conventional therapy in patients with pyogennic liver abscess. J Microbiol Immunol Infect, 2002, 35 (3): 179 – 183.
5. 刘强，王亚军，刘家峰，等. 细菌性肝脓肿治疗的单中心 20 年回顾分析. 中国普外基础与临床杂志，2009，16 (5)：389 – 392.

（河北医科大学第二医院　孟娜，姚冬奇）

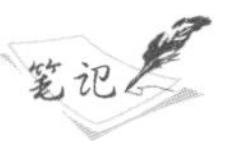

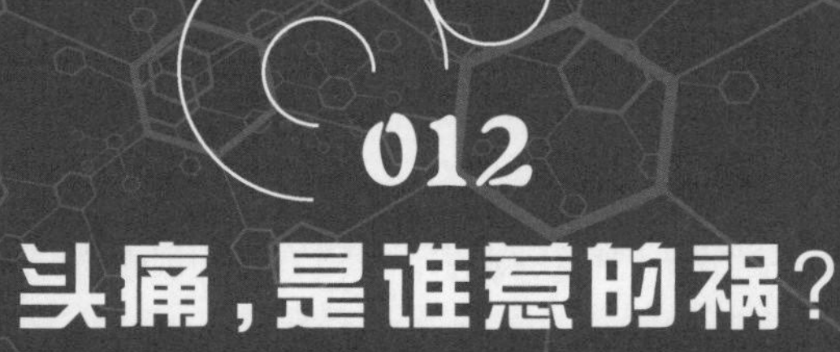

012
头痛，是谁惹的祸？

病情介绍

患者，男，26岁，未婚，以“头痛2天，全身疼痛1天”为主诉入院。

2天前患者无明显诱因出现头痛，无意识障碍，无恶心呕吐，无头晕、耳鸣及听力下降，无视力、视野异常，自以为感冒，服“感冒药”后症状无缓解。1天前出现全身骨痛，呕吐一次，为胃内容物，自觉无发热、畏寒、寒战，无口角歪斜、抽搐，无腹胀、腹痛，于当地医院就诊，经检查后怀疑为“静脉窦血栓”，但未能确诊。患者为求进一步诊治转入我院。患病以来，精神疲倦、胃食欲缺乏、睡眠不佳，小便正常，未解大便，体重无明显变化。

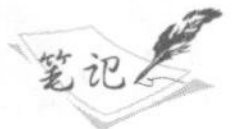

既往史：体健，偶患“感冒”。

入院查体：T 37.4 ℃，P 76 次/分，BP 113/59 mmHg，R 20 次/分，神清，能对答，体型偏瘦，痛苦面容。全身皮肤无皮疹、红、肿、破溃、瘢痕等。双侧呼吸音正常，未闻及干湿啰音，未闻及胸膜摩擦音，心音正常，心率 76 次/分，律齐，各瓣膜听诊区未闻及杂音，未闻及心包摩擦音。腹软无压痛，Murphy 征（-），肝肾区无叩痛。四肢肌力正常，颈无抵抗，双侧 Kernig 征、Brudzinski 征阴性。

辅助检查

1. 血常规：WBC 11.1 $\times 10^9$/L，NEU% 84.8%，PLT 224 $\times 10^9$/L；PCT 1.23 ng/mL，CRP 39.5 mg/L↑；生化：ALT 49 μ/L↑，血 Cr 123 μmol/L↑，D-二聚体 3490 μg/L↑，NT-proBNP 2334 pg/mL↑。

2. 头颅 CT（图 12-1）：少量蛛网膜下腔出血。

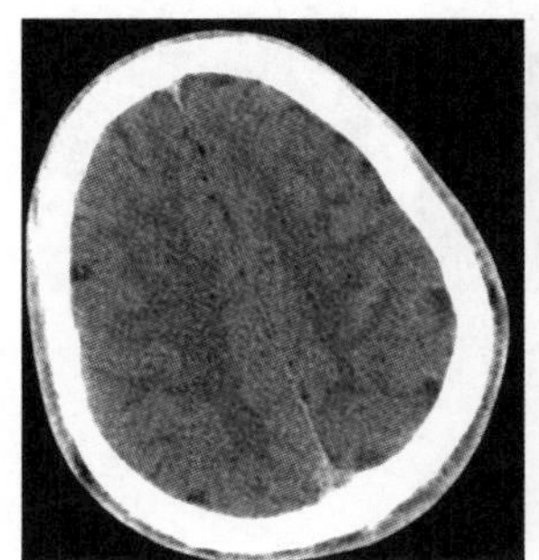
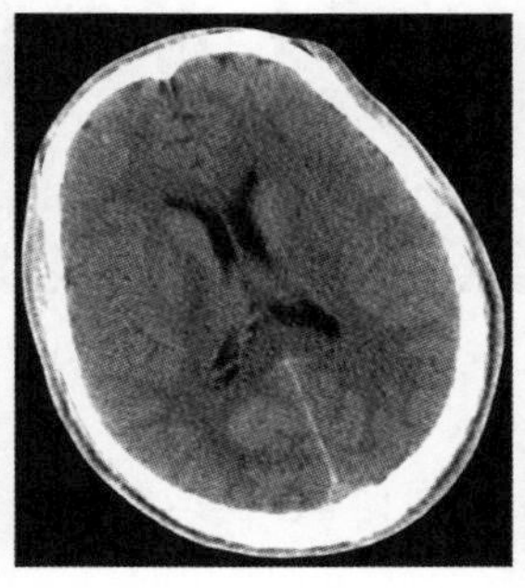
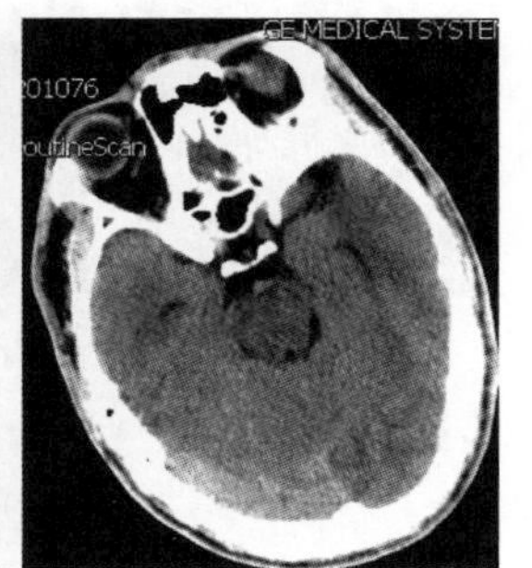

注：少量蛛网膜下腔出血。

图 12-1 头颅 CT

入院诊断：蛛网膜下腔出血。

诊治经过

急诊行脑血管造影，但造影术中未见明显颅内动脉瘤、血管畸形等改变，各颅内静脉窦通畅。造影术后 10 小时，患者突发高热，神志模糊，急诊行头颅 CT（图 12-2）提示蛛网膜下腔出血并脑水肿（与前一天 CT 相比有所加重）。查体双侧瞳孔不等大

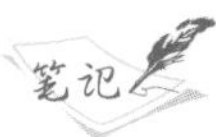

（左侧瞳孔 2 mm，右侧瞳孔 3 mm），有自主呼吸。并行头颅 MRI（图 12－3）结果考虑急性脑炎。考虑病情严重转入 ICU 监护治疗。

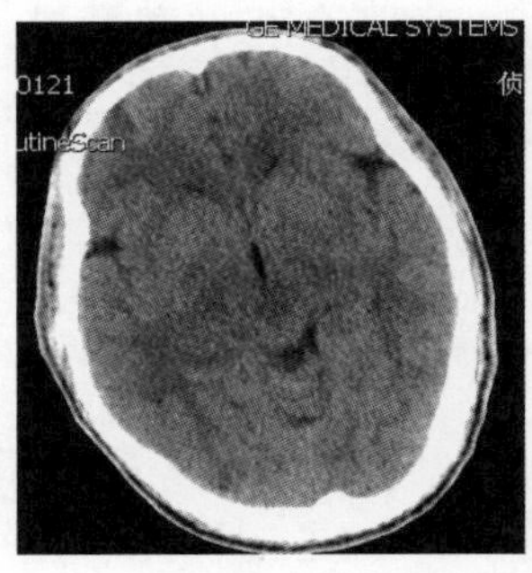
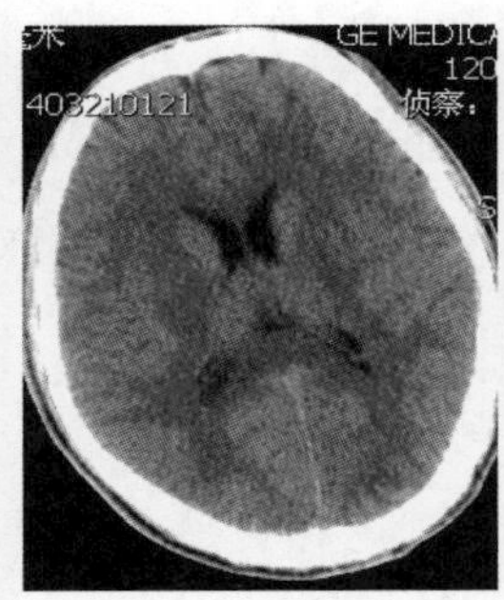
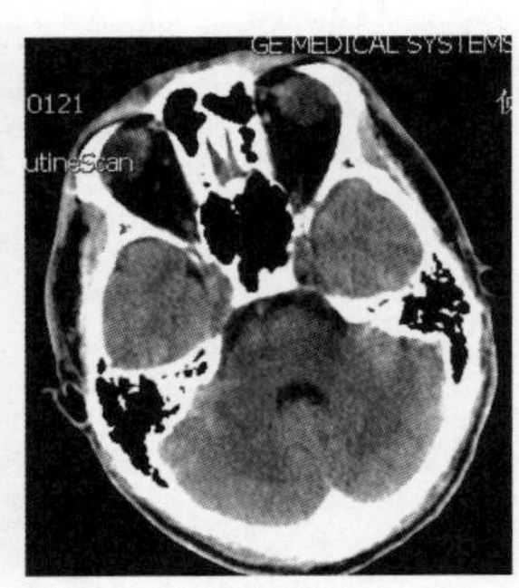

注：提示蛛网膜下腔出血并脑水肿，与入院第 1 天相比有所加重。

图 12－2　入院第 2 天头颅 CT

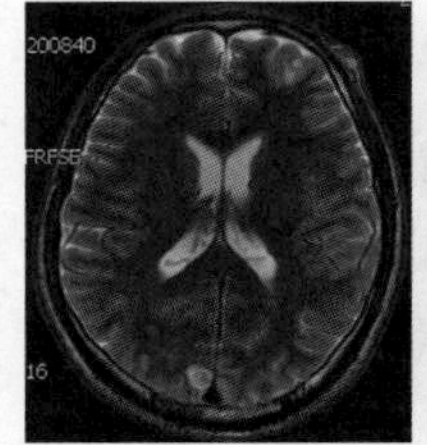
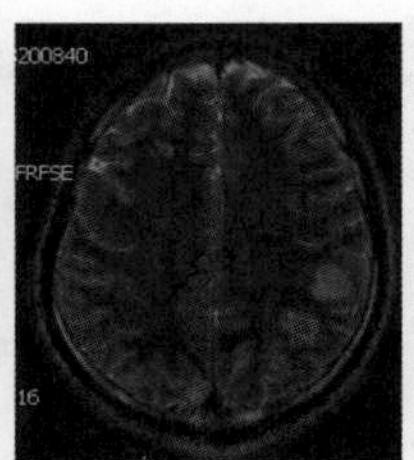
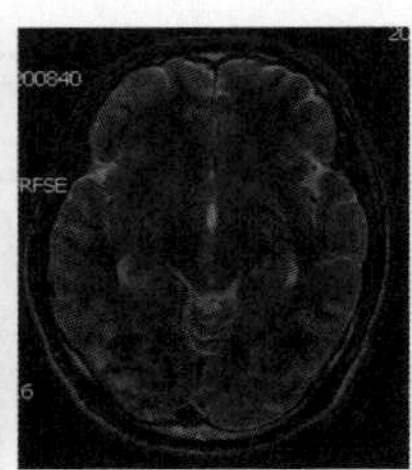
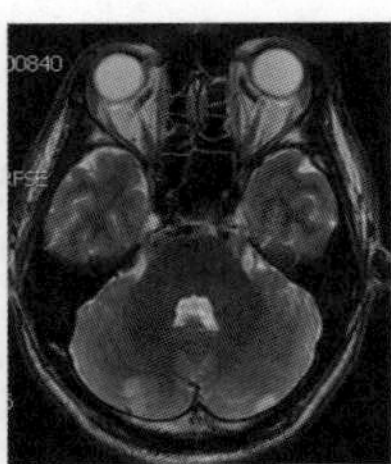

注：双侧额叶、顶叶、枕叶皮层及皮层下，内囊后肢、丘脑、小脑半球及脑干多发异常信号，考虑脑炎。

图 12－3　头颅 MRI

患者转入 ICU 后，予机械通气。腰穿检查结果提示：脑脊液呈浑浊淡红色，压力 230 mmH_2O，白细胞 2323/μL，淋巴细胞 15/μL，葡萄糖 3.71 mmol/L，氯 145.1 mmol/L，微量白蛋白 1297 mg/L，Pandy 试验阳性。血培养结果阴性（入 ICU 第 1 天抽取）。考虑为化脓性脑炎，予美平 2.0 g q8h 静滴抗感染，辅以脱水、营养脑神经及对症支持等治疗。但患者反复高热、昏迷，复查肝功、肾功均持续恶化，入院第 6 天复查头颅 CT（图 12－4）提示蛛网膜下腔出血较前增多，合并多发脑出血。同时患者出血四肢末端微血管栓

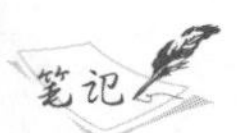

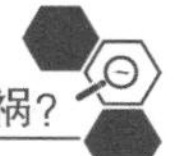

塞征象（图 12 – 5）。行 UCG：提示感染性心内膜炎（infective endocarditis，IE），二尖瓣后叶及左侧房室壁处赘生物形成，伴瓣膜穿孔、反流（图 12 – 6）。血培养：金黄色葡萄球菌（对青霉素敏感）。入院后相关检查详见表 12 – 1。

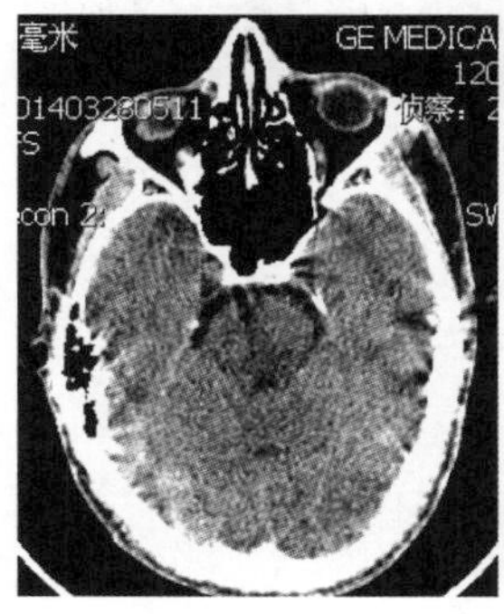
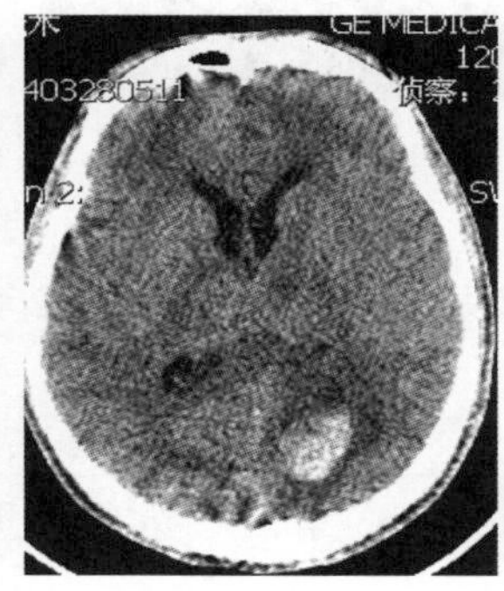
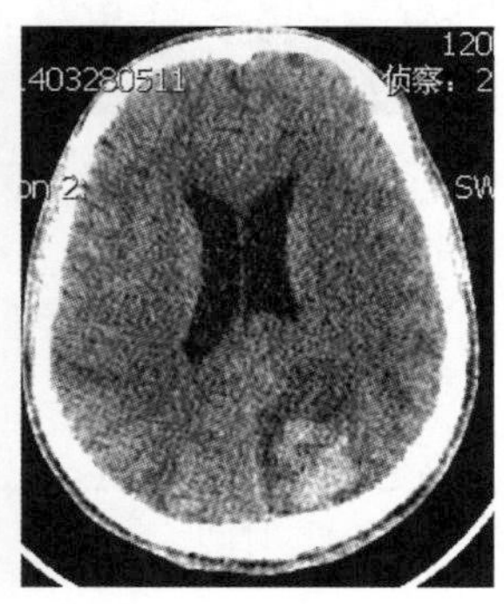

注：蛛网膜下腔出血，多发脑出血，脑水肿。

图 12 – 4 入院第 6 天头颅 CT

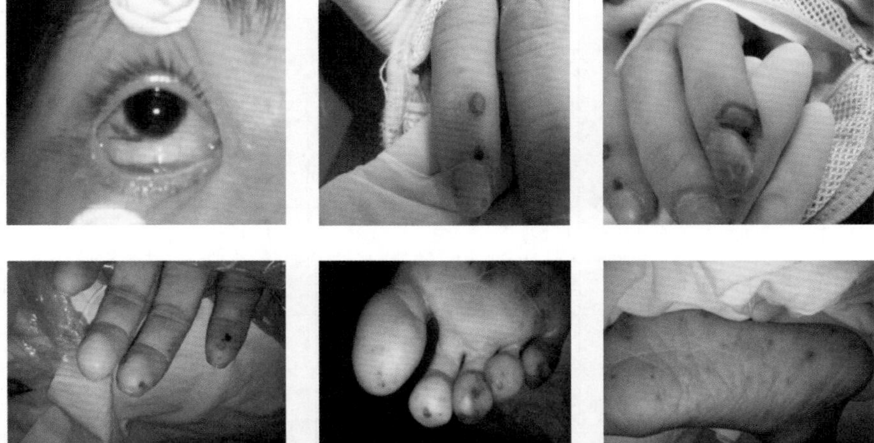

注：Janeway 病损：手掌和足底无痛性红色斑疹，为微脓肿伴毛细血管中性粒细胞浸润；Osler 结节：有压痛的皮下结节，最常出现在指/趾腹，或大小鱼际，是微血栓阻塞血管造成栓塞。

图 12 – 5 入院第 6 天血管皮肤损害

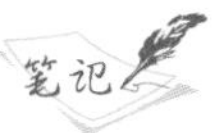

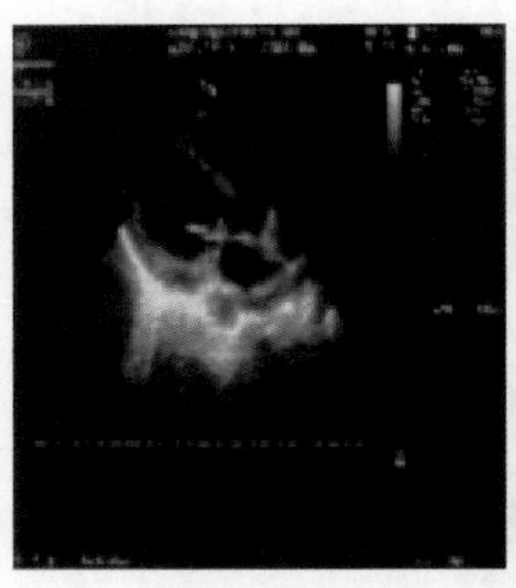
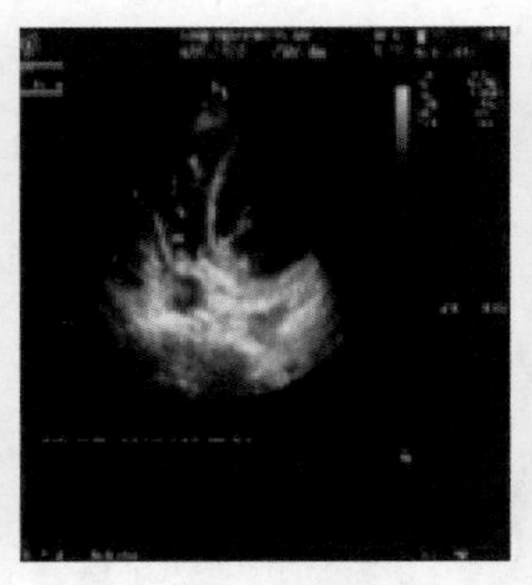
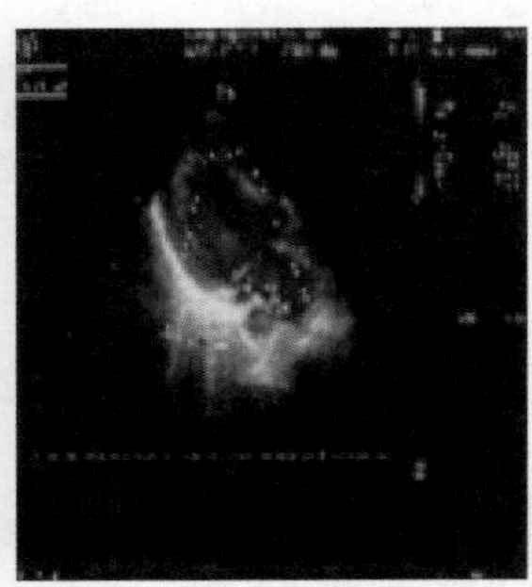

注：二尖瓣后叶及左侧房室壁处赘生物形成（最大 1.27 cm × 1.06 cm），伴瓣膜穿孔、中度反流。

图 12－6 入院第 6 天超声心动图

表 12－1 相关检查

时间	第 1 天	第 3 天	第 5 天	第 8 天	第 11 天	第 17 天
WBC($\times 10^9$/L)	11.23	23.23	33.34	29.12	19.45	12.31
NEU% (%)	84.8	91.7	90.2	89.7	87.7	79.5
HGB(g/L)	135	123	117	120	110	107
PLT($\times 10^9$/L)	154	165	91	122	124	130
PCT(ng/mL)	1.2	8.2	8.9	4.6	3.1	1.1
CRP(mg/L)	9.55	89.1	121.3	120.3	80.2	23.7
LAC(mmol/L)	1.0	2.6	4.5	3.0	2.7	1.6
ALT(μ/L)	46	49	86	42	51	
TBIL(μmol/L)	18	23	27	11.2	10.4	
Cr(μmol/L)	130	220	357	356	231	145
CKMB(μ/L)	24	35	29	21	16	23
CK(μ/L)	56	111	456	253	154	87
ALB(g/L)	29		28.0			31
K(mmol/L)	4.89	4.01	4.99	4.65	3.67	3.92
PT(s)	11	14.4	16.6	10.5	12.3	10.3
APTT(s)	18.4	30.4	30.7	24.9		21.4
D-Dimer(μg/L)	3490	7890	8890	7819	6019	4671

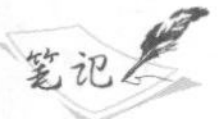

确定诊断：急性感染性心内膜炎（金黄色葡萄球菌败血症）。

讨论与分析

［病例特点］

1. 青年男性，既往体健，病情进展迅猛。

2. 以头痛等神经系统异常为首发表现，病情加重也主要表现在神经系统。

3. 脑脊液检查提示化脓性炎症改变，伴脑内多发出血灶。

4. 该例患者首发症状不典型，疾病进展过程出现周围血管皮肤损害（Roth 斑），查体发现新出现的心脏杂音，超声心动图可见瓣膜赘生物。

5. 经过多次血培养最后确定金黄色葡萄球菌败血症。

［诊疗思路］

纵观病史，患者以头痛为主要首发症状，CT 提示蛛网膜下腔出血，起初无发热，随病情进展出现高热伴意识障碍，颅内的出血性病灶也相应增多，是否为脑出血导致中枢性高热？还是发热性疾病导致的脑出血呢？孰是因孰为果一时难分。首先，患者的脑出血部位多发，分布与血管分布不匹配；其次，患者感染指标显著升高，存在明确严重感染，不宜首先考虑中枢性高热，由颅内感染所致的出血可能性大。因此，寻找感染病灶成为一个主要的线索。故而做如下鉴别诊断：

1. 考虑原发中枢神经系统感染：行腰穿检查，结果提示脑脊液为化脓性；头颅 MRI 提示急性脑炎；但脑脊液培养涂片找细菌、结核菌、隐球菌均阴性，第一次血培养为阴性，病原体不明；同

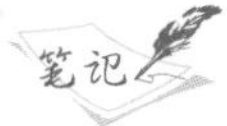

时，化脓性脑炎是疾病的元凶亦难以确定。

2. 需要排查其他部位感染累及中枢系统：患者主要表现为头痛，发病伊始全身炎症反应并非十分明显。但患者病情进展迅猛，全身 SIRS 十分严重，白细胞、CRP、PCT 显著升高，腰穿检查提示为化脓性，常见致病菌为脑膜炎双球菌、肺炎球菌、流感嗜血杆菌，其次为金黄色葡萄球菌、链球菌、大肠杆菌变形杆菌等。可以由心、肺等脏器的感染病灶血行迁移而来，也可以由临近颅骨的化脓性病灶直接蔓延引起。

3. 另外与非感染性疾病包括自身免疫病和内分泌急症鉴别：入院后查血糖、甲状腺功能正常，相关抗体均阴性，不支持。

按照发热查因的思路分析，该例患者归为感染性发热的范畴，该病例诊断中枢神经系统感染，合并颅内出血，病原体未知，经过初始经验性使用美罗培南抗感染治疗后效果欠佳，病情进行性加重。应注意阳性细菌与真菌，患者为青年男性，无特殊病史，可暂不考虑真菌感染，细菌感染可能性大，应特别注意感染性心内膜炎导致的脓毒性栓塞及迁移性脓肿。虽然该患者入院时心脏查体无明显杂音，但随病情进展，结合患者末端血管栓塞征象（皮肤血管损害），以及动态心脏查体发现新发心脏杂音；超声心动图发现二尖瓣后叶及左侧房室壁处赘生物形成，伴瓣膜穿孔、反流；反复行血培养，提示金黄色葡萄球菌败血症；遂诊断急性感染性心内膜炎。而蛛网膜下腔出血、多发脑出血是急性感染性心内膜炎导致的迁移性感染灶所致。依据药敏结果更换抗生素为大剂量青霉素（640 万单位 q8h 静滴），患者随后 1 周体温明显下降，器官损害情况改善。但最后患者家属要求转当地医院治疗。

因此，该患者最后确诊为急性感染性心内膜炎（金黄色葡萄球菌败血症）。

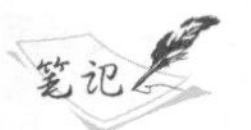

病例点评

IE 是因细菌、真菌或者其他微生物直接感染而产生心脏瓣膜或心室壁内膜的炎症。典型临床表现主要是持续发热，伴心脏杂音。特征性体征如 Osler 结节、Roth 斑、Janeways 结节等是该病的少见征象。而急性感染性心内膜炎（AIE）患者多无心脏病史，多由致病性强的微生物［如金黄色葡萄球菌（最常见，占 50% 以上）］和真菌等导致。AIE 进展急骤，变化大，数天至数周可引起瓣膜破坏，短期内出现心脏杂音或原有杂音性质改变，可迅速进展为急性充血性心力衰竭；由于本病全身感染症状严重，可掩盖急性感染性心内膜炎的临床表现。金黄色葡萄球菌性的感染性心内膜炎近年来报道愈来愈多，仅次于链球菌属感染。AIE 感染迁移多见，在受累的心内膜上可附着大而脆的赘生物，脱落的菌栓可引起栓塞和转移性脓肿，可有心肌脓肿、脑脓肿、化脓性脑膜炎、继发脑出血等；若右心感染性心内膜炎赘生物脱落，可出现肺炎、肺动脉栓塞和肺脓肿等。这些感染迁移性并发症往往可为的首发症状，且不典型，如栓塞、不能解释的卒中、心瓣膜病的进行性加重、顽固性心力衰竭、肾小球肾炎和手术后出现心瓣膜杂音等。该病进展迅猛，常常不易被及时发现，因此，除超声心动图发现瓣膜重度反流、瓣膜上有赘生物等之外，动态详细的体查、非特异性心律失常（如窦性心动过速、房室传导阻滞、T 波发生改变等情况），以及多变的其他部位感染等，应高度怀疑此病。多次血培养阳性有助于病原学诊断。

AIE 的治疗主要包括抗生素的应用和手术治疗。抗生素的主要原则：早期应用，足量用药，静脉用药为主；病原微生物不明时选

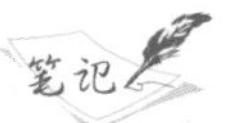

用针对金黄色葡萄球菌、链球菌和革兰阴性杆菌均有效的广谱抗生素；已分离出病原微生物时，应根据致病微生物对药物的敏感性选择抗微生物药物。下述情况需考虑手术治疗：①瓣膜穿孔、破裂，腱索离断，发生难治性急性心力衰竭；②人工瓣膜置换术后感染，内科治疗不能控制；③并发性栓塞或化脓性并发症，如化脓性心包炎、心肌脓肿等；④其他药物不能控制的感染，尤其是真菌性和抗生素耐药的革兰阴性杆菌心内膜炎；⑤心脏起搏器感染性心内膜炎主张手术取出电极导线等。

参考文献

1. 张健瑜，杨超，梁茜，等. 79 例感染性心内膜炎临床分析. 中华医院感染学杂志，2013，23（09）：2045－2047.
2. HABIB G，LANCELLOTTI P，ANTUNES M J，et al. 2015 ESC Guidelines for the management of infective endocarditis：the task force for the management of infective endocarditis of the european society of cardiology（ESC）endorsed by：european association for cardio-thoracic surgery（EACTS），the European Association of Nuclear Medicine（EANM）. Eur Heart J. 2015.

（广东省人民医院　陈胜龙，陈纯波）

013 抗生素调整临床思维之正确解读微生物报告化验单

病情介绍

患者，男，52 岁，退休工人。因“意识障碍 2 个月，心搏骤停并心肺复苏术后 2 小时”于 2015 年 11 月 18 日 14:30 由康复科转入 EICU。

2 个月前患者突发意识障碍，经 MRA、MRV、MRI 等检查后确诊为“基底动脉尖综合征”，经溶栓、气管切开、营养神经等神经内科专科治疗 2 个月，病情稳定，拟转入康复科治疗。2015 年 11 月 18 日 12:30 在转入本院康复科过程中突发呼吸、心搏骤停，立即行心肺复苏术，气管插管过程中从气管内吸出大量营养液样液体，复苏约 10 分钟自主循环恢复，2 小时后由康复科转入 EICU。

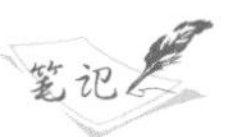

既往史：高血压 30 年，血压最高 180/110 mmHg，长期服用降

压零号等药物治疗，未规范监测血压。糖尿病史20年，口服苯乙双胍等治疗，未规范监测血糖，自诉最高空腹血糖16.9 mmol/L。无药物过敏史。

个人史、家族史：无特殊。

入院查体：T 36.9 ℃，P 98 次/分，R 16 次/分（机控），BP 151/94 mmHg，SpO_2 100%（FiO_2 60%）。气管插管，呼吸机辅助呼吸；胃管留置并持续负压吸引。浅昏迷，双侧胸廓对称，叩诊过清音，可闻及较多湿性啰音。心脏不大，心律齐，心率98 次/分，未闻及杂音，睫毛反射、呛咳反射、瞳孔对光反射均存在，四肢肌力0级，肌张力稍减弱，双侧病理征阴性，其他检查无明显异常。

初步诊断：①心跳呼吸骤停（窒息）；②脑血管病后遗症（意识障碍）；③高血压病3级，极高危；④2 型糖尿病；⑤肺部感染；⑥气管切开术后。

诊治经过

入院后11 月19 日至11 月26 日先后4 次行纤维支气管镜下吸痰、肺泡灌洗，留痰涂片及培养检查。4 次痰培养均显示为：铜绿假单胞菌、MRSA、白假丝酵母菌（图13－1～图13－3）。11 月23 日痰涂片见图13－4。血培养和尿培养阴性。11 月19 日胸片（图13－5）：右下肺肺炎。入院当天即予哌拉西林/他巴唑坦4.5 g q8h 治疗，住EICU 期间无发热，23 日复查胸片提示左下肺少许条索灶（图13－6），11 月24 日脱机成功，11 月26 日转出EICU 至急诊病房。住EICU 期间各项炎症指标变化趋势详见图13－7。

11 月26 日患者转入急诊普通病房即出现发热，体温最高38.0 ℃，27 日更改治疗方案，停用哌拉西林/他巴唑坦，加万古霉素1.0 g

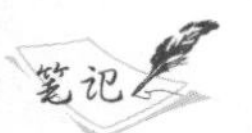

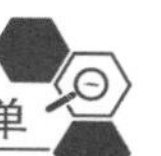

涂片/培养结果	抗生素	定里结果	定性
金黄色葡萄球菌	喹努普汀/达福普汀	<=0.25	S
	诱导性克林霉耐药	NEG	-
	环丙沙星	>=8	R
	庆大霉素	>=16	R
	左氧氟沙星	>=8	R
	呋喃妥因	<=16	S
	复方新诺明	<=10	S
	苯唑西林	>=4	R
	青霉素G	>=0.5	R
	利奈唑烷	2	S
	莫西沙星	4	I
	利福平	<=0.5	S
	万古霉素	2	S
	四环素	>=16	R
	红霉素	>=8	R
	头孢西丁筛选	POS	+
	替加环素	0.25	S
	克林霉素	>=8	R

图 13－1　11 月 19 至 26 日 4 次肺泡灌洗液培养（1）

标本结果	抗生素	定性结果
白假丝酵母	伊曲康唑（ICZ）	I
白假丝酵母	5-氟胞嘧啶(5-FC)	S
白假丝酵母	氟康唑（FCZ）	R
白假丝酵母	二性霉素B(AMB)	I
白假丝酵母	咪康唑（MCZ）	I
白假丝酵母	制霉菌素（NYS）	R
白假丝酵母	酮康唑（KCZ）	I

图 13－2　11 月 19 至 26 日 4 次肺泡灌洗液培养（2）

q12h 及左氧氟沙星 0.4 g qd。治疗 3 天仍发热，体温最高 38.8 ℃。11 月 30 日加用伏立康唑片 0.2 g q12h。继续治疗 3 天，体温无下降，最高 38.8 ℃。期间病原学检查结果（图 13－8）仍提示有铜绿假单胞菌、MRSA 及真菌，但 G 试验和脂多糖试验阴性，MRSA 咽拭子检查抗体阳性。12 月 1 日，复查胸部 CT：双肺渗出性病变，双侧胸腔积液（图 13－9）。12 月 3 日停用全部此前使用的抗生素，

涂片/培养结果	抗生素	定量结果	定性
铜绿假单胞菌	阿米卡星	<=2	S
	氨苄西林	>=32	R
	氨苄西林/舒巴坦	>=32	R
	氨曲南	16	I
	头孢唑啉	>=64	R
	头孢吡肟	2	S
	头孢替坦	>=64	R
	头孢他啶	4	S
	头孢曲松	>=64	R
	环丙沙星	<=0.25	S
	庆大霉素	2	S
	亚胺培南	2	S
	左氧氟沙星	<=0.25	S
	呋喃妥因	>=512	R
	哌拉西林/他唑巴坦	8	S
	妥布霉素	<=1	S
	复方新诺明		R

图 13－3　11 月 19 日至 26 日 4 次肺泡灌液洗培养（3）

中文名称	定量结果	定性
抗酸杆菌涂片检查	未检出抗酸杆菌	
真菌涂片检查	检出酵母样真菌孢子	
一般细菌涂片检查	革兰阳性菌为优势菌	↑

图 13－4　痰涂片

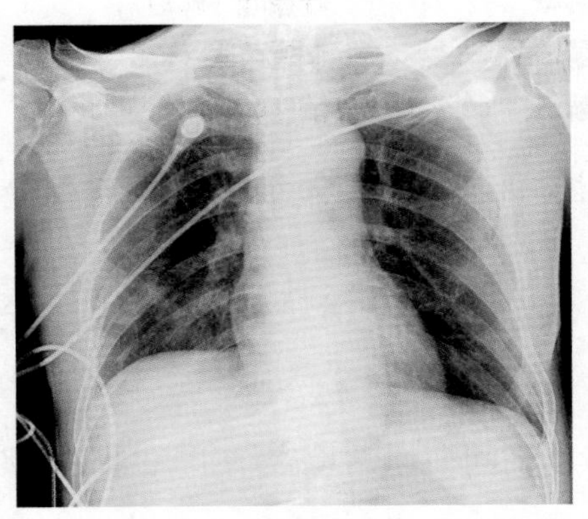

注：右下肺斑片状渗出影。

图 13－5　胸片（11 月 19 日）

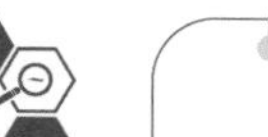

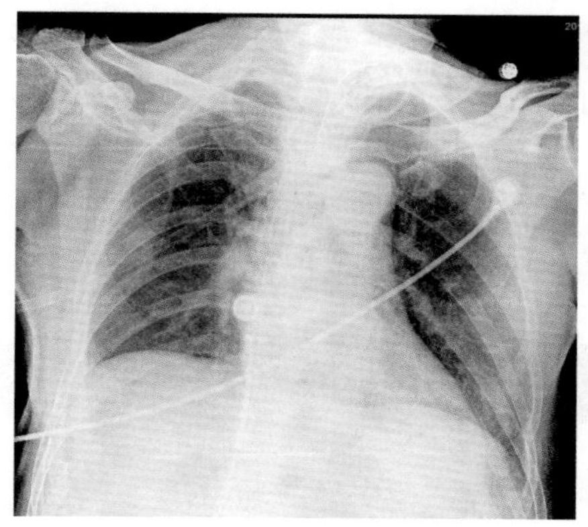

注：左下肺少许条索影。

图 13－6 胸片（11 月 23 日）

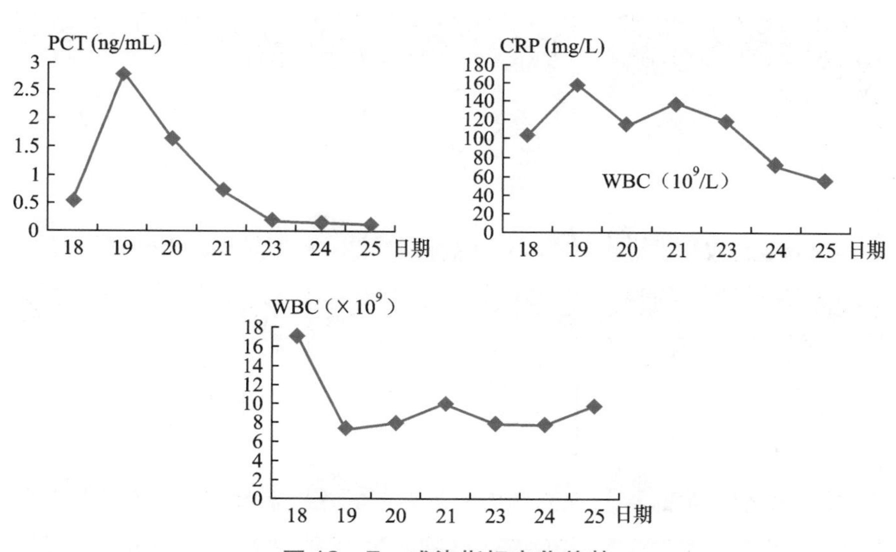

图 13－7 感染指标变化趋势

➢ 11-28 痰培养：铜绿假单胞菌+MRSA（药敏同前）

➢ 12-01 痰涂片：

中文名称	定量结果
真菌涂片检查	未检出真菌
一般细菌涂片检查	革兰阴性菌为优势菌

➢ 12-01痰培养：铜绿假单胞菌+MRSA(药敏同前)

➢ 12-01G试验+脂多糖：

中文名称	定量结果	目参考	项目单
G-脂多糖	<5.00	<10	pg/mL
1-3-β-D葡聚糖	<10.00	<60	pg/mL

图 13－8 急诊病房期间相关病原学检查结果

改利奈唑胺 0.6 g q12h 静滴 3 天，其后同等剂量改为口服。更改抗生素后第二天患者逐渐热退直至痊愈。急诊病房期间体温变化趋势与对应的抗生素见图 13 – 10。

确定诊断： 耐甲氧西林金黄色葡萄球菌肺炎。

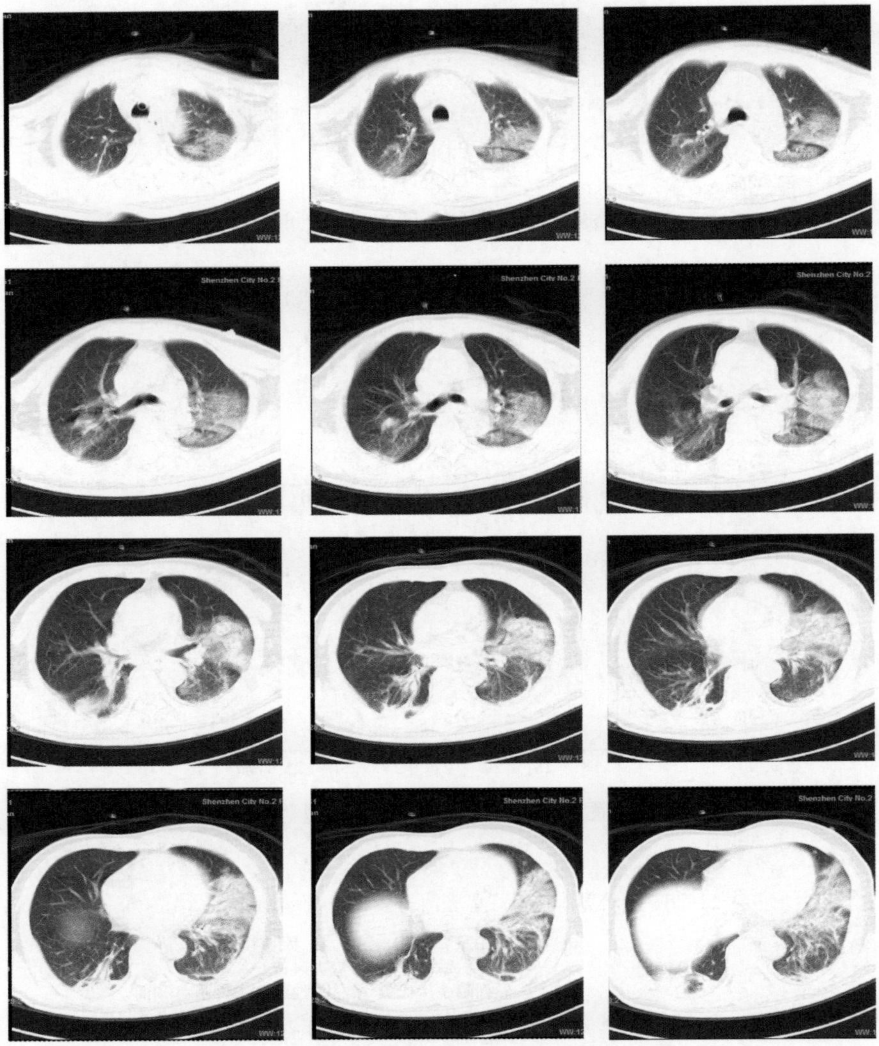

注：双肺渗出病变，双侧胸腔积液。

图 13 –9　胸部 CT（12 月 1 日）

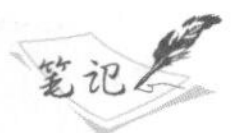

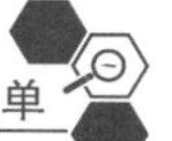

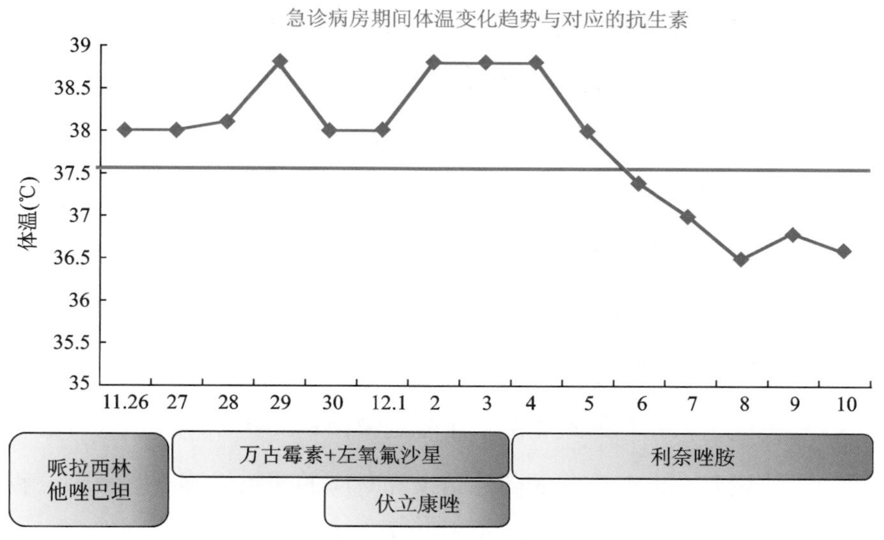

图 13-10　体温变化趋势及抗生素使用方案

讨论与分析

该患者为中年男性，脑血管病后遗症致意识障碍并发胃内容物反流窒息后心搏骤停。入 ICU 期间针对吸入性肺炎，积极行纤维支气管镜吸痰、肺泡灌洗及抗感染治疗，肺部炎症很快消散吸收。尽管痰涂片和培养显示有铜绿假单胞菌、耐甲氧西林金黄色葡萄球菌（MRSA）和白假丝酵母菌并存，但考虑后两者为定植菌而非致病菌。患者转出 EICU 当天出现发热，考虑为新出现院内获得性感染，胸部 CT 发现双肺明显增多的渗出性病灶，考虑院内获得性肺炎。这时，尽管痰和尿的微生物检查仍然显示原来的三种病原菌，但显然致病菌已经发生变化。综合临床资料分析，包括前期治疗反应与用药情况、真菌感染可能性评分、微生物相关生化标志物等，提示 MRSA 肺炎可能性大。患者规范使用万古霉素治疗 6 天，血药浓度也基本达到治疗浓度，患者仍发热，临床观察无效。是临床判断致病菌方向错误？还是万古霉素药物剂量不够？还是 MRSA 对万古霉

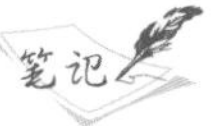

素耐药？这时应该加大万古霉素用量？还是替换为利奈唑胺或替加环素？笔者仔细分析患者 MRSA 的药敏报告，发现该患者 MRSA 的 MIC 值为 2 mg/L，而文献报道，对于肺部感染的 MRSA 而言，使用万古霉素，若 MIC 值为 2 mg/L 时，即使体外药敏试验是敏感的，但在实际应用中，失败率也在 51.2% 以上。该病例即可能属于这种情况。基于这一点，笔者更换抗生素为利奈唑胺后，患者感染很快得以控制。该病例有两点值得总结：一是在众多阳性培养结果中，如何区分病原微生物究竟是致病菌，还是定植菌；二是即使我们有时已经明确了致病菌，也有培养的阳性结果和对应的药物敏感试验结果，我们也需要仔细解读微生物检验报告单中的 MIC 值所提示的临床意义，踏踏实实，真切地落实 PK/PD 理论在实际临床工作中的应用。

病例点评

该病例遇到的问题是临床上危重症患者抗感染治疗经常遇到的实际问题，很有代表性。如何正确使用抗生素，特别是在经过一段时间大包围似的广谱抗感染治疗以后，患者抗感染治疗效果不佳或者更严重，临床医师往往很迷茫，不知所措。这时，我们回头仔细分析临床治疗经过，辨明致病菌，分清药敏结果所包含的临床意义，用 PK/PD 理论结合临床实践总结的文献资料或当地、本院的治疗经验，重新选择合适抗生素，可以取得满意的临床疗效。抗感染治疗效果的影响因素很多，并不是依照药敏报告结果使用，就一定可以得到好的效果。药物的使用方法、给药途径和剂量、药物血液或组织中的浓度与药敏中 MIC 值之间的差距都影响着抗感染治疗的效果。

（深圳市第二人民医院　张淋，孟新科）

014

选择抗生素需警惕"南橘北枳"——肺炎链球菌脑膜炎治疗反思

病情介绍

患者，男，42 岁，职员。以"发热 5 天，抽搐伴意识障碍 1 天，心肺复苏术后 8 小时"为主诉于 2015 年 1 月 5 日入院。

患者 5 天前泡温泉后出现头昏、头痛、流大量鼻涕，伴低热（具体不详），自服感冒药无效。1 天前出现高热，体温达 40 ℃以上，同时出现频繁抽搐，继而昏迷，到本院急诊就诊，疑为"中枢性感染"，8 小时前呼吸心跳停止，经心肺复苏，自主循环恢复后，收入 EICU 住院。

既往史： 有垂体瘤经鼻微创手术史，鼻炎病史。

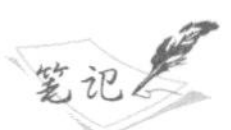

入院查体： T 39 ℃，HR 125 次/分，R 27 次/分，BP 127/75 mmHg，

浅昏迷，双侧瞳孔等圆等大，直径约 2.5 mm，对光反射迟钝，角膜反射存在。经口气管插管留置，鼻胃管留置。颈软，抵抗(±)。心、肺、腹均无异常体征，双下肢巴氏征阳性。

辅助检查：WBC 30.8×10^9/L、NEUT 0.906，pH 7.455，PCO_2 28.8 mmHg，PO_2 77 mmHg，实际 HCO_3^- 20.0 mmol/L，Lac 5.1 mmol/L，K 3.4 mmol/L，Na 140 mmol/L。c-TNI 0.001 ng/mL。PCT 87.11 ng/mL，CRP 104.2 mg/L。头颅 + 胸部 CT（图 14 –1，图 14 –2）：右顶叶脑梗死可能，双侧大脑改变，轻度脑肿胀待排，纵裂、小脑幕改变，密度较前稍低，右肺上叶后段少许炎症；双侧少量胸腔积液。血培养口头报告：革兰氏阳性菌生长［后多管血培养证实为肺炎链球菌（图 14 –3）］。脑脊液检查（1 月 5 日）：压力 320 mmH_2O，颜色淡黄，微浑浊，潘氏试验 ++，RBC 450×10^6/L，WBC 8750×10^6/L，分叶核 76%，单叶核 24%，Cl 132.7 mmol/L，GLU 4.17 mmol/L，M-TP 512.60 mg/dL。

入院诊断：①颅内感染；②心肺复苏术后综合征；③败血症；④肺部感染；⑤脑脊液鼻漏。

治疗过程

入院后予呼吸机辅助通气，甘露醇脱水降颅压，镇静，万古霉素 1.0 g q8h、哌拉西林/他唑巴坦 4.5 g q8h 抗感染等治疗。1 月 13 日复查胸部 CT 较前无明显变化，1 月 14 日脱机，鼻漏明显减少，生命体征稳定，血象及感染指标明显好转，CSF 细胞数及蛋白明显降低，脑脊液、血培养均阴性，但仍有中低热。1 月 20 日复查肺部 CT：双肺渗出病变，部分实变（图 14 –4）。1 月 5 日至 1 月 23 日各指标变化见图 14 –5。

1 月 24 日患者再次出现高热，最高体温 39.8 ℃，连续 4 天最高体温均波动在 39 ℃左右，伴痰量增加。1 月 27 日肺部 CT（图 14 –6）

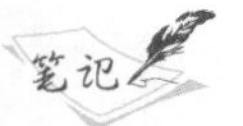

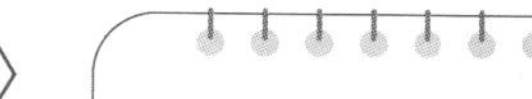

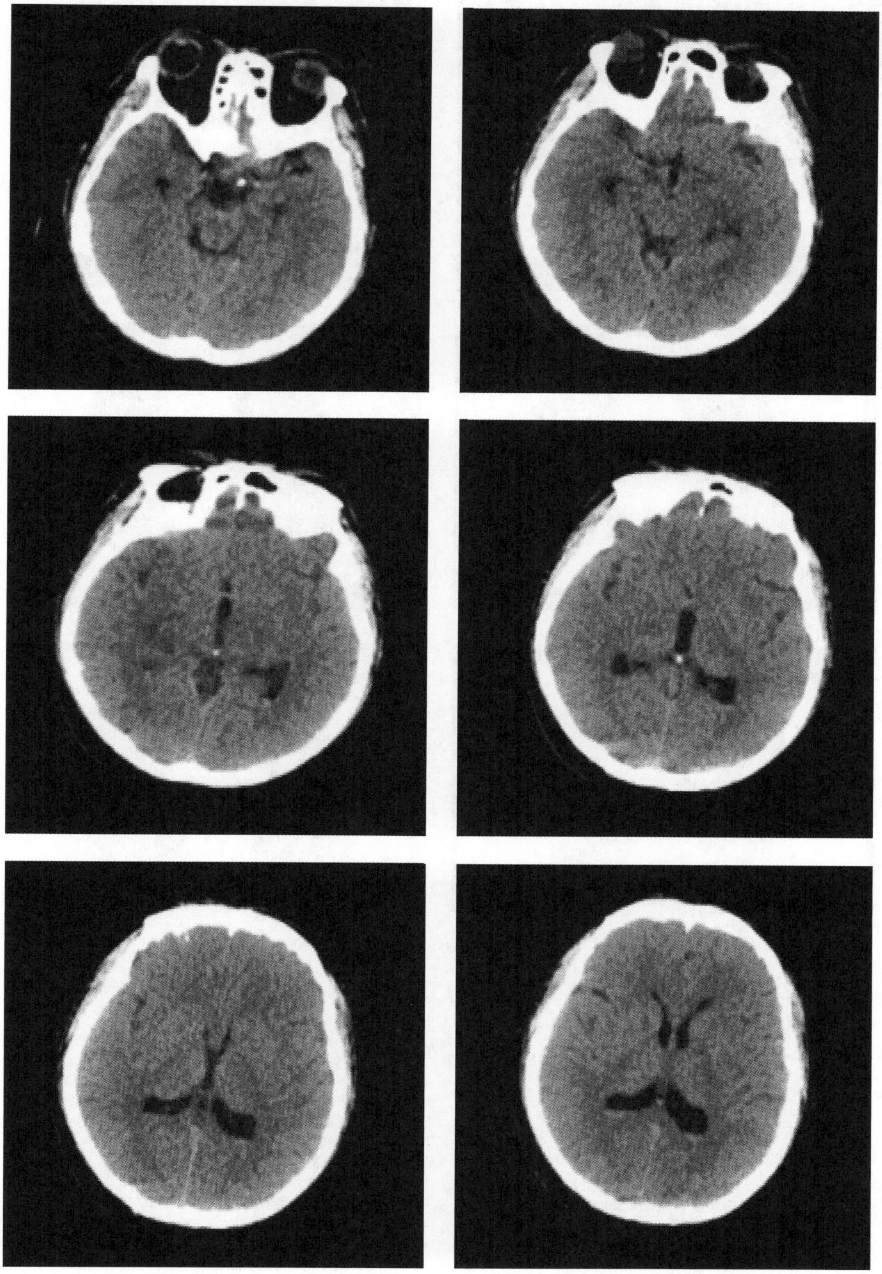

注：右顶叶脑梗死可能，双侧大脑改变，轻度脑肿胀待排，纵裂、小脑幕改变，密度较前稍低。

图 14－1　头颅 CT（1 月 5 日）

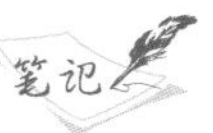

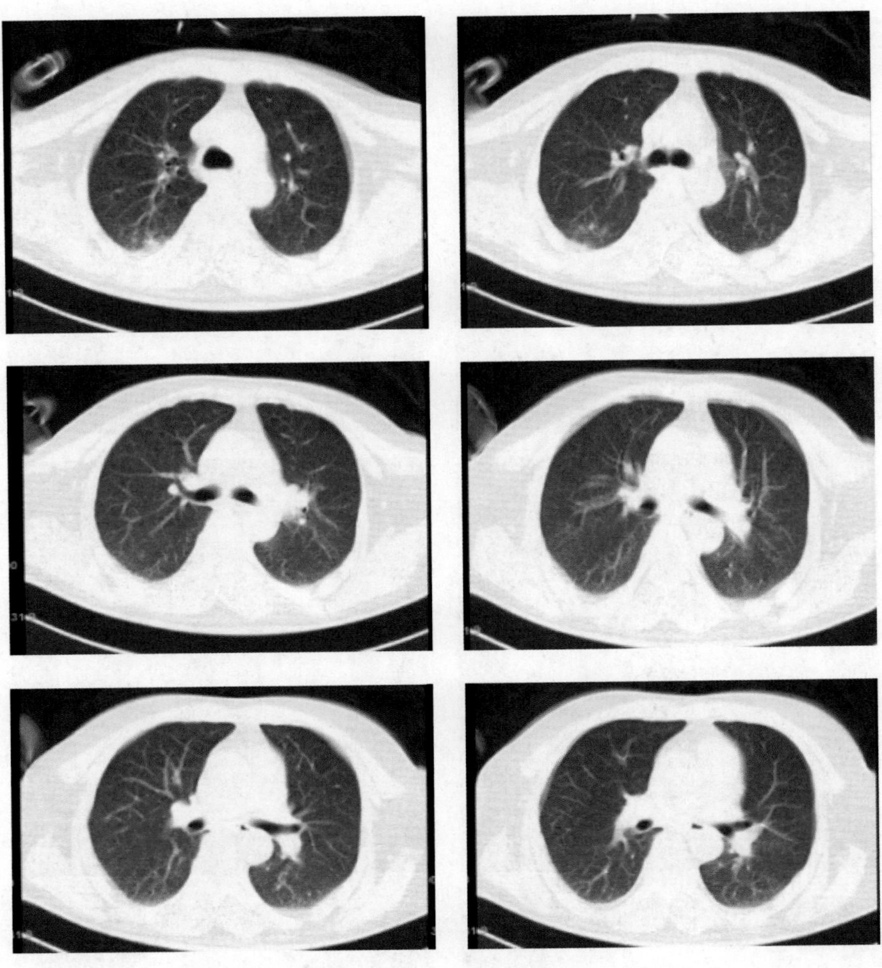

注：右肺上叶后段少许炎症；双侧少量胸腔积液。

图 14－2　胸部 CT（1 月 5 日）

肺炎链球菌	PHENICOLS	RESISTANT（耐药）		万古霉素	<=1	S
	头孢噻肟（脑膜炎）	0.5	S	阿莫西林	1	S
	头孢曲松（非脑膜炎）	0.5	S	氧氟沙星	<=1	S
	头孢噻肟（非脑膜炎）	0.5	S	氯霉素	16	R
	青霉素注射剂（脑膜炎）	1	R	泰利霉素	<=0.25	S
	头孢曲松（脑膜炎）	0.5	S	四环素	>=16	R
	青霉素注射剂（非脑膜炎）	1	S	红霉素	>=1	R
	青霉素（口服青霉素V）	1	I	喹诺酮类-耐药表型	WILD（野生型）	
	左氧氟沙星	<=0.5	S	呋喃类-耐药表型	RESISTANT（耐药）	
	美罗培南	0.5	I	β-内酰胺酶-耐药表型	MODIF. OF PBP LO）	
	复方新诺明	80	R	四环素类-耐药表型	RESISTANT（耐药）	
	厄他培南	<=0.5	S	大环内酯类/林可酰胺类/链阳	RESISTANT（MLSB）泵出）	
	利奈唑烷	<=2	S	恶唑烷酮类-耐药表型	WILD（野生型）	
	莫西沙星	<=0.25	S	糖肽类-耐药表型	WILD（野生型）	

图 14－3　病原学依据（1 月 6 日回报血培养结果）

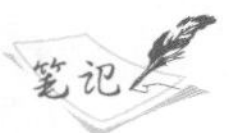

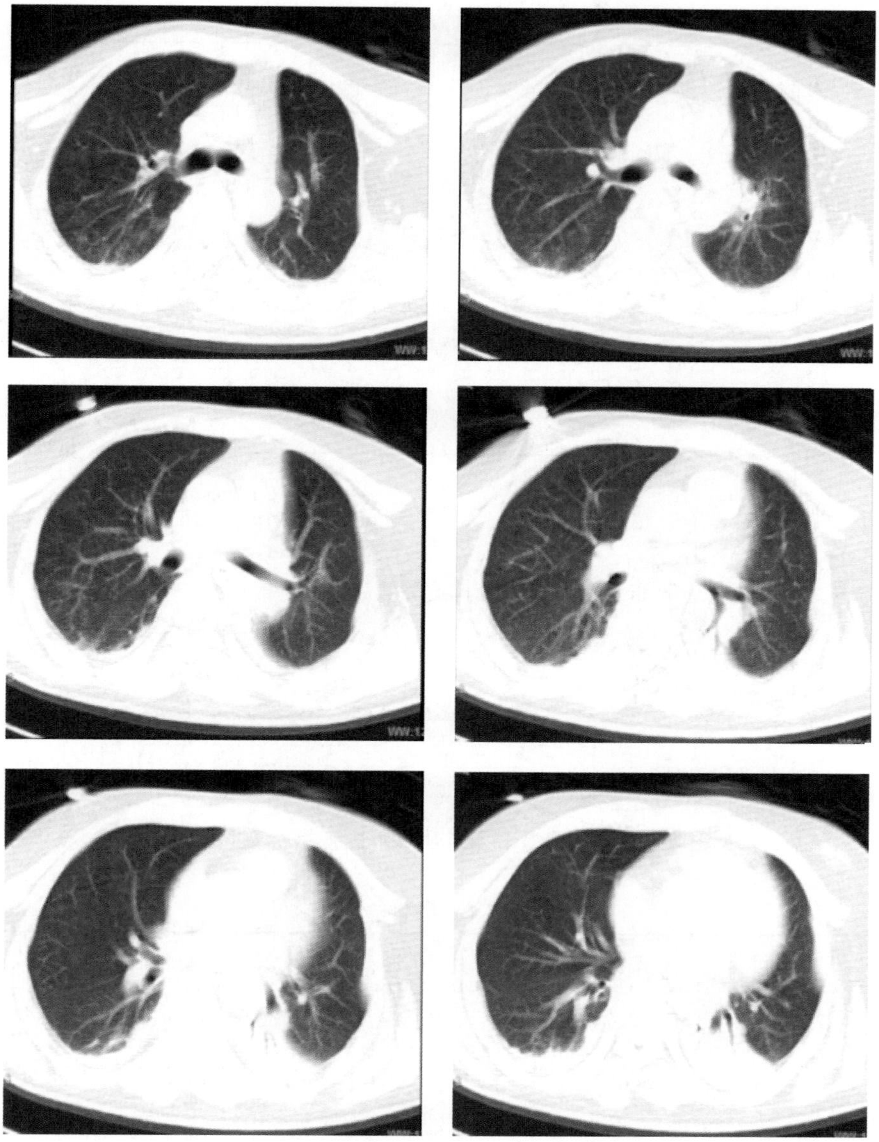

注：双肺渗出性病变，部分实变、膨胀不全，较前明显。

图 14-4　胸部 CT（1 月 20 日）

提示病灶增加；痰培养：肺炎链球菌（极少量）；后多次痰培养为近平滑假丝酵母菌；1 月 27 日脑脊液检查（表 14-1）：压力 150 mmH_2O，颜色淡黄，微浑浊，潘氏试验 ++，RBC 0×10^6/L，WBC 40×10^6/L，分叶核 76%，单叶核 24%，Cl 131 mmol/L，GLU

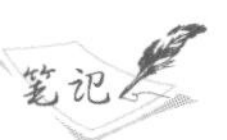

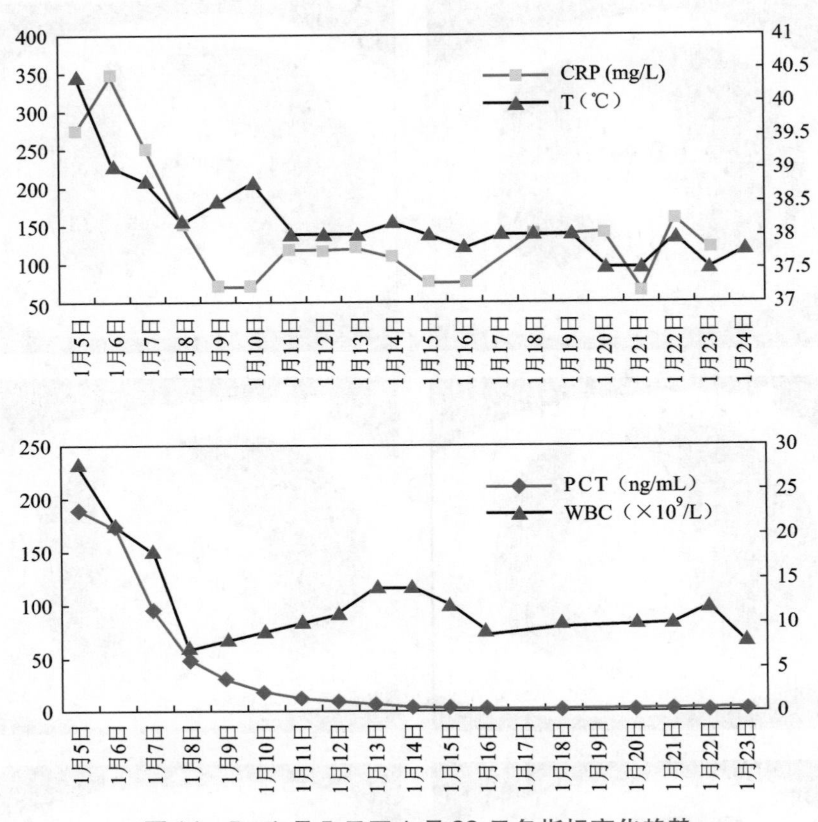

图 14－5　1 月 5 日至 1 月 23 日各指标变化趋势

表 14－1　脑脊液结果

项目	1 月 8 日	1 月 16 日	1 月 21 日	1 月 27 日
压力(mmH_2O)	210	190	180	150
颜色	无色，透明	无色，透明	无色，透明	淡黄，微浑浊
潘氏试验	+	±	+++	++
RBC	9	10	1400	0
WBC	151	45	50	40
Cl(mmol/L)	148.4	137.9	132	131
GLU(mmol/L)	4.68	6.20	6	6
M-TP(mg/dL)	223.6	270.8	212	120

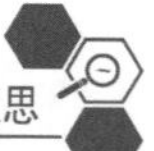

6 mmol/L，M-TP 120 mg/dL；血、尿培养阴性。于 1 月 27 日调整抗生素为利奈唑胺 0.6 g q12h，卡泊芬净 70 mg 首剂，50 mg qd 静脉注射。1 月 28 日患者体温开始降低，继而体温维持 1 周正常，痰量减少，肺部体征好转，2 月 1 日停用卡泊芬净，2 月 3 日转康复科进一步康复治疗，在康复科继续利奈唑胺治疗，病情无反复（图 14－7）。

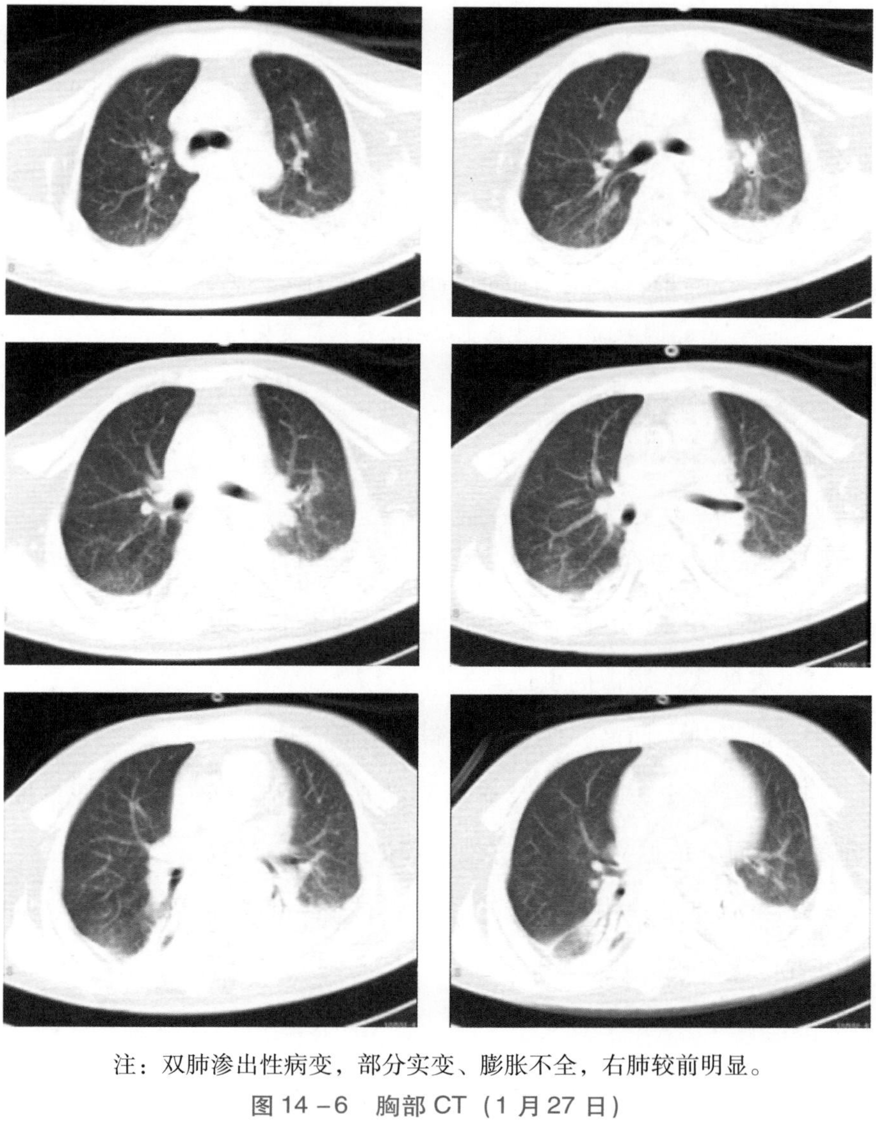

注：双肺渗出性病变，部分实变、膨胀不全，右肺较前明显。

图 14－6　胸部 CT（1 月 27 日）

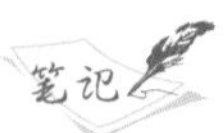

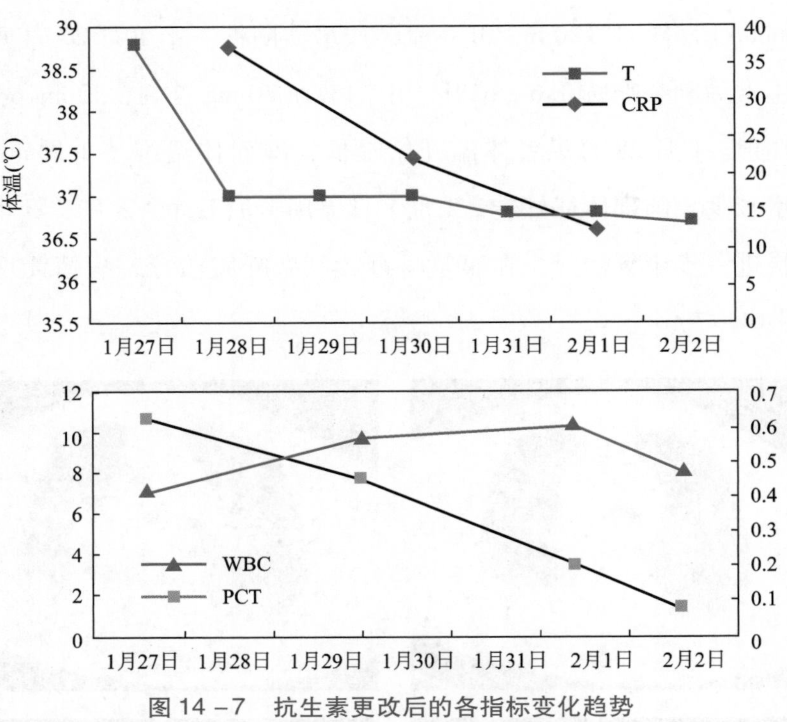

图 14－7　抗生素更改后的各指标变化趋势

讨论与分析

［病例特点］

1. 中年男性，既往有垂体瘤经鼻微创手术、鼻炎病史。

2. 发展快，病情危重。

3. 以发热、抽搐，伴意识障碍为主要表现。

4. 结合病史、脑脊液及血培养结果，颅内感染、败血症诊断明确。病原学依据充分，抗感染治疗似乎简单有效。

5. 抗感染过程中肺部渗出增多，体温一直不能降至正常，后期患者再次出现高热。

［诊疗思路］

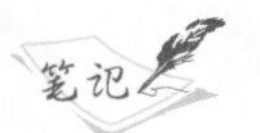

1. 患者中枢性链球菌感染并发败血症诊断明确，对于初始抗

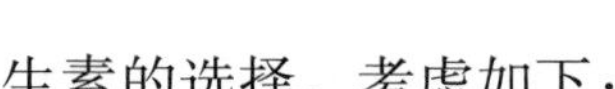

生素的选择，考虑如下：

患者入院时血培养口头汇报阳性菌，并不知道具体细菌及药敏，根据患者病史，考虑患者败血症源于脑膜炎，根据脑膜炎流行病学及《美国细菌性脑膜炎指南》指出，2～50 岁细菌性脑膜炎患者常见致病菌为：脑膜炎奈瑟菌、肺炎链球菌，推荐治疗方案为万古霉素联合三代头孢或青霉素类药物；而利奈唑胺可以透过血脑屏障、亲组织性，近年来很多报道治疗细菌性脑膜炎效果显著。患者心肺复苏后病情危重，这时是选择万古霉素？还是选择利奈唑胺呢？正常情况下，万古霉素不易透过血脑屏障，脑脊液浓度低，为 0～3.45 mg/L，脑脊液/血清药物比为 0～0.18。但是，在颅内感染导致血脑屏障遭到破坏时，万古霉素可以透过血脑屏障，脑脊液浓度升高至 6.4～11.1 mg/L，脑脊液/血清药物比为 0.63～0.48。且万古霉素是经典的治疗耐药阳性菌感染的药物，血药浓度高，对革兰氏阳性菌血流感染亦是首选。与此相反，利奈唑胺在脑组织浓度较高，在血液里浓度偏低，并不是治疗败血症首选。权衡利弊，笔者选择了万古霉素，同时联合哌拉西林他巴唑坦，能透过血脑屏障，又可以兼顾患者的呼吸机相关性肺炎。

2. 患者经过 3 周的治疗，各项感染指标及脑脊液均有明显好转，但肺部渗出增多，体温一直不能降至正常，后期患者再次出现高热，需进行如下鉴别诊断：

（1）中枢性发热：患者加用溴隐亭后体温并没有好转，加之肺部渗出性病灶增多，脑脊液检查并未完全恢复正常，考虑中枢性发热可能性不大。

（2）感染尚未完全控制：①肺部感染：复查肺部 CT 提示渗出逐渐增多，痰培养两次提示少量链球菌，考虑肺部感染引起发热可能性大。②颅内感染：患者脑脊液未完全正常，考虑链球菌颅内感

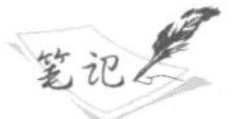

染依然存在。③血流感染：复查血培养阴性，暂不考虑。④泌尿系感染：尿常规及中段尿培养未见明显异常，暂不考虑。⑤鼻窦感染：患者鼻窦 CT 提示鼻窦虽有黏膜增厚，但经耳鼻喉科反复会诊，鼻窦炎症导致高热可能性也不大。

3．患者在足疗程使用万古霉素且血药浓度达标情况仍存在感染，原因考虑如下：

随着感染的逐渐控制，血脑屏障逐渐修复，万古霉素就不容易透过血脑屏障了。而且患者血培养阴性，说明万古霉素治疗血流感染有效，目前主要矛盾在肺部及颅内。此时，要继续抗阳性菌治疗，就应该选择利奈唑胺（利奈唑胺在肺衬液浓度高，通过血脑屏障，治疗阳性菌的多部位感染亦更适合）。

4．感染的病原菌是什么？

患者病原学结果有二，肺炎链球菌及近平滑假丝酵母菌（多次痰培养提示），此时患者 PCT 接近正常，多次痰培养阳性，定植指数≥0.5，不能排除有真菌感染可能；但患者的西弗吉利亚大学真菌感染可能性评分为 26 分，多次 G 试验结果阴性，而且多文献提示肺部念珠菌性肺炎实际发生率在临床是很低的，真菌感染可能性不大；患者是否需经验性抗真菌治疗是值得探讨的。

临床实际情况是，笔者同时加了利奈唑胺和卡泊芬净，患者第二天退热，临床症状明显缓解。那么，这两个药物究竟在退热这个问题上谁起主要作用。根据这两个药物药代动力学及药效学特点，利奈唑胺退热效果快于卡泊芬净。虽然他们针对的病原菌不一样，但其缓解症状的时间是不一样的。利奈唑胺起效快，可以在24～48小时内退热，而卡泊芬净起效慢，一般要在 3～5 天以后才逐渐显效。因此，笔者有理由推断，患者发热的主要原因还是肺炎链球菌的感染在颅内、甚至肺部没有完全控制所致，5 天后果断停用卡泊

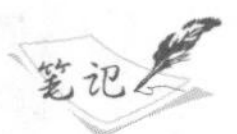

芬净，患者体温正常，7 天后患者转去康复科后，继续利奈唑胺单药抗感染治疗，病情未反复。

这个病例告诉我们，在控制感染过程中，应该在不同阶段分析调整抗菌药物的种类和剂量，即使是同一种病原菌，患者病理生理状态不同，感染部位不同，选用的抗菌药物也不同。

［疾病介绍］

中枢系统感染性疾病是神经系统常见疾病之一，具有发病急、进展快、病情危重的特点。而细菌性脑膜炎是神经系统感染中除了病毒性脑膜炎外最常见的感染类型，可见于成人及儿童，患者可表现为发热、头痛、呕吐、颈项强直等脑膜刺激征，重症患者可出现谵妄、昏迷、呼吸困难或循环衰竭。

随着疫苗的逐渐普及，细菌性脑膜炎的流行病学特点发生了改变。根据 2015 年欧洲临床微生物学和传染病学会（ESCMID）制定的新版细菌性脑膜炎诊治指南，成人脑膜炎感染最常见的病原体是肺炎链球菌和脑膜炎奈瑟菌，另一种成人重要致病菌是李斯特菌。

对于疑似细菌性脑膜炎的患者，需尽早完善脑脊液白细胞计数、蛋白和葡萄糖水平检测，并进行脑脊液培养和革兰染色，对于脑脊液培养阴性的患者，也可通过 PCR 法检出致病微生物。另外，对于疑似细菌性脑膜炎的患者建议在第一次抗菌药物给药以前进行血培养。

治疗方面，延误抗菌药物治疗会导致发生不良结局，因此应当避免延误治疗，启动抗菌药物治理前的时间不应超过 1 h。在尚未取得病原体培养结果前，尽快给予经验性治疗。根据 ESCMID 指南，对于小于 50 岁的成年人且对青霉素药物敏感度下降的患者，标准经验性治疗为三代头孢联合万古霉素治疗，疗程为 10 ~ 14 天。

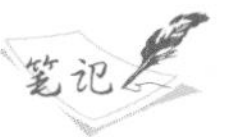

肺炎链球菌是成人最常见、儿童第二常见的脑膜炎致病菌。对

青霉素、头孢菌素的敏感性逐渐降低是一个日益严重的问题，尽管不同国家之间患者的耐药性差异很大。对于青霉素耐药而对头孢菌素敏感的患者可给予头孢曲松或头孢噻肟抗感染治疗，而对头孢菌素耐药的患者可采用万古霉素联合利福平或万古霉素联合头孢曲松/头孢噻肟的方案，替代疗法为万古霉素联合莫西沙星或使用利奈唑胺。

病例点评

这是一个经典的细菌性脑膜炎病例，且同时合并败血症，对于抗菌药物的选择，从种类到剂量都需要临床医师认真分析总结。对于感染是否控制，我们不能仅仅从感染指标看，更要综合分析，患者症状、体征的好转才是王道。当我们选择了敏感的抗菌药物治疗后，患者症状还不缓解时，应该分析原因。不但要注意感染的部位、病原菌、是否出现新的感染或感染以外的因素，还应注意在不同病理生理状态下，同一个药物的不同效能以及药物的作用特点。

这个病例的精彩之处在于经治医师正确认识抗菌药物临床疗效的各种影响因素。

参考文献

1. TUNKEL A R. Practice guidelines for the management of bacterial meningitis. Clin Infect Dis, 2004, 39 (9): 1267 - 1284.

2. KNOLL BM HM, KOTTON C N. Vancomycin-resistant Enterococcus faecium meningitis in aduLts case series and review of the literature. Scand J Infect Dis, 2013, 45 (2): 131 - 139.

3. OGUZ RESAT SIPAHI, SELIN BARDAK-OZCEM T. Turhan, vancomycin versus linezolid in the treatment of methicillin-resistant staphylococcus aureus meningitis.

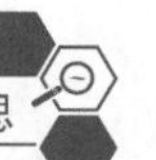

Surgical infections, 2013, 14: 4.

4. CABELLOS C. Experimental study of the efficacy of linezolid alone and in combinations against experimental meningitis due to Staphylococcus aureus strains with decreased susceptibility to beta-lactams and glycopeptides. J Infect Chemother, 2014, 20 (9): 563 - 568.

5. GEE, T. Pharmacokinetics and tissue penetration of linezolid following muLtiple oral doses. Antimicrob Agents Chemother, 2001, 45 (6): 1843 - 1846.

6. BEER R. Pharmacokinetics of intravenous linezolid in cerebrospinal fluid and plasma in neurointensive care patients with staphylococcal ventricuLitis associated with external ventricuLar drains. Antimicrob Agents Chemother, 2007, 51 (1): 379 - 382.

7. VAN DE BEEK D. ESCMID guideline diagnosis and treatment of acute bacterial meningitis. Clin Microbiol Infect, 2016, 22 (3): 37 - 62.

8. 郭凌云，刘钢. 肺炎链球菌脑膜炎病原学诊断进展. 中华实用儿科临床杂志，2020，35 (7): 506 - 509.

9. VAN DE BEEK D. Advances in treatment of bacterial meningitis. Lancet, 2012, 380: 1693 - 1702.

（深圳市第二人民医院 陈伟峰，孟新科）

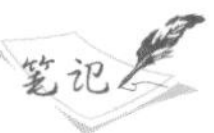

015 以重症肺炎为主要表现的严重乳酸酸中毒合并噬血细胞综合征

病情介绍

患者，男，29岁，工人。因“乏力、咳嗽25天，发热、呼吸困难5天”于2014年8月29日由外院转入。

25天前患者无明显诱因逐渐出现乏力、咳嗽、食欲缺乏，每日摄入主要以可乐等饮料为主，进食少，未曾诊治。15天前出现低热、上腹胀痛不适，于外院住院，查体T 37.8 ℃，血常规Hb 99 g/L，尿蛋白阳性，隐血阳性；PCT 0.45 ng/mL，CRP 34 mg/L，肿瘤、免疫标志物正常，胸片示支气管炎，腹部B超示左肾小结石，胃镜提示浅表性胃炎，Cr 166 μmol/L，ALT 80 μ/L，铁蛋白 >1650 ng/mL，其他（血生化等）检查结果正常，共住院治疗10天，病情无明显

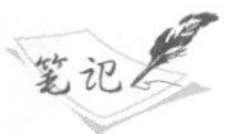

改善或加重，考虑不排除“癔症”，建议患者至本市精神病医院门诊治疗。出院后第二天（5 天前），患者出现明显呼吸困难，伴高热，T 40.3 ℃，当天再次入住该院 ICU，复查血常规提示轻度贫血、白细胞及中性粒细胞比例明显升高，血小板正常，PCT 57.1 ng/mL。甲状腺功能轻度低下，动脉血气分析氧分压低（未见报告单），pH 6.71，PCO_2 8 mmHg，血乳酸 16.3 mmol/L。予哌拉西林他巴唑坦抗感染，CRRT 治疗 4 天无效，仍高热、呼吸困难，呼吸频率 > 40 次/分，心率 > 150 次/分，血气分析仍为严重乳酸性酸中毒，氧分压正常。患者呼吸困难明显，予无创呼吸机辅助呼吸，后期患者不耐受，予丙泊酚镇静后血压低，需大剂量多巴胺维持血压。复查胸片提示双肺广泛渗出性病变，联系我院 EICU 会诊后转来。患病以来，精神食欲差，小便正常，大便次数少。

既往史：体健，无药物过敏史，否认毒物接触史。

入院查体：T 38.5 ℃，P 135 次/分，R 45 次/分，BP 103/56 mmHg（多巴胺维持血压），SpO_2 100%（无创呼吸机辅助通气），神志清，半坐位，右锁骨下静脉置管留置。双肺呼吸运动对称，叩诊清音，呼吸急促，双肺呼吸音粗，左下肺可闻及湿性啰音，心率 135 次/分，律齐，各瓣膜听诊区未闻及杂音。腹平，无压痛，肝脾肋下未及，肠鸣音存在。双下肢凹陷性水肿。四肢肌张力、肌力正常，病理征未引出。

辅助检查

1. 外院 PCT 67.4 ng/mL。痰培养：曲霉生长。胸片：双肺感染，左侧少量胸腔积液。

2. 入院后复查血常规：HB 63 g/L，PLT 33×10^9/L，白细胞正常。

3. PCT 11.52 ng/mL，CRP 132 mg/L。

4. 血气分析：Lac 22 mmol/L↑，pH 7.207↓，PCO_2 16.1 mmHg↓，PO_2 164 mmHg↑，实际 BE- 20.5 mmol/L↓；入院后最高乳酸达 29.1 mmol/L。

5. 生化：AST 489 μ/L，ALT 1416 μ/L、Cr 195.4 μmol/L、AMY 175 μ/L。

6. NT-proBNP：29 185 pg/mL。

7. 入院当天床旁胸片（图 15－1）：双肺渗出。

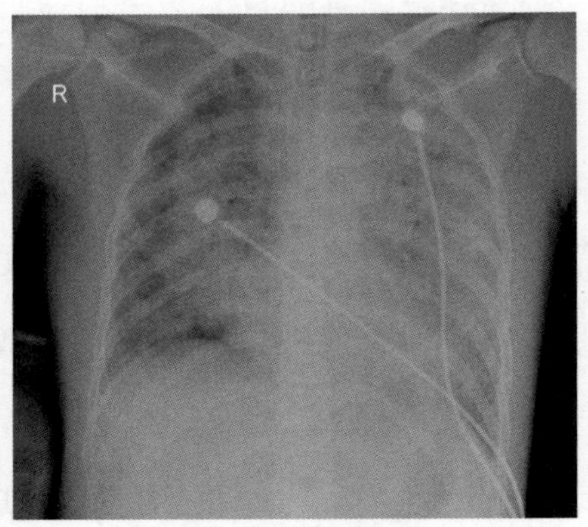

注：双肺弥漫渗出。

图 15－1　入院当天床旁胸片（8 月 29 日）

8. 胸部 CT（图 15－2）：双肺弥漫渗出病灶，考虑双肺炎症并水肿所致，双侧肺动脉可疑改变，双侧胸腔少量积液，肝体积增大，腹、盆腔少量积液。

入院诊断：①乳酸酸中毒；②脓毒症；③肺部感染；④胸腔积液；⑤Ⅰ型呼吸衰竭；⑥多脏器功能损伤（血液系统、肝、肾）；⑦高铁蛋白血症。

治疗过程

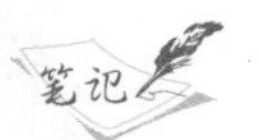

患者呼吸困难明显，入科后即予镇静，镇痛后气管插管呼吸机

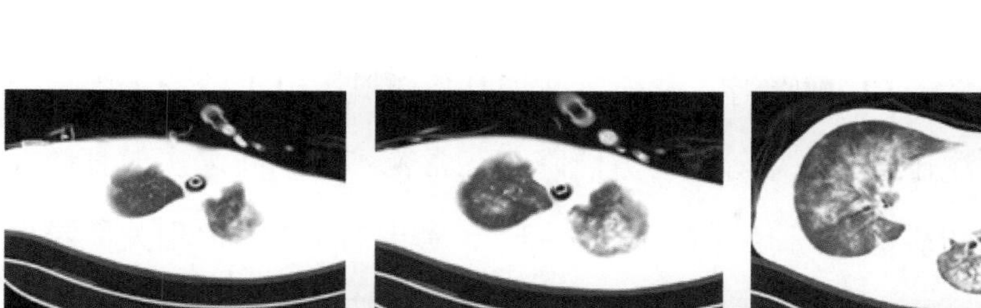
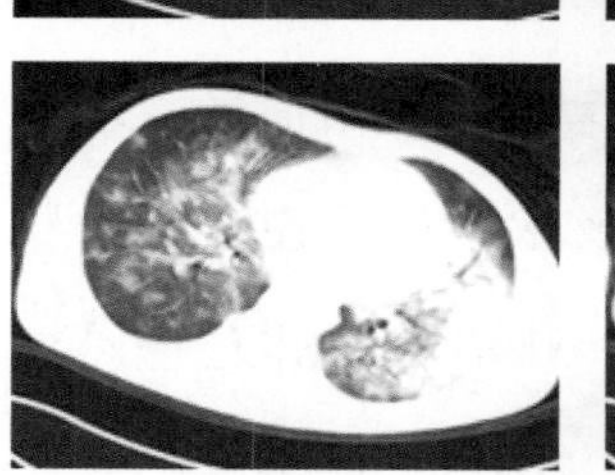
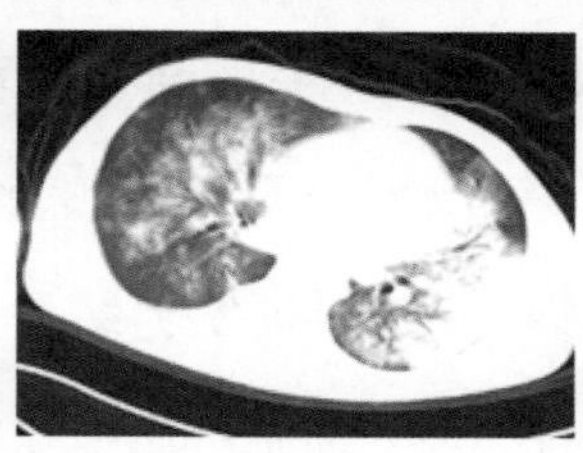
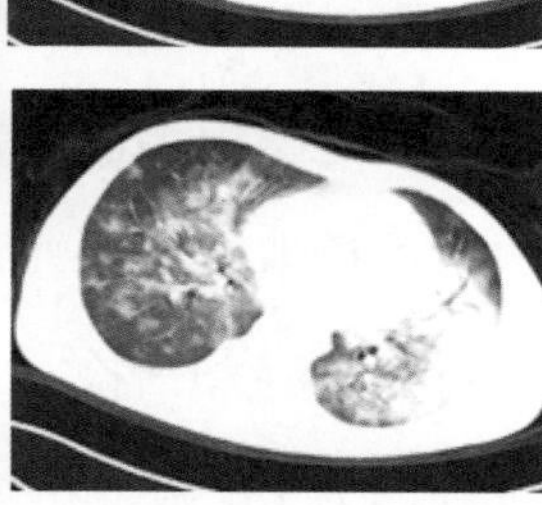

注：双肺弥漫渗出病灶，考虑双肺炎症并水肿所致，双侧肺动脉可疑改变，双侧胸腔少量积液，肝体积增大，腹、盆腔少量积液。

图 15－2　胸部 CT（8 月 30 日）

辅助呼吸，连续性替代治疗（CRRT）纠正酸中毒，美平、伏立康唑、拜复乐抗感染治疗。EB 病毒核酸定量：2.4×10^{5} copy/mL↑，呼吸道病原体阴性，血、痰培养阴性，G 试验阴性，多次查自身免疫全套正常，肿瘤标志物正常，铁蛋白大于 1650 μg/L。入院第 4 天复查胸部 CT（图 15－3）提示肺部渗出病灶明显消散吸收，血乳酸水平明显降低，动脉血气分析正常，脱机拔管，各项感染指标明显好转。继续治疗至 1 周，血乳酸水平降至正常，患者一般情况好转，停止血液净化和抗菌药物治疗。

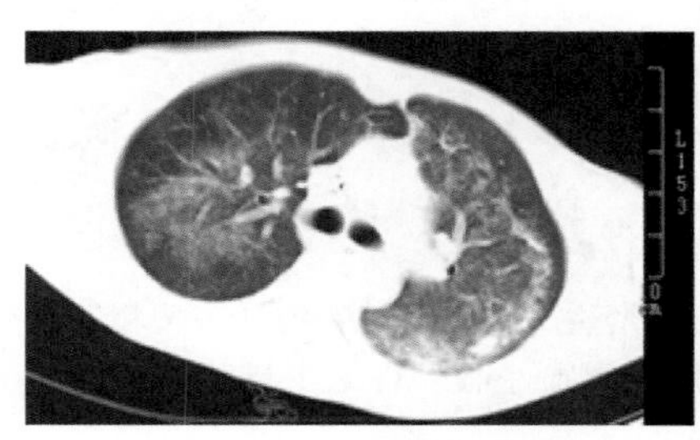
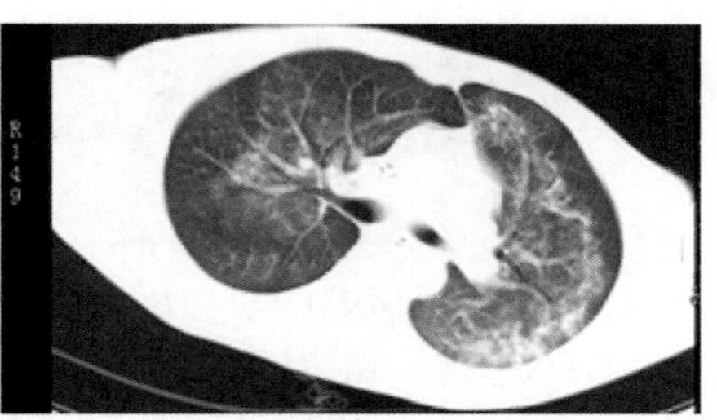

图 15－3　胸部 CT（9 月 9 日）

停止 CRRT 治疗 3 天，患者血乳酸又逐日升高，再次出现呼吸

困难，又予 CRRT 治疗，这次乳酸增高后单纯 CRRT 治疗无效，同时予输注血浆、激素等治疗方能降至正常范围。期间多次做骨髓穿刺检查和活检（图 15 –4 ~ 图 15 –6），考虑有 EB 病毒相关性噬血细胞综合征。后行全身 PET-CT 检查（9 月 15 日）：肝、脾内弥漫性放射性摄取增高，双肺弥漫性毛玻璃状、絮状密度增高影，未见放射性摄取，考虑血液病、肺侵犯与感染、脾大。当日在 B 超引导下行脾脏穿刺活检（图 15 –7），证实为结外 NK/T 细胞淋巴瘤。患者确诊为 EB 病毒相关性 NK-T 细胞淋巴瘤（鼻型），此类淋巴瘤化疗效果极差，家属要求自动出院回家，出院时患者各项生化、血气指标基本正常。

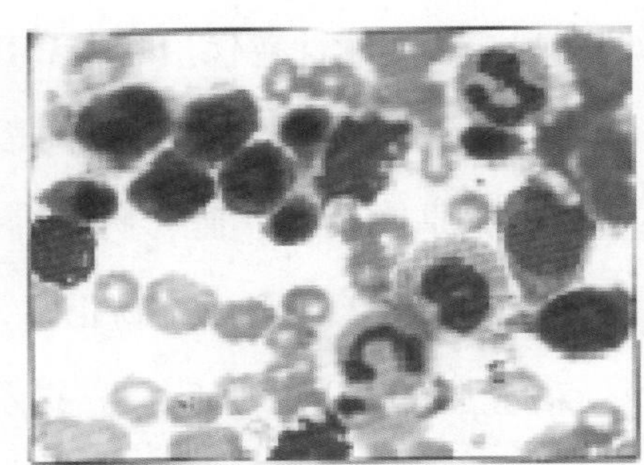
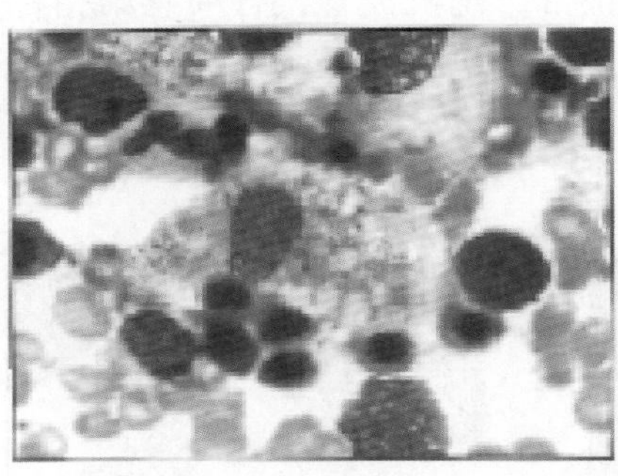
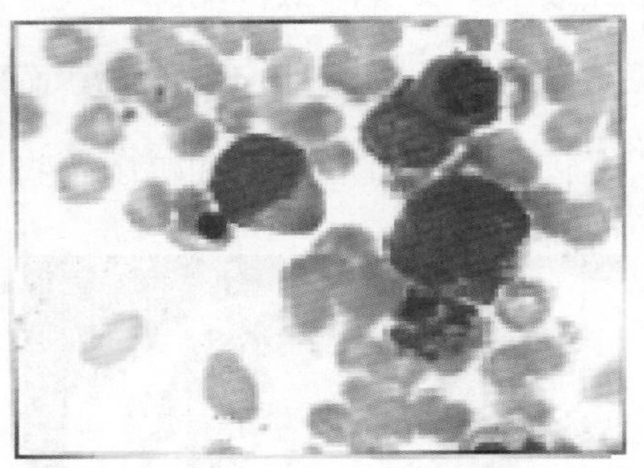

注：骨髓增生明显活跃，粒、红、巨三系增生，粒系易见颗粒增多增粗、空泡，易见浆细胞、组织细胞，可见吞噬细胞吞噬血小板，可见少量分类不明细胞。考虑感染性骨髓象，不除外噬血细胞综合征，结合临床。

图 15 –4　骨髓细胞学检查（9 月 2 日）

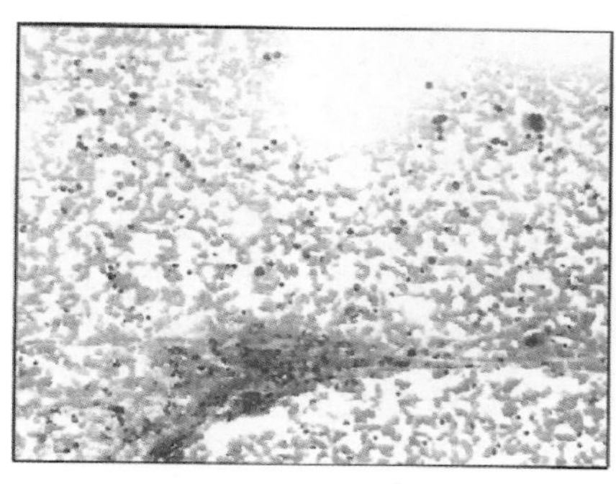
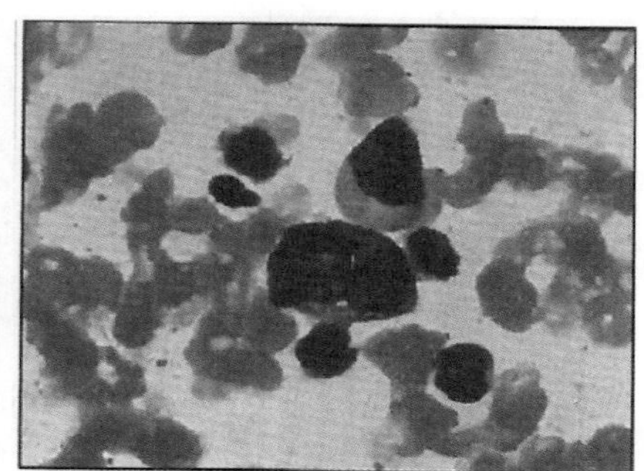
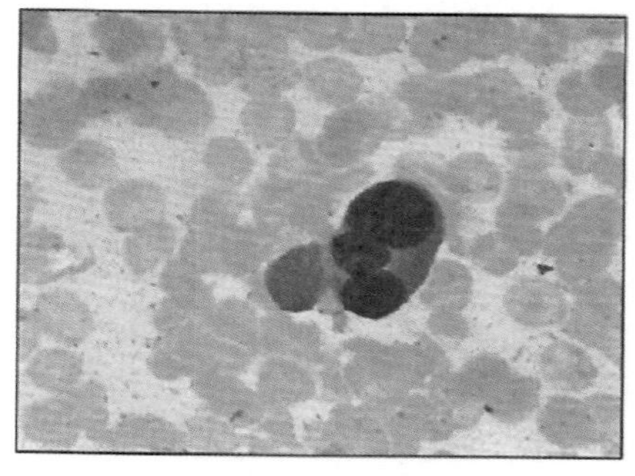
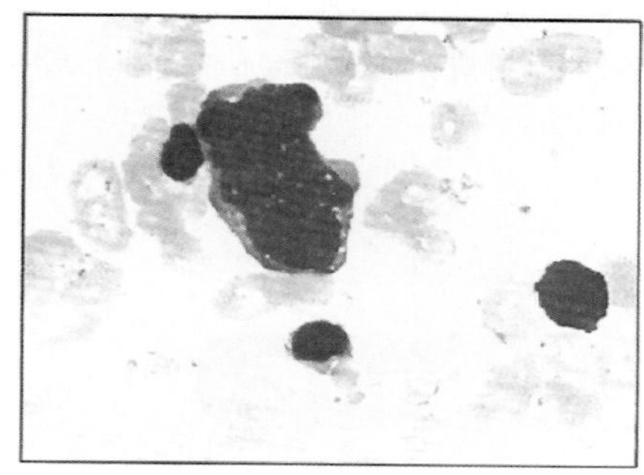

注：骨髓增生明显活跃，粒、系增生，易见颗粒增多、空泡，红系增生减低，巨核增生，易见组织细胞，可见组织细胞吞噬血小板，见5%分类不明的细胞，形态似异常组织细胞。考虑噬血细胞综合征骨髓象。

图15－5　骨髓细胞学检查（9月13日）

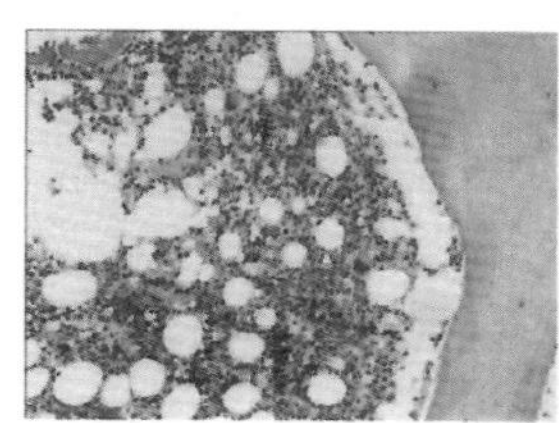
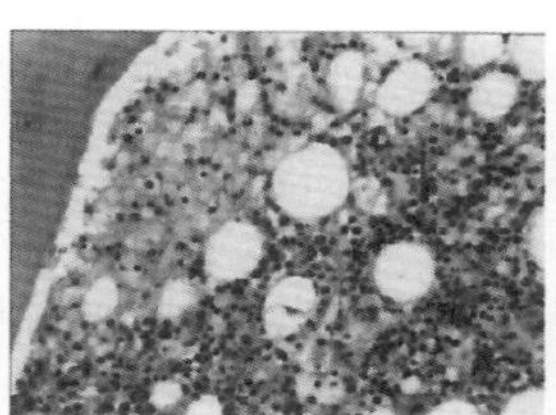
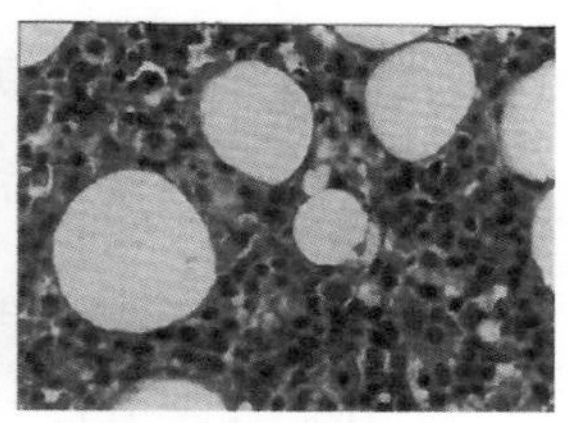

注：光镜所见：骨髓增生大致正常，60%，PAS示粒红比减低，红系各阶段可见，以中晚幼红为主，粒系各阶段可见，以中晚幼粒为主，可见吞噬红细胞，巨核可见，另见少许散在异性淋巴细胞。免疫组化：CD68（+），CD1α（−），EBER（+），CD30（+），CD3（+），CD20（−），CD56（−），TIA-1少许（+），CD68散在（+），MUM-1（+），TdT（−）。病理诊断骨髓：考虑EBV感染相关的噬血综合征，不能除外淋巴瘤。

图15－6　骨髓活检报告（2014年9月3日取材送检，2014年9月17日报告）

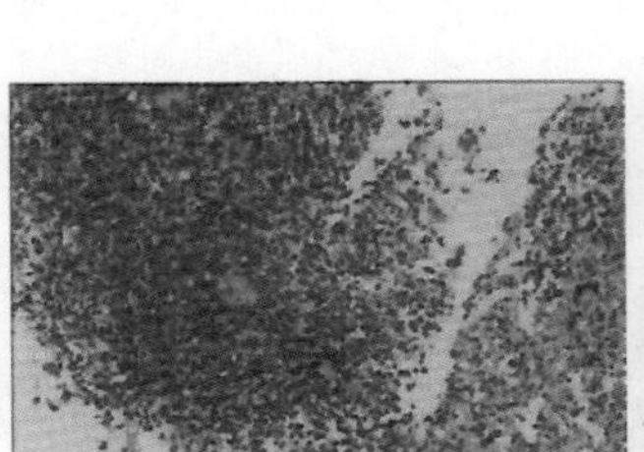
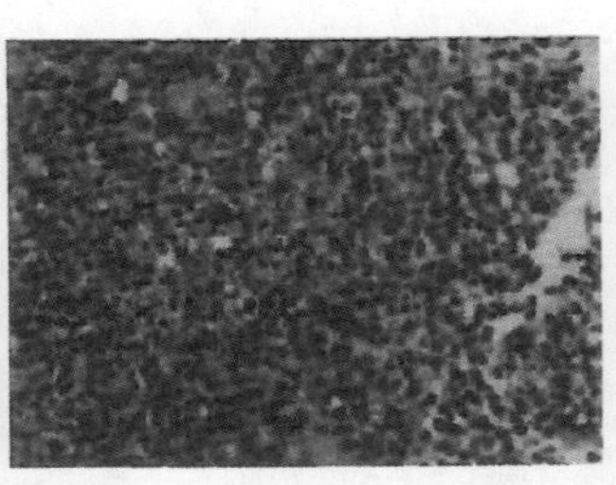
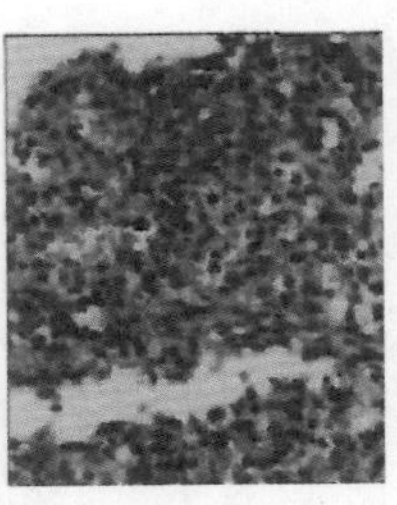

注：光镜所见：肿瘤细胞中等大，核明显异性，染色质细，见小核仁，胞质少，肿瘤细胞弥漫性生长。免疫组化：CD3（+），CD20（-），CD5（-），CD56（+），LCA（+），TIA-1（+），Ki67（+）60%，EBER（+），Gran-B（-）。病理诊断：（脾脏）恶性肿瘤，考虑淋巴瘤可能，结合免疫组化符合结外 NK/T 细胞淋巴瘤，鼻型。

图 15－7　脾活检报告

讨论与分析

［病例特点］

1. 青年男性，急性起病。

2. 早期表现为精神症状及多脏器轻微损伤，后突出表现为重症肺炎，伴随临床不能解释的乳酸酸中毒。

3. 患者无肝脾淋巴结肿大，铁蛋白明显升高、EB 病毒滴度明显升高，多次骨髓穿刺检查结合临床考虑为噬血细胞综合征。

4. PET-CT 发现高代谢病灶后，针对性穿刺病理活检是确诊的关键，该患者唯一的病灶在脾脏，经穿刺活检证实为 NK-T 细胞淋巴瘤。

［诊疗思路］

1. 乳酸酸中毒的鉴别诊断思路

本例患者急性起病，早期症状多而无特异性，中后期表现为临床不能解释的严重乳酸酸中毒。乳酸酸中毒为外周血 pH 值≤7.35 且

血乳酸≥5 mmol/L。乳酸酸中毒按其发病机制可分为 A 型和 B 型。

A 型乳酸酸中毒主要是由氧供需不平衡造成组织细胞严重缺氧，多继发于低血容量、心力衰竭、重症感染等导致的组织低灌注。B 型则无明显器官低灌注，发生机制包括线粒体功能障碍、糖酵解改变及丙酮酸蓄积等，与肿瘤、药物、中毒、先天遗传异常等等多种疾病相关。

本例患者病情错综复杂，早期主要表现为精神症状及轻微的脏器功能损害，症状加重后以呼吸困难重症肺炎伴严重乳酸酸中毒为突出表现，患者有进食减少及重症感染等因素导致容量绝对或相对不足，这些因素可导致细胞缺氧、乳酸生成增多。因此首先考虑 A 型乳酸酸中毒，予常规液体复苏等治疗是首选。但本例患者常规液体复苏及 CRRT 治疗对纠正乳酸酸中毒无效，故必须考虑 B 型乳酸酸中毒，提醒我们在尽早的时间内针对 B 型乳酸酸中毒进行排查，尽早找到病因，并调整治疗方向。本例患者第二次住院时以严重脓毒症、呼吸困难为突出表现。该患者虽然呼吸困难明显，肺部渗出性病变严重，但血氧正常，血压正常，不存在组织低灌注情况，患者 pH 值极低，血乳酸明显增高，经补碱、常规 CRRT 及抗感染治疗效果不好，症状反而逐渐加重。其呼吸困难与严重乳酸酸中毒密切相关。其乳酸明显增高又与其循环状态表现不相符合。患者严重时似乎表现为脓毒症，但其只是整个病程中的一个并发症，真正的原因为肿瘤逐渐进展的后果。该患者在诊治过程中，笔者一直抓住血液病恶性肿瘤这个方向不变锲而不舍，终于获得明确诊断。

2. 噬血细胞综合征的诊断和鉴别诊断

噬血细胞综合征（HLH）是一种进展迅速、高致死率的综合征，其病因治疗与疾病预后息息相关，因此所有患者在诊断噬血细胞综合征时必须积极寻找病因。HLH 可分为原发性和继发性两种。

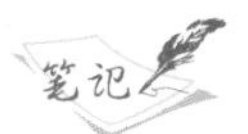

原发性 HLH 是一种常染色体隐性遗传病；继发性 HLH 与各种潜在疾病有关，是由感染、肿瘤、风湿性疾病等多种病因启动免疫系统的活化机制引起的一种反应性疾病，通常无家族病史和已知的遗传基因缺陷。

对疑似 HLH 的患者，如临床表现有发热、肝脾肿大和全血细胞减少的患者，必须筛查可导致 HLH 的潜在疾病，并通过仔细询问病史、查体，以及相关实验室检查，确定导致 HLH 诊断及原因。

1）病史询问：应仔细询问婚育史、家族史、过敏史，有无皮疹或淋巴结肿大，有无发热、盗汗、体重下降；详细了解特殊药物使用情况；详细询问旅游史，特别是有无热带地区旅游史。

2）感染因素：不管是原发性还是继发性病例，感染引起的免疫激活都是常见诱因，需完善各种细菌、真菌、病毒、寄生虫等相关检查。常见感染诱因是病毒感染，尤其是 EBV，诊断 EBV-HLH 需要全血和（或）血浆中检测出 EBV-DNA，和（或）活体组织病理检查 EBV 编码的小 RNA（EBER）阳性，并排除其他可能导致 HLH 的原因。血清 EBV 抗体阳性可作为 EBV 感染的参考。

3）肿瘤因素：恶性肿瘤引起 HLH 的原因有多种，可先于恶性肿瘤诊断之前发生，也可在肿瘤的治疗过程中出现，绝大多数由血液系统恶性肿瘤引起。根据典型病史，结合 PET-CT、免疫分型、染色体、病理活检等检查手段在鉴别肿瘤相关 HLH 中具有重要的临床意义。

4）风湿免疫病因素：区别于其他类型的 HLH，此类疾病早期多表现为非感染因素的白细胞、血小板升高，C 反应蛋白升高，红细胞沉降率增快，纤维蛋白原升高。但是随着疾病的进展，外周血细胞计数的进行性下降和炎症指标的异常是协助诊断的重要指标。

笔记

5）基因缺陷：无论儿童还是成人，都存在原发性 HLH 的可能。

基因测序确定 HLH 相关缺陷基因是诊断原发性 HLH 的金标准。

[疾病介绍]

噬血细胞综合征又称噬血细胞性淋巴组织细胞增生症，是一种由各种诱因导致的细胞毒性 T 细胞和自然杀伤细胞过度活化，并刺激巨噬细胞活化，分泌大量炎性细胞因子的一系列炎症反应，可以累及多器官和多系统，以及进行性加重伴免疫功能紊乱。其特征性表现为发热、肝脾肿大和全血细胞减少，骨髓、肝、脾、淋巴结组织发现巨噬细胞吞噬血细胞现象（即噬血现象）。

1. HLH 的诊断标准

目前关于 HLH 的诊断仍推荐采用国际组织细胞协会 2004 年修订的《HLH-2004 指南》符合以下两条标准中的任何一条可以诊断 HLH。

（1）分子诊断符合 HLH：在目前已知的 HLH 相关致病基因，如 *PRF1*、*UNC3D*、*STX11*、*STXBP2*、*Rab27a*、*LYST*、*SHD1A*、*BIR1C4*、*ITK*、*AP3β1*、*MAGT1*、*CD27* 等发现病理性突变。

（2）符合以下 8 条指标中的 5 条：①发热：体温 >38.5 ℃，持续 >7 天；②脾大；③血细胞减少（累及外周血两系或三系）：血红蛋白 <90 g/L，血小板 $<100\times10^9$/L，中性粒细胞 $<1.0\times10^9$/L，且非骨髓造血功能减低所致；④高三酰甘油血症（三酰甘油 >3 mmol/L 或高于同年龄的 3 个标准差）和（或）低纤维蛋白原血症（Fib <150 mg/dL 或低于同年龄的 3 个标准差）；⑤在骨髓、脾脏、肝脏或淋巴结里找到噬血细胞；⑥血清铁蛋白升高：铁蛋白≥500 μg/L；⑦NK 细胞活性降低或缺如；⑧sCD25（可溶性白细胞介素 2 受体 sIL-2R）升高。

2. HLH 的治疗

HLH 的治疗分为两个方面，一方面是诱导缓解治疗，以控制过

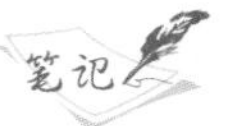

度炎症状态为主，达到尽早控制 HLH 活化的目的；另一方面是病因治疗，以纠正潜在的免疫缺陷和控制原发病为主，达到防止 HLH 复发的目的。HLH-1994 的 8 周诱导治疗包括地塞米松、依托泊苷，以及鞘内注射甲氨蝶呤和地塞米松。部分风湿免疫病相关 HLH 和轻型的 HLH 患者可以在单纯应用糖皮质激素冲击治疗后获益，一些特殊病原体（如杜氏利什曼原虫、布氏杆菌等）感染的 HLH 患者可以通过对原发病的治疗获得缓解，无需加用细胞毒药物及免疫调节药物。HLH 患者常常合并感染和多脏器功能的受累。支持治疗的准则应与正在进行造血干细胞移植患者的标准相似，包括预防卡氏肺孢子虫肺炎及真菌感染、静脉应用免疫球蛋白和预防中性粒细胞减少症。任何新出现的发热，需考虑 HLH 复发以及机会性感染的可能，并经验性给予广谱抗生素治疗。HLH 患者由于严重的血小板减少和凝血功能异常，自发性出血的风险很高；同时容易发生心功能、肝功能、肾功能等多脏器功能不全。因此，在诊断时应充分评估患者的脏器储备功能，并给予对症支持治疗，严密监测脏器功能，加强对症支持治疗。

淋巴瘤相关性 HLH 通常继发于 T 细胞或 NK/T 细胞淋巴瘤，发病机制目前认为与免疫调节异常、NK 细胞和 CD8 + T 细胞无效的过度活化及炎症细胞因子堆积在其中有关。NK/T 细胞相关 HLH 生存时间为 14 天，绝大多数患者死于多脏器功能衰竭，一部分患者合并感染和出血。目前缺乏治疗对该病治疗的有效手段。

病例点评

这个病例是一个非常具有代表性的急诊临床诊治思维训练的病例。与感染相关，但又不是纯粹的感染，对临床医师有着很大的陷

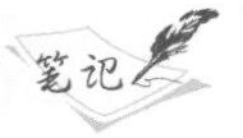

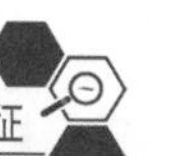

阱。该病例涉及知识点多：铁蛋白异常增高和高乳酸血症的诊治思路，噬血细胞综合征的诊断与治疗，高乳酸血症的综合治疗。这些都是急诊临床医师需要掌握的知识点。其精彩之处在于临床医师如何揭开严重脓毒症表象掩盖下的淋巴瘤这一真相的诊治思维过程。

参考文献

1. HENTER J I, HORNE A, ARIEO M, et al. HLH-2004: Diagnostic and therapeutic guidelines for hemophagocytic lymphohistiocytosis. Pediatr Blood Cancer, 2007, 48(2): 124 - 131.
2. RAMOS-CASALS M, BRITO-ZERON P, LOPEZ-GUILLERMO A, et al. AduLt haemophagocytic syndrome. Laccet, 2014, 383: 1503 - 1516.
3. 中国抗癌协会淋巴瘤专业委员会. 淋巴瘤相关噬血细胞综合征诊治中国专家共识. 中华医学杂志, 2018, 98（18）: 1389 - 1393.
4. 噬血细胞综合征中国专家联盟，中华医学会儿科学分会血液学组. 噬血细胞综合征诊治中国专家共识. 中华医学杂志, 2018, 98（2）: 91 - 95.
5. 李佩章，王英，庞乃奇，等. 淋巴瘤相关噬血细胞综合征的临床特点、诊断及治疗（附20例分析）. 山东医药, 2017, 57（31）: 47 - 49.
6. 张燕，洪小南. 结外NK/T细胞淋巴瘤相关噬血细胞综合征23例回顾性分析. 中华肿瘤防治杂志, 2013, 20（21）: 1672 - 1675.
7. 赵久良，李剑，张薇，等. 以乳酸酸中毒为首发表现的非霍奇金淋巴瘤一例并文献复习. 白血病淋巴瘤, 2012, 21（1）: 56 - 57.
8. 安莹波，张新颜，高屹，等. B型乳酸酸中毒的急诊救治及文献复习. 中国临床医师杂志, 2016, 44（1）: 52 - 55.

（深圳市第二人民医院　熊丽红，孟新科）

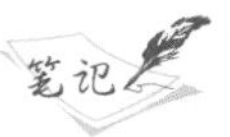

016 北京市居民感染布鲁菌病

病情介绍

患者，男，66岁，已婚，工人，主因“发热5月余，腹痛、黄疸10余天”于2015年11月8日入院。

患者5月余前出现发热，Tmax 39 ℃，伴乏力、肌肉酸痛，偶有畏寒、寒战，就诊于外院查血常规及肝肾功能正常，CRP 22 mg/L，胸片示双肺纹理增重，予莫西沙星400 mg qd口服，无明显效果。4月余前体温曾一度降至正常，持续10余天，之后再次发热，Tmax 39.5 ℃。就诊于某中医院，查血常规未见明显异常，CRP 72 mg/L，生化：ALT 59 μ/L↑，LDH 324 μ/L↑，Na 126 mmol/L↓，Cl 89 mmol/L↓；胸部CT未见异常，予中药口服效果不佳。仍发

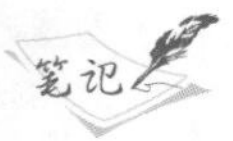

热，伴体重明显下降，3 个月前外院查血常规：WBC 7.24 × 10^9/L，NEU% 45.9%，LY 42.8% ↑；生化：ALT 53 μ/L ↑，ALP 168 μ/L ↑，Na 128 mmol/L ↓，Cl 88 mmol/L ↓，ESR 65 mm/h，PCT 正常；呼吸道病原体筛查：肺炎支原体 IgM（+），T. spot-TB、ANA、AMA、肿瘤标志物均正常，予阿奇霉素 500 mg qd 口服，仍发热。2 个月前患者头颅及腹部 CT 未见异常，口服“汤药”。1 个月前出现腰痛。20 天前出现右侧睾丸不适，外院超声提示右侧睾丸肿大、附睾炎及右侧睾丸鞘膜积液。10 余天前出现全腹隐痛，程度中等，皮肤及巩膜发黄，就诊我院急诊科。发病以来有乏力、食欲缺乏、体重明显下降，不伴皮疹、口腔溃疡、脱发、光过敏、雷诺现象、听力障碍。

既往史：高血压病、糖尿病。

个人及家族史：退休工人，邻居养羊，有活羊接触史；否认家族性遗传病史。

入院查体：T 38 ℃、P 105 次/分、R 20 次/分、BP 102/73 mmHg；皮肤及巩膜重度黄染，心肺未见异常，腹软，全腹轻度压痛，肾区叩痛，下肢肌肉压痛、右侧睾丸肿大、有触痛。

辅助检查

1. 血常规：WBC 11.76 × 10^9/L，NEU% 80.4%，HGB 108 g/L，PLT 107 × 10^9/L，CRP 54 mg/L。

2. 生化：AST 44 μ/L，ALP 449 μ/L，GGT 106 μ/L，TBIL 151 μmol/L，IBIL 98 μmol/L，DBIL 53 μmol/L，ALB 25.3 g/L。

3. ESR 65 mm/h，PCT 2.15 ng/mL。

4. 腹部超声：脾大。

诊断：①发热待查 感染？②肝功能异常原因待查；③附睾炎；

④低蛋白血症；⑤高血压病；⑥2 型糖尿病。

诊治经过

第 1 日经验性给予舒普深 3 g q12h 抗感染、保肝、补液支持治疗。

第 4 日仍发热（T 38 ℃），完善血培养、自身抗体、病毒筛查等检查，ANA、ENA 抗体、抗 dsDNA 抗体、ANCA、Ig + C(–)，甲、乙、丙、戊肝抗体(–)，自免肝抗体(–)，胸片提示双肺少量渗出不除外（图 16 – 1），继续舒普深抗感染。夜间出现黑便 10 余次，HGB 降至 53 g/L，考虑上消化道出血，予积极输血、止血治疗。

第 5 日腹部增强 CT：右侧腰大肌囊性病灶，腰大肌脓肿可能；腹膜炎，腹腔内弥漫炎症改变；胆囊壁水肿增厚；脾脏多发低密度灶，考虑脾梗死（图 16 – 2）。当日在超声引导下行腰大肌穿刺抽出血性液体（5 mL）、送细菌培养(–)。继续舒普深 3.0 g q12h。追问患者得知其邻居养羊，结合存在发热、附睾炎、腰大肌脓肿，怀疑布鲁菌病，故完善布氏杆菌虎红试验。

第 6 日回报布氏杆菌虎红试验阳性，结合接触史、临床症状可临床诊断布鲁菌病，停舒普深，改阿米卡星 0.4 g qd、米诺环素 0.1 g q12h 联合左氧氟沙星 0.5 g qd。

第 10 日消化道出血渐趋于平稳，上午 CT 引导下再次行腰大肌脓肿穿刺（图 16 – 3）、抽液送培养。下午血培养回报：马耳他布鲁菌（羊布鲁菌），确诊布鲁菌病，继续上述三药联合治疗。

第 13 日出院转传染病医院。出院后腰大肌脓肿穿刺液培养回报：马耳他布鲁菌（羊布鲁菌）。

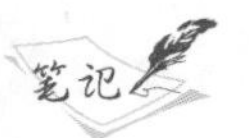

住院期间相关化验检查详见表 16 – 1。

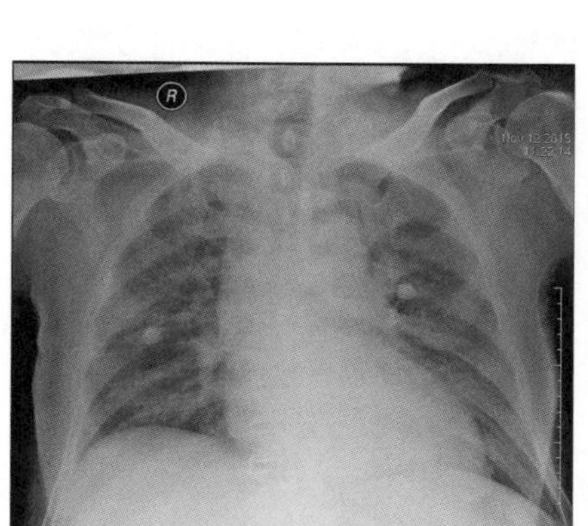

图 16－1 第 4 日胸片

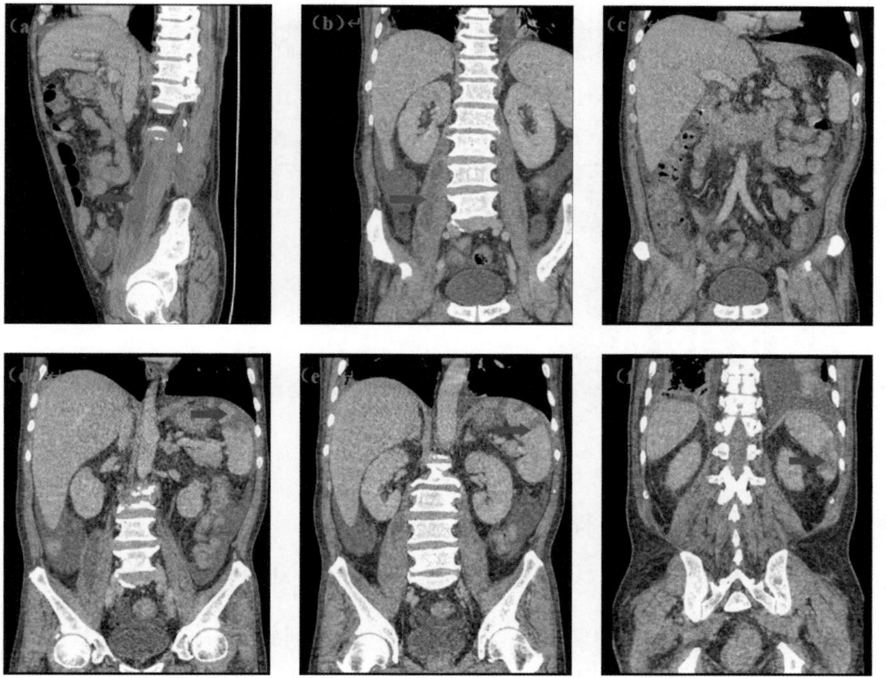

图 16－2 第 5 日腹部增强 CT

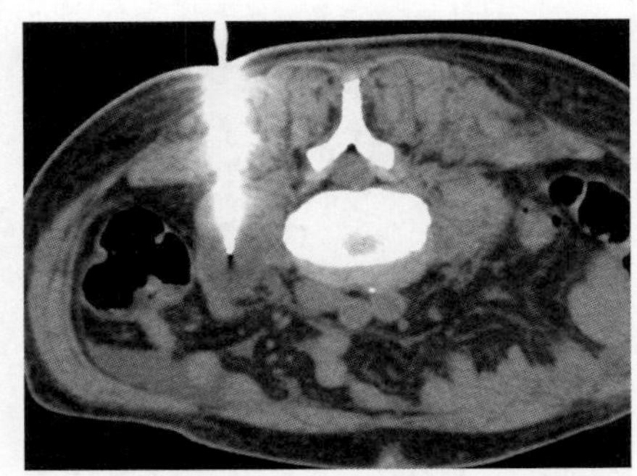

图 16－3　第 10 日 CT 引导下腰大肌穿刺

表 16－1　相关指标

日期	11.5	11.8	11.11	11.12	11.13	11.15	11.16	11.17	11.19
白细胞（$\times 10^9$/L）	13.7	11.76	7.81	10.43	9.4	7.86	7.04	6.07	4.73
中性粒细胞（%）	80.9	80.4	69.8	67.6	67.4	70.4	72.7	72.6	70.2
血红蛋白（g/L）	115	108	53	66	85	83	86	85	79
CRP（mg/L）		154		71	49	27	18	17	12
TBIL（μmol/L）	151.6	275.2	267.1	222.7	194.2	164.7	126.8	123.1	96.7
DBIL（μmol/L）	98.5	177.5	172.6	145.4	132.8	103.1	84	79.4	59.5
IBIL（μmol/L）	53.1	97.7	94.5	77.3	62.5	68.1	42.8	43.7	37.2

确定诊断：布鲁菌病。

讨论与分析

［病例特点］

1．老年男性，慢性病程，进行性加重。

2．以发热起病，逐渐出现腹痛、黄疸、附睾炎、腰痛。

3．病程前期白细胞不高，淋巴细胞比例轻度升高，CRP 轻度升高，红细胞沉降率加快，病程后期白细胞、中性粒细胞升高，PCT 升高。

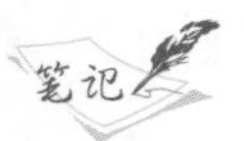

4．存在附睾炎、腰大肌脓肿、脾梗死、腹膜炎、消化道出血

多个系统受累。

5. 虎红实验阳性，血培养和脓液培养均培养出马耳他布鲁菌（羊布鲁菌）。

[诊疗思路]

发热的鉴别诊断：引起发热的病因很多，它是急诊医师临床中遇到的常见而复杂的鉴别诊断症状之一，大致可分为感染性和非感染性发热。感染性发热主要围绕感染部位和病原体的鉴别，外感因素的流行病学史调查非常重要。非感染性发热常见病因分类包括结缔组织病、肿瘤、血液系统疾病、无菌性炎症、内分泌代谢疾病、变态反应、中枢神经系统高热。

本例患者主要临床表现为慢性长程的发热。病程初期外院影像学检查未找到感染部位，病原学检查亦无阳性发现，抗生素治疗效果不佳，病程后期逐渐出现附睾炎、腹膜炎、腰大肌脓肿的表现，仔细询问病史得知其邻居家中养羊，通过血培养及脓液培养得以确定布鲁菌病的诊断。这里要强调临床中仔细详尽询问流行病学接触史、反复抽取血培养及尽可能穿刺抽取脓液，获得送检标本的重要性。

[疾病介绍]

布鲁菌病，简称布病，也称“波状热”，是布鲁杆菌感染引起的一种人畜共患传染病，属自然疫源性疾病，可感染人以及牛、羊、猪、犬等动物。临床上主要表现为病情轻重不一的发热、多汗、关节痛和肝、脾、淋巴结肿大等。该病是我国《传染病防治法》规定的乙类传染病。

1. 流行病学

(1) 传染源

国内主要传染源为羊，其次为牛和猪。其阴道分泌物特别具有

传染性，其皮毛、各脏器、胎盘、羊水、胎畜、乳汁、尿液也常致病。病畜乳汁中带菌较多，排菌可达数月或数年之久。

（2）传播途径

在国内，牧民接羔为主要传染途径，剥牛羊皮、剪打羊毛、挤乳、切病畜肉等均可受染，病菌从接触处的破损皮肤进入人体。非职业人群通过食入染菌的生乳、乳制品和半生的病畜肉，病菌可自消化道进入体内。混杂羊毛的尘土可含本菌，可经呼吸道黏膜、眼结膜发生感染。

（3）易感人群

人群对布鲁菌病普遍易感。国内以牧区牧民的感染率最高，患病后有一定的免疫力，但再感染者也不少见。

2. 临床表现

布鲁菌感染的潜伏期通常为 1 ~ 4 周，偶可长达数月。通常认为，羊型和猪型布鲁氏菌引起的感染比牛型布鲁氏菌严重。犬型布鲁氏菌很少引起人类疾病。

布鲁菌病临床表现变化多端、轻重不一。急性布鲁菌病通常表现为隐匿起病的发热、盗汗、关节痛、肌痛、腰痛、乏力、体重减轻、厌食、头痛、头晕。热型以弛张热最常见。体格检查表现多变且不具特异性，可伴肝、脾、淋巴结肿大。布鲁菌病可侵犯全身任意器官。骨骼肌肉系统受累最常见，可表现为滑囊炎、腱鞘炎及脊椎病变；泌尿生殖系统受累常表现为睾丸炎、附睾炎、子宫内膜炎、输卵管及卵巢炎症；消化系统受累表现为肝炎、肝或脾脓肿、胆囊炎、回肠炎、结肠炎和自发性腹膜炎；肺部受累时临床上可表现为支气管炎、间质性肺炎、大叶性肺炎、肺部结节、胸腔积液、肺门淋巴结肿大、脓胸或脓肿；血液系统异常相对较为常见，包括贫血、白细胞减少、血小板减少、全血细胞减少和

（或）弥散性血管内凝血；神经系统受累表现包括急性或慢性脑膜炎、脑炎、脊髓炎、神经根炎和（或）累及脑神经或外周神经的神经炎。

3. 实验室检查和辅助检查

（1）常规实验室检查

白细胞计数通常为正常或偏低，淋巴细胞相对增多，有时可出现异形淋巴细胞，少数可发生红细胞、血小板计数减少。可出现红细胞沉降率、C 反应蛋白升高，累及肝脏者肝功能可有异常。

（2）细菌培养

血液、骨髓、乳汁、子宫分泌物、脓性分泌物、关节液、脑膜炎患者的脑脊液等均可做细菌培养，其中血液最常用。培养的敏感性取决于标本种类、培养方法、疾病分期以及抗菌药物的使用。骨髓培养比血培养更加敏感，急性发热患者的血培养阳性率高于亚急性及慢性患者。该菌专性需氧，生长缓慢，布鲁杆菌培养应注意延长时间，以获得更高阳性率。大部分血培养样本会在培养第 7 日到第 21 日之间得到阳性结果。

（3）血清学检测方法

即检测机体对菌体细胞膜上的光滑脂多糖产生的抗体。发病初期 IgM 效价上升，约 1 周后 IgG 效价升高。国际上通用的血清学检测方法包括血清凝集试验（SAT）、ELISA、虎红平板凝集试验、布鲁菌病抗人免疫球蛋白试验（Coombs 试验）、补体结合试验（CFT）、皮肤试验。血清学检测结果可在患者恢复之后持续很长时间仍为阳性，根据血清学检查结果难以区分活动性感染与既往感染。

（4）分子生物学检测

针对 IS711 或 IS650、16S ~ 23SrRNA 片段、*BCPS32* 和 *omp2a*

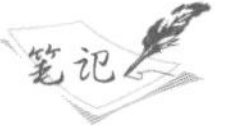

基因的 PCR 可以用作培养产物的菌种鉴定，也有直接用于临床标本鉴定。

4. 诊断及诊断依据

结合患者的流行病学资料、临床表现和辅助检查，可做出诊断。由于该病临床表现的非特异性、病原体培养的阳性率低，血清学检查在诊断中发挥重要作用，同时流行病学资料对协助诊断有重要价值。

（1）实验室诊断标准

1）筛查试验：虎红平板凝集试验阳性者通过下述提及的确诊试验以证实。

2）确诊试验：①由血或其他临床标本中分离得到布鲁杆菌。②在上述基于凝集抗体检测的筛查试验基础上，加以下基于非凝集抗体的检测：ELISA IgG 阳性；Coomb IgG 效价 1：400，并出现显著凝集及以上。③不少于 2 周间隔获取的双份血清标本抗体效价升高不低于 4 倍。④ CFT：效价 1：10 并出现显著凝集及以上。⑤SAT：国内作为确诊试验，效价为 1：100 并出现显著凝集及以上或病程一年以上，效价 1：50 并出现显著凝集及以上；或半年内有布鲁杆菌疫苗接种史，效价达 1：100 并出现显著凝集及以上者。

（2）人布鲁菌病临床诊断标准

1）疑似诊断：符合临床表现且流行病学相关，如疑似或确诊动物、患者或污染动物制品、培养物有接触史、生活在布鲁菌病流行区、与菌苗的生产、使用和研究有密切关系等。

2）临床诊断：疑似病例基础上有筛查试验阳性。

3）确诊病例：疑似或临床诊断病例基础上有确诊试验阳性。

4）隐性感染：有流行病学史，符合确诊病例免疫学和病原学检查标准，但无临床表现。

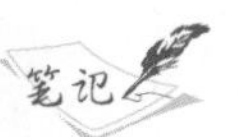

5）血清学阴性病例：值得注意的是，犬型布鲁杆菌细胞膜表面的抗原不同于S-LPS，普通血清学方法可能导致假阴性。因此临床强烈提示布鲁杆菌感染者，即使血清学阴性，也需排除犬型布鲁菌病的可能。

5. 治疗

布鲁菌病的抗菌治疗原则：早期、联合、足量、足疗程用药，必要时延长疗程，以防止复发及慢性化。

无合并症的非复杂性感染者（成人以及8岁以上儿童）首选多西环素（6周）+庆大霉素（1周）、多西环素（6周）+链霉素（2~3周）或多西环素（6周）+利福平（6周）。若不能耐受，亦可采取二线方案，多西环素（6周）+复方新诺明（6周）、多西环素（6周）+妥布霉素（1~2周）、利福平（6周）+左氧氟沙星（6周）、利福平（6周）+环丙沙星（6周）。有合并症或特殊人群的治疗方案，多采用三联或四联方案。

参考文献

1. MANTUR B G, AMARNATH S K, SHINDE R S. Review of clinical and laboratory features of human brucellosis. Indian J Med Microbiol, 2007, 25: 188.
2. FIORI P L, MASTRANDREA S, RAPPELLI P, et al. Brucella abortus infection acquired in microbiology laboratories. J Clin Microbiol, 2000, 38: 2005.
3. YOUNG E J. An overview of human brucellosis. Clin Infect Dis, 1995, 21: 283.
4. TROY S B, RICKMAN L S, DAVIS C E. Brucellosis in san diego: epidemiology and species-related differences in acute clinical presentations. Medicine (Baltimore), 2005, 84: 174.
5. WHO/CDS/EPR/2006.7. Brucellosis in humans and animals Geneva: World Health Organization, 2006.
6. BOSILKOVSKI M, KRTEVA L, DIMZOVA M, et al. Human brucellosis in macedonia-10 years of clinical experience in endemic region. Croat Med J, 2010,

51：327.

7. BOSILKOVSKI M，KRTEVA L，DIMZOVA M，et al. Human brucellosis in Macedonia-10 years of clinical experience in endemic region. Croat Med J，2010，51：327.

8. GOTUZZO E，PAPPAS G. Brucellosis. In：tropical infectious diseases：principles，pathogens and practice. 3rd ed. GUERRANT R L，WALKER D H，WELLER P F，Saunders Elsevier：Philadelphia，2011：271.

9. BOSILKOVSKI M，KRTEVA L，DIMZOVA M，et al. Brucellosis in 418 patients from the balkan peninsuLa：exposure-related differences in clinical manifestations，laboratory test resuLts，and therapy outcome. Int J Infect Dis，2007，11：342.

（北京大学第一医院　辛彩焕，熊辉）

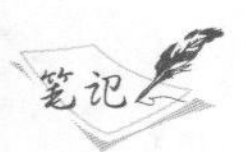

017
大量心包积液诊治何去何从？

病情介绍

患者，男，53 岁，以“突发胸闷 1 天，晕厥 1 次”于 2014 年 7 月 15 日就诊于我院急诊。

患者 1 天前晨起准备出门卖菜时在自家院子里突发胸闷并随即意识丧失，约 1 分钟后苏醒，被家人发现后紧急送往当地医院就诊，当地医院行心脏超声检查示“大量心包积液，怀疑主动脉夹层破入心包”，随后紧急转入我院急诊，在急诊抢救室期间，检测肾功能不全且病情出现急剧恶化，为求进一步治疗，门诊以“心包积液、急性肾功能衰竭、晕厥待查”收入急诊监护室。患者近期无咳嗽、咳痰，无发热，无头痛头晕，无明显胸背痛。

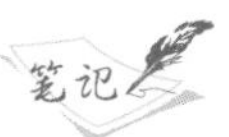

既往史： 否认高血压、糖尿病、冠心病、肝炎、结核等慢性病史。无其他特殊病史。无特殊药物毒物接触史。

个人史： 生于原籍，务农，平素从事蔬菜贩卖生意，无外地旅居史。

入院查体： T 36 ℃，P 92 次/分，R 21 次/分，BP 119/82 mmHg。神志清，精神差，营养良好，自主体位，查体合作。巩膜无黄染，双瞳孔正大等圆，对光反射灵敏。口唇无发绀，伸舌居中。颈部无抵抗，双肺呼吸音粗，未闻及干湿性啰音。心前区无隆起，心音低钝，心律齐，各瓣膜听诊区未闻及病理性杂音。腹软，肝区叩痛，移动性浊音阴性，肝脾肋下未及，肠鸣音 3 ~ 4 次/分。四肢肌张力、肌力正常。腹壁、双下肢无凹陷性水肿。生理反射存在，病理征阴性。

辅助检查

1. 血常规（7 月 15 日）：WBC 13.67 × 10^9/L，中性粒细胞计数 10.21 × 10^9/L，百分比 74.7%，HGB 136 g/L，PLT 41 × 10^9/L。

2. 血生化：（7 月 15 日）：GLU 17.08 mmol/L，Cr 102.06 μmol/L，ALT 167 μ/L，AST 255 μ/L，LDH 221 μ/L，K 4.00 mmol/L，hs-TNT 581.6 pg/mL，NT-proBNP 678.8 pg/mL，TCO_2 18.1 mmol/L。

3. 血生化（7 月 17 日）：Cr 519.5 μmol/L，ALT 4529 μ/L，AST 4649 μ/L，K 6.02 mmol/L，hs-TNT 7237 pg/mL，NT-proBNP > 35 000 pg/mL，TCO_2 14.2 mmol/L。

4. 凝血（7 月 15 日）：D-Dimer 9.21 mg/L，PT 15.6 s，APTT 31.4 s，FIB 2.41 g/L。

5. 凝血（7 月 16 日）：D-Dimer 15.46 mg/L，PT 25.7 s，APTT 58.1 s，FIB 1.73 g/L。

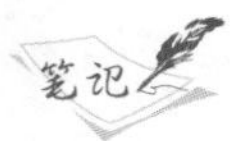

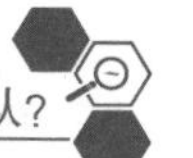

6. 红细胞沉降率：2 mm/h。

7. 结核抗体：阴性。

8. PCT：97 ng/mL。

9. 心脏超声：心包腔内探及大量液性暗区回声，主动脉窦部及视野内主动脉处未见明显夹层征象。室壁运动分析：左室各段心肌厚度、动度及回声未见异常，LVEF 60%，二尖瓣少量反流信号，三尖瓣少量反流信号。

10. 心电图：窦性心动过速。

11. 腹部超声：双肾实质性损害、淤血肝、腹水。

12. 胸腹部 CT：双侧胸水及非特异性的感染性改变。

13. 肿瘤指标：阴性。

14. 免疫指标：阴性。病毒指标：阴性。

15. T-SPOT：阴性。结核杆菌 DNA <1000 copies/mL。

入院诊断：①心包积液——急性心包炎？夹层破裂？②急性肾功能衰竭；③凝血功能异常——DIC？④急性心肌损伤；⑤肝功能损伤；⑥电解质紊乱；⑦血糖升高——应激性高血糖？

治疗经过

患者因入院时合并急性肾功能衰竭、DIC，故入院后给予输血、CRRT 等对症支持治疗，同时积极完善相关检查。因患者首发症状为突发晕厥，再次行心脏超声检查，检查结果基本可以排除急性心肌梗死或主动脉夹层破裂引发心源性晕厥及心包填塞。那么，大量心包积液从何而来，感染？肿瘤？结缔组织病？传染病？还是其他原因？患者的肿瘤标志物、自身抗体、病毒指标、T-SPOT、结核杆菌 DNA 均阴性。为缓解患者症状，同时为了留取标本，笔者给患者做了心包穿刺置管引流。引流液为血性液体，一共引流出了 800 mL 之后未再引出。心包积液化验：①常规：白细胞 0，红细胞密布，

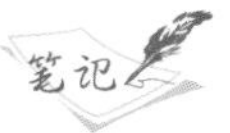

葡萄糖 10.82 mmol/L，氯 103 mmol/L，蛋白定量 22.9 g/L，ADA 4.3 μ/L。②肿瘤指标及脱落细胞学检查：阴性。可基本排除肿瘤性心包积液。③心包积液查抗酸染色：三次送检，阴性。

同时，因患者血小板少、凝血功能异常、合并急性肾衰，也进行了相关传染病学的排查，如流行性出血热、新型布尼亚病毒等。同时请传染病院会诊，会诊意见是不排除流行性出血热，但是先后三次送检流行性出血热 IgM 抗体，结果均阴性；故可排除流行性出血热。

虽然笔者没有明确患者的病因，但在进行了引流心包积液及保肝、输血、血液净化对症支持治疗后，患者的一般情况在明显好转，肝功能恢复正常，肾功能 Cr 降至 228 μmol/L，降钙素原下降至2.57 ng/mL，血小板恢复正常。那么合并肝功能、凝血功能异常及急性肾功能不全可是由心包积液导致的，当然，也有可能是合并症。那么，导致心包积液的原因究竟是什么呢?

多科会诊意见：①风湿免疫科：不支持结缔组织病的诊断。②血液科：血液系统改变为继发性，继续寻找病因，必要时做骨穿。③感染科：病毒、结核不能排除，继续进行相关检查。④胸科医院（结核病院）：可到我院做相关结核检查。

最终，如何针对病因治疗的问题摆在了笔者面前，要不要用激素？要不要抗结核？再等下去进展为缩窄性心包炎怎么办？笔者于7 月 21 号给患者复查了一次 T-SPOT：提示弱阳性。随后笔者往结核病医院再次送了标本结果为：结核感染 T 细胞检测（ESAT-6）25 SFCs（正常参考值为 6），结核感染 T 细胞检测（CFP10）> 50 SFCs（正常参考值为 6）。

至此明确诊断：结核性心包炎，给予标准抗结核治疗，1 周后出院，院外随诊，病情未再反复。

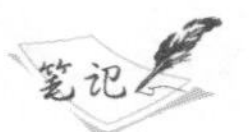

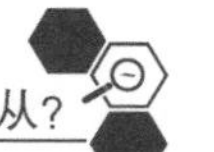

讨论与分析

［病例特点］

1. 患者中年男性，农民。

2. 起病突然。

3. 心脏超声示大量心包积液，排除心源性，考虑急性心包炎。

4. 最终血清学检查阳性，抗结核治疗有效，确诊。

［诊疗思路］

本例患者中年男性，入院后先围绕晕厥进行了鉴别诊断，后以心包积液为切点展开，寻找心包积液的原因，其起病突然，乍看非常像是心血管性疾病，但是心脏超声无夹层破入心包证据，亦未见室壁节段运动不良，结合相关检查排除后，急性心包炎的病因是诊断的难点，是感染性还是非感染性？进行全面相关血液及影像学检查，均未得到确切证据，对于血性心包积液，首先需要考虑肿瘤性，但无肿瘤相关证据，结核多发地区结核性心包积液也很常见，但确诊困难，结核性心包积液很容易发展为缩窄性心包炎。在相关化验缺失，或者是出现假阳性、假阴性的情况下，对于阴性的结果，再次分析，寻找方向，幸亏最终血液学检查有阳性提示，得以确诊。

［疾病介绍］

心包积液是一种较常见的临床表现，是心包疾病的重要体征之一，心包积液可见于渗出性心包炎及其他非炎症性心包病变，心包积液的常见病因分为感染性和非感染性两大类。感染性心包积液包括结核、病毒（柯萨奇、流感等病毒）、细菌（金黄色葡萄球菌、

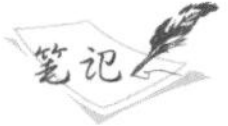

肺炎球菌、革兰阴性杆菌等)、霉菌、原虫(阿米巴)等;非感染性心包积液包括肿瘤(肺癌、乳腺癌、淋巴瘤、纵隔肿瘤等)、风湿病(类风湿性关节炎、系统性红斑狼疮、硬皮病等)、心脏损伤或大血管破裂、内分泌代谢性疾病(甲状腺功能减退症、尿毒症、痛风等)、放射损伤、心肌梗死后积液等。

结核性心包炎是结核病的一个重要并发症;其诊断困难,常常被延迟或漏诊,导致出现诸如缩窄性心包炎的晚期并发症和死亡率增加。结核性心包炎发生于1%~2%的肺结核患者中。据报道在HIV感染率较高的发展中国家,结核性心包炎急剧增加。例如,1994年的一项纳入存在大量心包积液的坦桑尼亚患者的病例系列研究发现,该研究中所有HIV感染者都被发现有结核性心包炎。

结核性心包炎源自肺或气管支气管树、毗邻淋巴结、脊柱和胸骨的感染蔓延,或粟粒性播散,可能导致由结核分枝杆菌(mycobacterium tuberculosis)引起的心包感染。在许多患者中,结核性心包炎代表疾病的再激活,而感染的原发病灶可能隐匿。在不进行治疗的情况下,约50%的病例在2~4周内出现积液吸收且症状消失。随后,可能出现或不出现缩窄,疾病病程多变。有些患者可能出现渗出性缩窄性心包炎。其特征为同时发生心包积液和心包缩窄,由于持续性缩窄,引流心包积液后舒张压异常仍持续存在。其机制包括:可造成心包缩窄的脏层心包增厚(部分原因是愈合时伴有纤维化和钙化);心包积液的压力可能导致心包填塞。

1. 临床表现

一项病例系列研究记录了症状的发生率:咳嗽——94%;呼吸困难——88%;胸痛(通常为胸膜炎性)——76%;盗汗——56%;端坐呼吸——53%;体重减轻——48%。然而,这些症状的发生率多变。

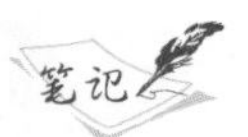

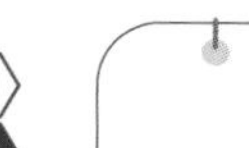

结核性心包炎的潜在并发症包括：缩窄性心包炎、渗出性心包炎和心包填塞。

2. 诊断

存在结核病暴露危险因素的情况下，评估非自限性病程的心包炎患者时应考虑结核性心包炎。心包积液涂片或培养检测到结核杆菌和（或）心包组织学检查发现结核杆菌或干酪样肉芽肿可建立诊断。心包炎伴身体其他部位的结核病、淋巴细胞性心包渗出伴腺苷脱氨酶水平升高和（或）对抗结核治疗有临床反应时，很可能为结核性心包炎。超声心动图是确定是否存在心包积液及发现心包填塞征象的一种准确且无创的工具。结核病的全面评估也应包括评估痰涂片和培养中是否存在抗酸杆菌；在 10%～55% 病例中可观察到阳性结果。胸部 CT 和（或）MRI 可证实心包积液、心包增厚和淋巴结肿大。特征性淋巴结表现为纵隔和气管支气管淋巴结受累（不包括肺门淋巴结），受累淋巴结大于 10 mm，存在低密度中心并与周围组织粘连。几乎所有结核性心包积液病例的 ECG 都异常，通常为非特异性 ST-T 改变。TST 和 IGRA 试验有助于检测结核病感染，但是不能区分潜伏结核病感染与活动性结核病。使用 γ-干扰素释放试验评估心包积液的数据有限。一项纳入 162 例南非结核性心包炎患者的研究显示：心包积液 γ-干扰素释放试验的敏感性为 73%。

结核性心包炎的鉴别诊断包括其他感染性病因（病毒、细菌、真菌病原体）及非感染性病因（结节病、恶性肿瘤、辐射损伤、创伤和心包积血）。

3. 抗结核治疗

结核性心包炎的抗结核治疗方法通常与肺结核的抗结核治疗方法一样。给药方案根据患者是否有 HIV 感染或耐药性结核病而有所不同。对处于结核病流行地区且临床上高度怀疑结核性心包炎的患

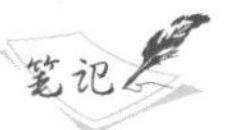

者，在确诊前即开始经验性抗结核治疗是恰当的。对于根据细菌学、组织学或心包积液分析不能确诊的患者，对抗结核治疗有临床反应可支持结核性心包炎的诊断。在结核病不流行地区，在没有确诊时，通常不应开始经验性抗结核治疗。一般情况下，笔者倾向于使用皮质类固醇激素治疗缩窄性结核性心包炎患者和缩窄性结核性心包炎风险高的患者。

一般来说，抗结核治疗4 ~ 8 周后血流动力学无改善或血流动力学恶化的患者行心包切除术是合理的。

病例点评

不可否认，在这例患者身上，笔者走了不少弯路，遇到了好多回过头来想，有种“豁然开朗”的难题，在急性心包炎的鉴别诊断中，病毒性心包炎、特异性心包炎、结核性心包炎的鉴别诊断，笔者花了很大的精力集中在了客观的化验检查中，如果当化验检查一直是阴性的时候怎么办？是继续纠结还是经验性抗结核治疗？究其所在，还是太过拘泥于实验室证据，笔者习惯了凡事要找个确切的证据才行，当然，这是应该的，可是会不会误导我们轻视从临床的角度去考虑问题，这个病例从这个角度给了我们一个很大的警钟，如今许多年轻医师“唯证据论”，这不仅大大增加了医疗负担，同时对自己的思维培养也是一个很大的阻碍，这也是我们下一步对年轻医师培养所不可忽略的一点。我们怎样辩证地看待化验检查，笔者觉得该例患者，给了我们很大思考空间。

参考文献

1. Diagnostic Standards and Classification of TubercuLosis in AduLts and Children. This official statement of the american thoracic society and the centers for disease control

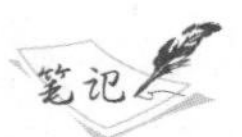

and prevention was adopted by the ATS board of directors, JuLy 1999. This statement was endorsed by the council of the infectious disease society of america, september 1999. Am J Respir Crit Care Med, 2000, 161: 1376.

2. LARRIEU A J, TYERS G F, WILLIAMS E H, et al. Recent experience with tuberculous pericarditis. Ann Thorac Surg, 1980, 29: 464.
3. SAGRISTà-SAULEDA J, PERMANYER-MIRALDA G, SOLER-SOLER J. TubercuLous pericarditis: ten year experience with a prospective protocol for diagnosis and treatment. J Am Coll Cardiol, 1988, 11: 724.
4. CEGIELSKI J P, LWAKATARE J, DUKES C S, et al. TubercuLous pericarditis in tanzanian patients with and without HIV infection. Tuber Lung Dis, 1994, 5: 429.
5. MCCAUGHAN B C, SCHAFF H V, PIEHLER J M, et al. Early and late results of pericardiectomy for constrictive pericarditis. J Thorac Cardiovasc Surg, 1985, 89: 340.
6. CAMERON J, OESTERLE S N, BALDWIN J C, et al. The etiologic spectrum of constrictive pericarditis. Am Heart J, 1987, 113: 354.
7. ROBERTSON R, ARNOLD CR. Constrictive pericarditis with particular reference to etiology. CircuLation, 1962, 26: 525.

（山东省立医院　任金林，商德亚）

018

山区来的小伙发热待查

病情介绍

患者，男，20 岁，未婚，无业，以“头昏、乏力、恶心、呕吐2个月，加重伴发热、干咳15天”为主诉，于2013年7月20日入院。

患者2个月前无明显诱因出现头昏、乏力、恶心、呕吐，为少量胃内容物，否认呕血、黑便、腹痛、腹泻等不适。于当地医院就诊，检查提示贫血、脾大。半个月前上诉不适加重，并出现发热，未检测体温，伴有干咳、寒战、发冷，自服“消炎药”，仍反复发热，1周前当地医院就诊考虑为血液系统疾病，给予亚胺培南抗感染，输注血浆、悬浮红细胞及保肝等对症治疗，但仍有发热，体温波动于35～40 ℃，建议转上级医院。

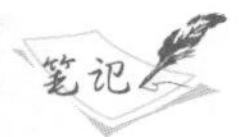

既往史： 体健。

个人史： 近 1 年生活在山区，犬接触史 1 年。

入院查体： 体温 37.5 ℃，脉搏 88 次/分，呼吸 13 次/分，血压 101/61 mmHg。发育正常，营养中等，急性面容，痛苦表情，平车推入，神志清，检查合作。眼睑苍白，结膜未见水肿，巩膜无黄染，眼球未见异常，瞳孔正大等圆，光反射灵敏。口唇苍白，伸舌居中。颈部无抵抗，双肺呼吸音粗，未闻及干湿性啰音。心前区无隆起，心率 88 次/分，心律齐，无额外心音，各瓣膜听诊区未闻及病理性杂音。腹软，肝叩痛阴性，移动性浊音阴性，脾肋下三指触及，肠鸣音 3 ~ 4 次/分。四肢肌张力、肌力正常。腹壁、双下肢无凹陷性水肿。生理反射存在，病理征阴性。

辅助检查

血常规：WBC 2.05×10^9/L，RBC 3.23×10^{12}/L，HGB 86 g/L，PLT 15×10^9/L。PCT 4.18 ng/mL，CRP 98.8 mg/L。生化：ALT 36 μ/L，AST 69 μ/L，LDH 590 μ/L，BUN 3.5 mmol/L，Cr 31.1 μmol/L，CHOL 2.01 mmol/L，TG 1.63 mmol/L。铁蛋白 > 2000 μg/L。肺部 CT 见图 18－1，腹部 CT 见图 18－2。

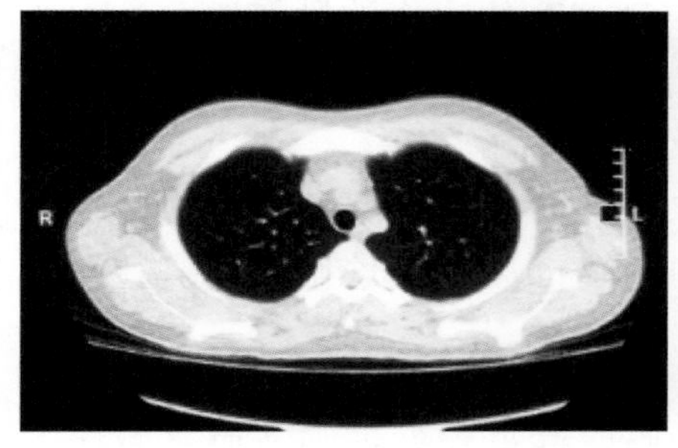

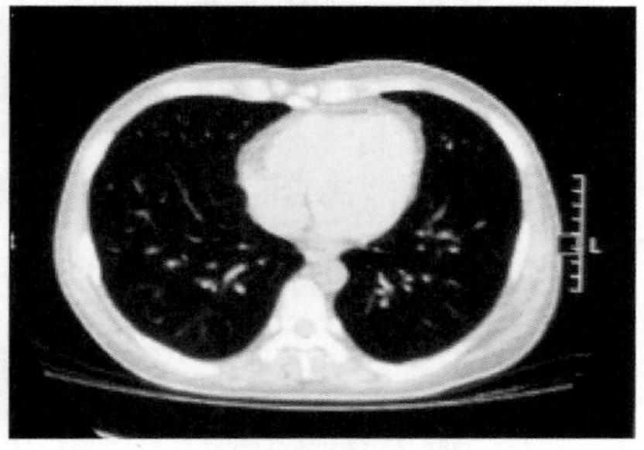

图 18－1 肺部 CT（7 月 20 日）

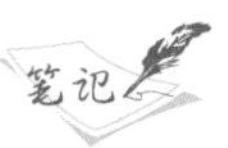

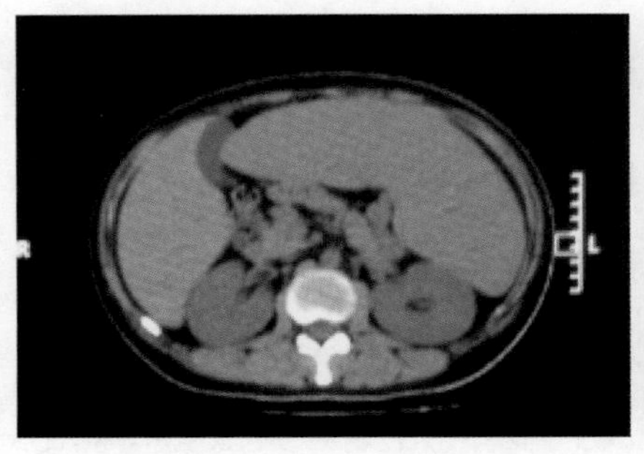
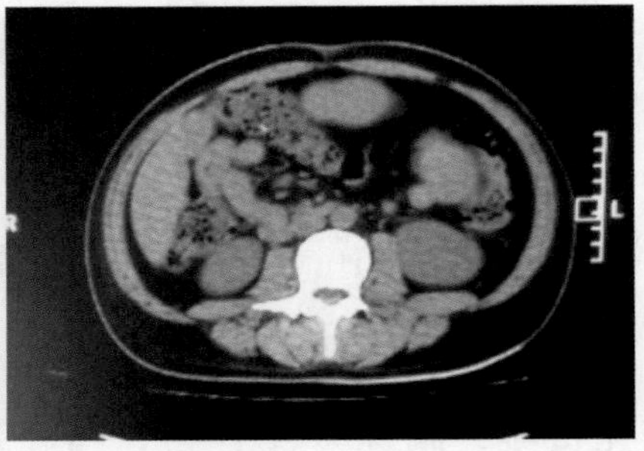

图 18-2 腹部 CT（7 月 10 日）

入院诊断

发热查因：①感染性疾病——继发全血细胞减少？②血液系统疾病——脾功能亢进？

诊治经过

患者发热，三系减少，脾大；入院时相关检查示：①血常规：WBC 2.05 $\times 10^9$/L，RBC 3.23 $\times 10^9$/L，HGB 86 g/L；② PLT：15 $\times 10^9$/L；③凝血功能：PT 19.1 s，APTT 56.3 s；④ D-二聚体：10.38 mg/L；仍首先考虑为感染性疾病，同时不能排除布氏杆菌病、黑热病等特殊感染性疾病，因全血细胞减少，PCT 4.18 ng/mL，不能除外重症感染，遂经验性给予美罗培南联合万古霉素进行广谱覆盖抗感染治疗。一周后骨穿结果回示：幼红细胞比值增高，粒系可见核左移，巨核细胞成熟障碍，血小板小，不能排除血液系统疾病；同时送检的布氏杆菌病凝集实验回示阴性，风湿免疫检查结果回报阴性，黑热病血清学阴性，但治疗期间患者体温间断波动在 36 ~ 40 ℃，感染指标波动（PCT 4 ~ 12 ng/mL），全血细胞进行性减少（2013 年 7 月 29 日 WBC 0.59 $\times 10^9$/L，RBC 2.3 $\times 10^{12}$/L，HGB 65 g/L，PLT 10 $\times 10^9$/L），予以间断输注悬浮红细胞及血浆对症支持。PET-CT 回示：高度考虑为血液系统疾病。遂请全院会诊（血液科、风湿免疫科等多科室参与），结合患者病史、相关检查（发

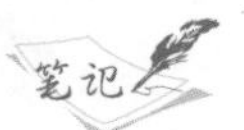

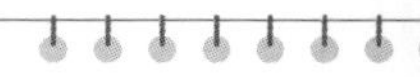

热、肝脾大、进行性全血细胞减少，高铁蛋白血症)，诊断倾向考虑为“噬血综合征：淋巴瘤?”，建议再次进一步除外黑热病，再次完善骨髓穿刺活检、血清相关感染检测。呼吸道病毒(－)、套式病毒检查(－)，8 月 7 日骨髓穿刺活检结果回报（图 18－3）：可见散在利杜氏小体，黑热病不除外。8 月 9 日复查患者黑热病血清学阳性，至此确诊。转入传染病医院。

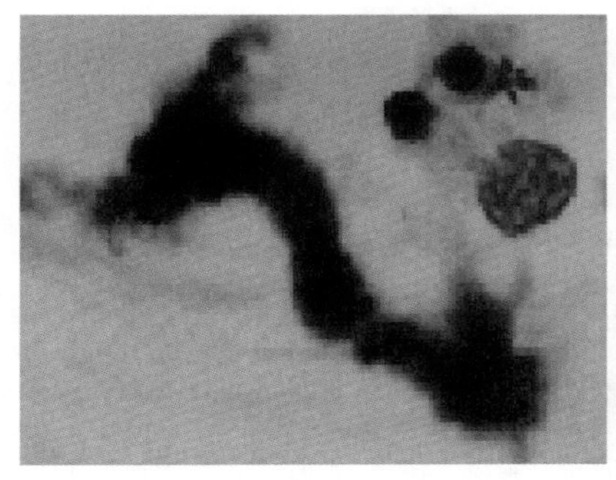

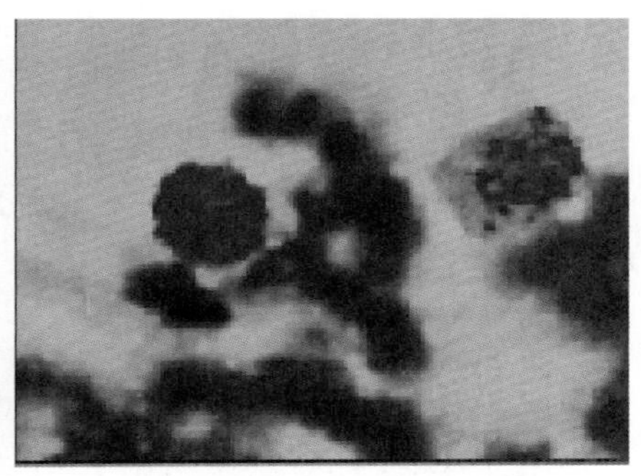

注：组织胞质中可见单个、散在的利杜氏小体。

图 18－3　第四次骨髓穿刺（8 月 7 日）

确定诊断：黑热病；继发性全血细胞减少。

讨论与分析

［病例特点］

1. 患者年轻男性，既往无特殊病史，在山区生活史一年。

2. 慢性起病，急性加重。

3. 发热、贫血、脾大主症。

4. 伴随感染指标波动，PCT 4 ~ 12 ng/mL，全血细胞进行性减少。

5. 骨髓穿刺活检结果回报：可见散在利杜氏小体；黑热病血

清学：阳性。

［诊疗思路］

本例患者年轻男性，以“发热、贫血、脾大”为主症入院，慢性起病，急性加重，是非感染性疾病合并感染？还是感染性疾病原发表现？入院后围绕“发热”进行诊断及鉴别诊断，排查感染（细菌，病毒）、特殊感染（原虫）、血液系统疾病（淋巴瘤）、风湿免疫疾病，均未得到有力证据，先后骨髓穿刺三次，均未得到确切证据，布氏杆菌病凝集实验（－），黑热病血清学（－），PET-CT：高度考虑为血液系统疾病。患者住院期间高热，体温波动在36～40 ℃，感染指标波动（PCT 4～12 ng/mL），伴随着明显的全血细胞减少，更加为明确诊断带来困难、困惑。

通过反复复习病历资料及相关科室会诊，焦点集中在“噬血综合征”，但即使患者诸多症状（发热、肝脾大、进行性全血细胞减少，高铁蛋白血症等）符合这一诊断，仍然需要进一步明确“噬血”背后的原因：感染（细菌、病毒、原虫）？肿瘤？免疫疾病？最后仍然回归到发热鉴别诊断这一主题，结合患者确有疫区疫地居留史（山区生活一年），中长程发热，为了寻找证据，取得患者及家人同意，进行了第四次骨髓穿刺，才有了阳性发现。骨髓穿刺结果回报：可见散在利杜氏小体。同时复查的黑热病血清学也回示阳性，至此确诊。

在明确诊断的道路上，在寻找证据的道路上，临床医师会遇到很多困难、问题、假阴性或者假阳性，我们要做什么？我们要怎么做？笔者认为仍然是详尽地收集病史资料、进行细致的体格检查、综合地分析病情，再进一步为解决问题去寻找证据，在这样一遍又一遍的过程中，不断筛选、完善，那么真相也就越来越靠近了！

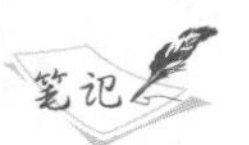

病例点评

本例患者年轻男性，入院后以“发热”为切入点，循着这一主题展开了一系列的临床思考、相关检查进行诊断及鉴别诊断，结合病史，集中疾病的主要矛盾，对于阴性的结果，再次分析，寻找方向，反复骨穿，最终得到证据，明确诊断。

回顾“发热”及“黑热病”相关文献，能够发现仅仅在万方医学网被检索到的论文文献460篇中有107篇是与误诊分析相关。黑热病误诊案例较多，常被误诊为血液系统疾病，如白血病、淋巴瘤、恶性组织细胞增生症、再生障碍性贫血、骨髓异常增生综合征等，约占误诊病例总数的50%。

而“发热”又是临床上最为常见的症状之一，其中“不明原因发热”又是发热性疾病中令临床医师感到困惑、迷惘甚至是棘手的疾病。1999年“全国发热性疾病学术研讨会”上将“不明原因发热（FUO）”定义为：发热持续3周以上，体温在38.5 ℃以上，经详细询问病史、体格检查和常规实验室检查仍不能明确诊断者。

FUO是临床各学科都可能遇见的问题，病因复杂，诊断较为困难，因此对FUO的探索仍然是内科医师面临的最富挑战性的问题之一。

当然，感染性疾病仍然是FUO最常见、最重要的原因，占所有FUO病例的30%~40%。在热带和亚热带国家（地区），这一比例在40%~60%。引起感染的病原体以常见致病微生物为多。而肿瘤性疾病占FUO的15%~20%，淋巴瘤以发热为首发症状或主要症状者占16%~30%。血管—结缔组织疾病占FUO的20%~25%。

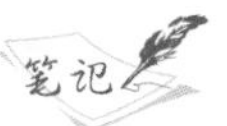

因此，结合到一个具体的病例上，笔者仍然要说的是搜集详尽

的病史很重要，包括饮酒、用药情况、职业、宠物、旅行、家族性疾病和过去病史。病史可以提供给我们有用的线索，当然主诉往往并不总是能够直接揭示诊断。细致的体格检查虽然重要，但根据病情选择适当的实验室检查项目却更为重要。

参考文献

1. 谭春艳，闭艺芳. 黑热病的临床诊断与鉴别. 中华医院感染学杂志，2012，22（4）：756－757.

2. 徐薇. 发热待查的诊断思路. 现代实用医学，2006，11（18）：11.

（新疆人民医院　贺艳）

019

孕妇回乡待产，突发高热

病情介绍

患者，女，25 岁，主诉："发热 7 天，全身红疹 5 天"。

患者 7 天前夜间无明显诱因出现发热，无咽痛，无咳嗽、咳痰，体温最高 40 ℃，在外院给予青霉素、头孢抗感染治疗，但静脉注射后出现腹部红色斑丘疹，伴恶心、呕吐。次日皮疹范围扩大、波及全身，伴颜面部浮肿及眼结膜充血，颈部、上胸部皮肤发红，逐渐出现头痛、周身酸痛、呼吸困难症状，为求进一步诊治 1 天前来我院急诊就诊，完善相关检查给予对症处理后以"重症感染、感染性休克"收入院。发病以来，患者精神、睡眠差，饮食尚可，小便近日偏少，大便无异常，体力下降，体重无明显改变。

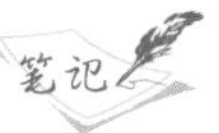

既往史：体健。妊娠 28^{+4}周。否认高血压、糖尿病、冠心病等

病史。否认肝炎、肺结核等传染病史。否认手术外伤史、输血史及毒品接触史。青霉素、头孢过敏。

婚育史、个人家族史：无不良嗜好，曾是一名家俱厂文员，孕后回老家休养。否认家族性、遗传性疾病史。

入院查体（ICU）：T 38.4 ℃，P 101 次/分，R 29 次/分，BP 85/49 mmHg，神志清楚，查体合作，急性病容，眼结膜充血，颈部、上胸部皮肤发红，双肺呼吸音粗，双下肺可闻及湿啰音，心率 101 次/分，心律齐，各瓣膜听诊区未闻及明显病理性杂音，腹部膨隆，无压痛。四肢肌张力正常，四肢肌力正常。生理反射存在，病理反射未引出。

辅助检查

1. 血常规：WBC 45.45×10^9/L（过高，未分类），HGB 123 g/L，PLT 13×10^9/L。

2. 尿常规：尿比重 1.015，尿潜血 2+，尿蛋白 2+。

3. 血生化：TBIL 13.7 μmol/L，DBIL 11.2 μmol/L，ALT 19 μ/L，AST 188 μ/L，TP 44 g/L，ALB 20 g/L，BUN 11.4 mmol/L，Cr 200.7 μmol/L，LDH 1164 μ/L，Na 117 mmol/L，K 3.3 mmol/L，Cl 90 mmol/L。

4. 动脉血气：pH 7.41，PCO_2 19.8 mmHg，PO_2 82 mmHg，BE-10.6 mmol/L。

5. 凝血功能：FIB 2.61 g/L，APTT 36.5 s，INR 0.97 s，D-Dimer 17.64 ng/L。

6. 血 AMY 141 μ/L，尿 AMY(－)。

7. 心电图：窦性心动过速。

8. 超声心动图(－)。

9. 妇科超声示单活胎。

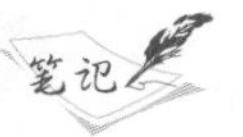

10. 腹部 CT：胰腺显示不清，少许积液。

11. 头颅 CT 未见明显异常。

12. 胸部 CT：双肺上叶多发增厚的小叶间隔，双侧胸腔积液，双肺下叶节段性膨胀不全，多发感染性病变，肺门增大，双肺内带片状致密影，不除外肺水肿可能（图 19－1）。

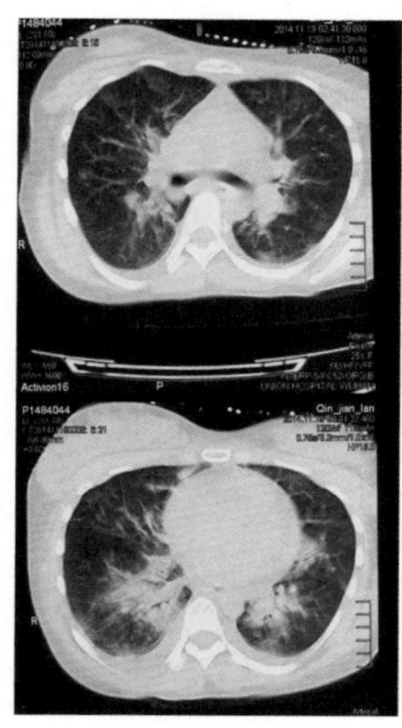
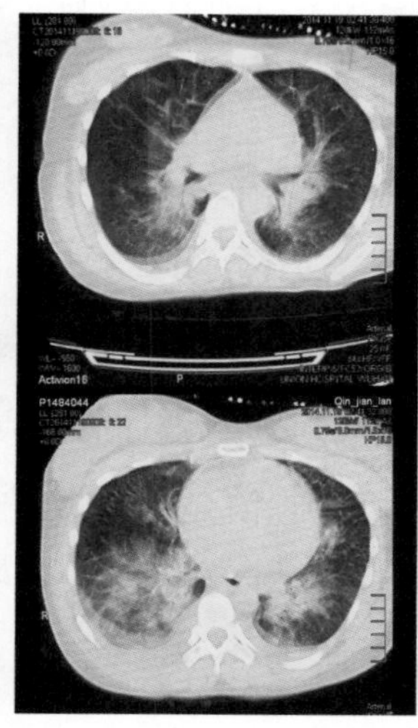
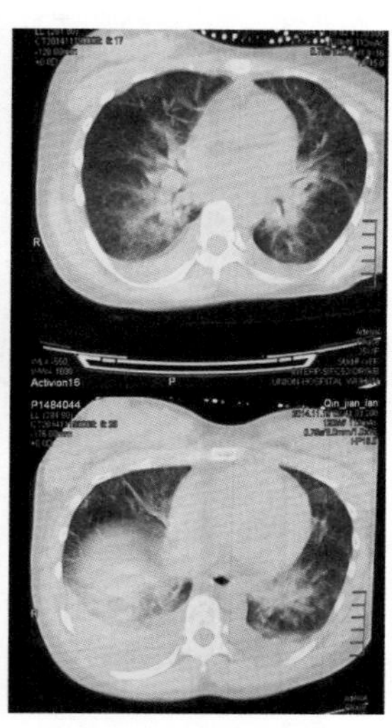

注：双肺上叶多发增厚的小叶间隔，双侧胸腔积液，双肺下叶节段性膨胀不全，多发感染性病变，肺门增大，双肺内带片状致密影，不除外肺水肿可能。

图 19－1　胸部 CT

治疗过程

入院考虑：重症感染、感染性休克、急性呼吸窘迫综合征，给予无创通气、抗感染、丙种球蛋白及对症治疗。入院 1 天后诉呼吸困难症状加重，无创呼吸机辅助下氧饱和度下降至 90% 左右，心率 140 次/分，行气管插管、有创呼吸机辅助通气，行床边支气管镜检查；第一次床边支气管镜：左右主支气管壁充血，未见新生物。入院后完善相关检查。肿瘤标志物全套：甲胎蛋白 168.3 μg/L，铁蛋白 7887 μg/L。ENA 全套：Anti-SS-A 阳性。免疫球蛋白 G 7.27 g/L，补体 C3 0.479 g/L，补体 C4 0.113 g/L。ANCA + GBM 阴性、非典

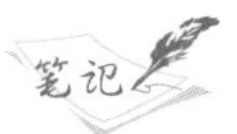

型病原体阴性、病毒全套柯萨奇病毒 B3（+），EB 病毒（-），新型布尼亚病毒（-），出血热抗体 IgG（+），出血热抗体 IgM（+）。请妇产科、感染科、风湿科会诊，感染科结合病史及临床表现，以及血清学结果考虑“流行性出血热”，诊断明确；风湿科认为暂不支持风湿性疾病；妇产科建议终止妊娠，并请麻醉科及血液科参与。当晚患者自行娩出 1 死胎，予以输血等对症支持治疗，患者呼吸机辅助下氧饱和度为 95% 左右，仍有发热。第二次床边支气管镜：镜下可见广泛出血，吸出血性液。为进一步覆盖病原菌改为美罗培南 + 莫西沙星抗感染治疗。治疗期间患者出现双侧气胸及皮下气肿，行胸腔闭式引流。半个月后痰培养为鲍曼不动杆菌，再次调整抗生素。患者出院前半个月拔除气管插管，改为无创呼吸机辅助呼吸，症状较前明显好转，神志清楚，无发热及呼吸困难。复查炎症指标、肝肾功能、凝血指标均较前好转。出院前 5 天为鼻导管吸氧。

确定诊断：①流行性出血热；②脓毒症休克；③急性呼吸窘迫综合征；④ DIC；⑤肾功能不全；⑥孕 28^{+4}周。

讨论与分析

［病例特点］

1. 妊娠中晚期。

2. 急性高热起病。

3. 伴颜面浮肿及眼结膜充血，颈部、上胸部皮肤发红，且逐渐出现头痛、眼痛及周身酸痛。

4. 低血压、尿少、尿蛋白（+），肾功能不全，血象升高，血小板减少，凝血功能异常。

笔记

5. 出血热抗体 IgG（+），出血热抗体 IgM（+）。

[诊疗思路]

患者为年轻女性，既往体健，妊娠中晚期，肝肾功能异常，白细胞计数高，血小板低，D-二聚体高，肺部提示双肺病灶，结合患者发热、皮疹病史，考虑重症感染，不除外风湿免疫病可能。患者经常规抗感染及对症治疗后症状无好转，对于逐渐加重的呼吸衰竭，需考虑有无其他疾病可能，反复追问病史，患者否认蚊虫鼠等叮咬情况，遂进一步完善自身抗体、肿标、病原学检查；出血热抗体 IgG（+），出血热抗体 IgM（+）；请感染科会诊，结合患者皮疹发热等症状，诊断流行性出血热。

患者为年轻孕妇，住农村老家休养，发病时间是冬季，急性发热，无明显卡他症状，全身多处疼痛及皮肤黏膜充血症状，有低血压、尿常规异常，考虑流行性出血热可能，进一步确诊待血清学检查结果；对于妊娠中晚期孕妇要考虑是否终止妊娠等问题。笔者查阅了相关文献资料，特别是孕妇合并流行性出血热的临床资料，因该患者病情危重，且合并休克、DIC，需要终止妊娠，从患者预后来看，这一措施也挽救了患者生命。

[疾病介绍]

流行性出血热（epidemic hemorrhagic fever，EHF）是汉坦病毒（hantavirus，HV）引起的自然疫源性疾病。1982 年世界卫生组织（WHO）定名为肾综出血热（hemorrhagic fever with renal syndromes，HFRS）。本病的主要病理变化是全身小血管和毛细血管广泛性损害，临床上以发热、低血压、出血、肾脏损害等为特征。流行性出血热病毒属布尼亚病毒科（bunyaviridae），汉坦病毒属，现统称汉坦病毒（HV）。本病毒为有膜 RNA 病毒，形态有圆形、卵圆形和

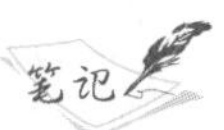

长形三种，病毒核心为基因组 RNA 和核壳，外层为脂质双层包膜，表面是糖蛋白，直径 70～210 nm。

流行性出血热一般好发于冬春季，潜伏期一般为 2～3 周。典型临床经过分为五期：发热期、低血压休克期、少尿期、多尿期及恢复期。其起病急，有发热（38～40 ℃）、三痛（头痛、腰痛、眼眶痛）以及恶心、呕吐、胸闷、腹痛、腹泻、全身关节痛等症状，皮肤黏膜三红（脸、颈和上胸部发红），眼结膜充血，重者似酒醉貌，口腔黏膜、胸背、腋下出现大小不等的出血点或瘀斑，或呈条索状、抓痕样的出血点。一般依据临床特点和实验室检查、结合流行病学资料，在排除其他疾病的基础上，进行综合性诊断，对典型病例诊断并不困难，但在非疫区，非流行季节，以及对不典型病例确诊较难，必须经特异性血清学诊断方法确诊。

1. 临床表现

典型患者具有五期经过，部分患者可出现越期表现，一般越期者病情较轻，病程较短。部分以器官损害为主，有一些特殊的临床表现：

（1）发热期：主要表现为感染性病毒血症和全身毛细血管损害引起的症状。大多突然畏寒发热，体温在 1～2 日内可达 39～40 ℃，热型以弛张热及稽留热为多，一般持续 3～7 日。并出现全身中毒症状，高度乏力，全身酸痛，头痛和剧烈腰痛、眼眶痛，称为“三痛”。

（2）低血压期：主要为失血性低血容量休克的表现。一般在发热 4～6 日，体温开始下降时或退热后不久，患者出现低血压，重者发生休克。

（3）少尿期：少尿期与低血压期常无明显界限。

（4）多尿期：肾脏组织损害逐渐修复，但由于肾小管回吸收功能尚未完全恢复，以致尿量显著增多。

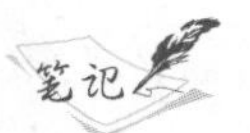

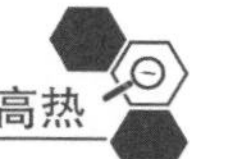

（5）恢复期：随着肾功能的逐渐恢复，尿量降至3000 mL以下时，即进入恢复期。尿液稀释与浓缩功能逐渐恢复，精神及食欲逐渐好转，体力逐渐恢复。

2. 诊断标准

（1）流行病学包括流行地区、流行季节，与鼠类直接和间接接触史，进入疫区或两个月以内有疫区居住史。

（2）临床表现如上述。

（3）实验室检查：

1）一般实验室检查

白细胞总数增高，分类中淋巴细胞增多，并有异常淋巴细胞，血小板数下降。尿检有蛋白、红细胞、白细胞、管型等。血尿素氮（BUN）或非蛋白氮（NRN）升高。

2）特异性实验室检测

血清学方法检测是目前实验室检测的主要手段。经血或尿特异性抗原检测阳性，血清特异性IgM抗体阳性或双份血清特异性IgG抗体4倍增高者（间隔1周）。近有采用聚合酶链反应（PCR）的特异性检测病毒抗原，有助于病原诊断。

3）超声检查

中型及重型患者肾脏二维超声图像改变有一定的特异性。

3. 治疗

流行性出血热治疗原则“三早一就”（即早发现、早休息、早治疗，就地于有条件的单位治疗）。

（1）发热期

早期使用抗病毒治疗，常用药物：利巴韦林、干扰素等，对于中毒症状重患者可给予糖皮质激素，早期补液可预防低血压的发生。

（2）低血压休克期

治疗是积极补充血容量，注意纠正酸中毒和改善微循环障碍。补充血容量应掌握早期、快速、适量的原则。争取 4 小时内血压稳定。选择功能合适的液体至关重要，主要应从电解质、渗透压、pH 值以及热量补充四方面考虑，常用液体应以平衡盐为主，切忌单纯输入葡萄糖液。一般按 3∶1 的晶胶比例，先晶体后胶体的原则输注。输液速度主要取决于血压高低，一般先以较快速度推注使血压回升，然后逐步减速并维持24 小时以上。

（3）少尿期的治疗

本期主要是稳定机体内环境、促进利尿、导泻和透析治疗，尽早进入多尿期。少尿期患者血液中血浆胶体渗透压仍处于较低水平，患者常伴有高血容量综合征和细胞脱水现象，应该控制过多晶体液的应用，一般每日补液总量为前一天出量加 500 ~ 700 mL。少尿或无尿患者可使用利尿药，如 24 ~ 48 小时仍无尿暂停使用利尿药，可使用导泻治疗。对于少尿大于 5 日或无尿大于 2 日，明显氮质血症，严重高血压，合并高血容量综合征等情况可透析治疗。

（4）多尿期治疗

多尿移行期、多尿早期治疗原则基本同少尿期，多尿后期，应补充足量的液体和钾盐，以口服为主，静脉为辅，过多静脉补液易使多尿期延长。

（5）恢复期治疗

应注意休息，增加营养，加强锻炼，定期复查，如有异常及时治疗。

参考文献

1. 刘正印. 发热原因待查的诊断思路及处理原则. 中国临床医师，2012，40（10）：723 - 725.

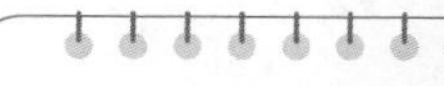

2. 杨绍基. 传染病学. 第8版. 北京：人民卫生出版社，2013.

3. 高宇，黎燕. 妊娠合并流行性出血热一例. 海南医学，2013，24（11）：1704－1705.

4. 王改珍，滕红，宁刚，等. 妊娠34周合并流行性出血热救治成功一例. 中华围产医学杂志，2010，13（3）：257－258.

5. 陈光浩. 妊娠合并流行性出血热一例. 中国全科医学，2008，11（11）：1001.

6. 王英兰，苏放明，魏晓萍，等. 妊娠合并流行性出血热7例报道. 暨南大学学报（自然科学与医学版），2014，35（4）：397－400.

7. 陈焕永，张新. 肾综合征出血热的诊治进展. 中国实用内科杂志，2005，25（9）：793－795.

8. 刘拉羊，任喜民. 肾综合征出血热临床诊疗进展. 实用医院临床杂志，2009，3（5）：6－8.

（华中科技大学同济医学院附属协和医院　尹娟，唐泽海）

笔记

020

发热伴神志改变、三系减少——颅内感染？血液病？传染病？

病情介绍

患者，男性，70岁，以“发热1周，反应迟钝、记忆力下降1天”为主诉入院。

入院1周前，患者无明显诱因出现发热，体温38～39℃，伴乏力、头痛、周身酸痛，无咳嗽、咳痰、呼吸困难，无腹痛、腹泻、恶心、呕吐，无尿频、尿急、尿痛、腰痛，自服“感冒药”治疗，具体药名及剂量不详，效果欠佳。1天前，出现反应迟钝、记忆力差，神志模糊，交流困难，无抽搐，无肢体活动障碍及尿便障碍，来我院就诊。急诊测体温39℃。收入我科进一步治疗，病程中食欲差，二便如常，近期体重无明显变化。

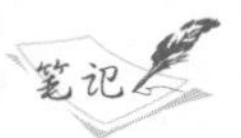

既往：高血压病史5年，血压最高180/110 mmHg，平素口服

硝苯地平片，血压控制良好。脑梗死病史 2 年，生活自理。右眼白内障术后 3 年。

个人史：农民，久居农村。

入院查体：T 38.5 ℃，P 60 次/分，R 28 次/分，BP 130/85 mmHg。全身皮肤黏膜完整，无瘀点、瘀斑。心、肺、腹部查体未见明显阳性体征。右侧腹股沟区可及两枚肿大淋巴结，界清，有压痛。神经系统查体：嗜睡，言语欠清，问答不合理，查体不合作。左瞳孔直径约 3.0 mm，光反应灵敏。右瞳孔白内障术后改变。四肢肌张力正常，肌力 5－级，无不自主运动。左侧巴氏征阳性。颈强直，克氏征阳性。

辅助检查

1. 血常规：WBC 1.46×10^9/L，N 0.98×10^9/L，RBC 3.5×10^{12}/L，HB 110 g/L，PLT 47.2×10^9/L。C 反应蛋白 14.6 mg/L。

2. 尿常规：尿蛋白（2＋），潜血（3＋），WBC1-2/HP。

3. 生化：Na 128 mmol/L，AST 153 U/L，ALT 71 U/L，T-BIL 25 μmol/L，LDH 362 U/L。

4. BUN 10.4 mmol/L，Cr 135 μmol/L，CKMB 7.17 U/L，CK 1194 U/L，TNI 0.199 ng/mL。

5. 头颅 CT：左侧基底节腔隙性脑梗死。胸、腹 CT：双侧少量胸腔积液、双肾多发囊性灶。

6. 心电图：正常。脑电图：异常脑电地形图，轻—中度异常脑电图。

7. 两次脑脊液常规生化（－），两次脑脊液细菌涂片及培养，隐球菌涂片，真菌培养均（－）。

8. 两次血培养（－），呼吸道病毒谱（－），EB 病毒抗体（－），巨细胞病毒抗体（－），风疹病毒抗体（－），结核菌抗体（－）。

9．风湿免疫系列(-)。

10．骨髓穿刺—拒绝。

11．流行性出血热病毒抗体(-)，布鲁氏菌抗体(-)，肥达氏反应 + 外斐氏反应(-)。

12．新型布尼亚病毒核酸(+)。

诊断：人感染新型布尼亚科病毒病。

治疗经过

患者入院后给予生命体征监测，吸氧，留置胃管鼻饲流食。发热原因首先考虑颅内感染可能性大，予以头孢曲松抗感染、醋谷胺营养神经。补充电解质、降温对症等治疗。积极完善相关检查排查发热原因。确诊后随即转至传染病医院隔离治疗。后期随访，患者经过抗病毒、支持对症等治疗痊愈出院。

讨论与分析

[病例特点]

1．老年男性，急性起病，以发热、神志改变、三系减少为主要特点。其中三系减少以粒细胞及血小板减少为主，神经系统查体脑膜刺激征阳性，有阳性定位体征。化验结果提示心、脑、肝、肾等多脏器受累。脑脊液正常。

2．患者久居农村山区，长期接触家禽、家畜，夏季发病。

3．新型布尼亚病毒核酸阳性。

[诊疗思路]

发热、伴神志改变、三系减少的诊断及鉴别诊断：

1．中枢神经系统感染：患者存在前驱感染史，急性起病，病

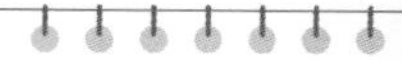

程1周，加重伴有神志改变、反应迟钝等，累及高级神经功能，查体脑膜刺激征阳性，有神经系统阳性定位体征，故患者入院首先考虑颅内感染。入院后行脑脊液常规化验提示正常，但不典型脑炎不能除外，进一步行脑脊液病原学检查。

2. 原发性血液病等：患者发热，三系减少，考虑到血液病、风湿免疫病等可能，进一步完善骨髓穿刺及免疫检查协助明确诊断。

3. 重症感染：患者发热，多脏器受累，不能除外重症感染所致，根据胸、腹CT结果，未发现胸腔及腹腔感染，故积极完善血培养等病原学检测，寻找可能感染病灶。

4. 急性传染病：患者老年男性，久居农村山区，长期接触家禽、家畜，为传染病高危人群；夏季发病，为传染病高发季节。临床表现为持续发热，一般降温措施效果差，化验结果提示三系减少以粒细胞及血小板减少为主，心、脑、肝、肾等多脏器损害。尽管患者否认蚊虫叮咬史，但应考虑到急性传染病可能。最终，患者入院第7天，市疾控中心检验新型布尼亚病毒核酸阳性，患者最终得以确诊。

［疾病介绍］

人感染新型布尼亚病毒病是一种新发现的人兽共患病。以发热伴血小板减少为主要特征，部分患者因多脏器功能衰竭而死亡。2009年中国疾病预防控制中心研究发现，属于布尼亚病毒科白蛉病毒属的一种新病毒是该类疾病的病因之一，该病毒颗粒呈球形，直径80～100 nm，外有脂质包膜，表面有棘突。

目前，对于该类疾病疑似病例，被定义为“发热伴血小板减少综合征”（severe fever with thrombocytopenia syndrome，SFTS），该病毒被命名为“发热伴血小板减少综合征布尼亚病毒”（SFTS bunya

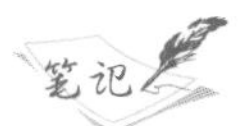

virus，SFTSV），简称新布尼亚病毒；对于实验室确诊病例，暂定为“人感染新型布尼亚病毒病”。

目前的研究发现 SFTSV 感染主要分布在呈丘陵地貌的农村地区，发病时间为 3～11 月。目前已在河南、湖北、山东、安徽、辽宁、江苏等省发现该病病例，病例主要分布在以上省份的山区和丘陵地带的农村，呈高度散发。本病多发于春、夏季，不同地区可能略有差异。人群普遍易感，在丘陵、山地、森林等地区生活、生产的居民和劳动者以及赴该类地区户外活动的旅游者感染风险较高。传播媒介是蜱虫，极少部分病例发病前有明确的蜱叮咬史，大多数临床病例回忆不清是否有明确的蜱叮咬史。研究人员已在长角血蜱中检测到 SFTSV 核酸，且在牛、羊、狗血清中检测到 SFTSV 抗体。尚未发现人传人的证据。急性期患者血液可能有传染性。

临床表现：潜伏期尚不十分明确，可能为 1～2 周。急性起病，主要临床表现为发热，体温多在 38 ℃以上，重者持续高热，可达 40 ℃以上，部分病例热程可长达 10 天以上。人感染新型布尼亚病毒病临床表现多样，有发热、乏力、畏寒、全身酸痛、头痛等全身中毒症状；有呕吐、恶心、腹泻、腹胀、呕血等消化道症状；有牙龈出血、皮肤瘀点瘀斑、眼结膜充血等出血症状；有意识障碍、神志改变等神经系统症状。因其表现多样性，发病初期极易误诊、漏诊。少数病例病情危重，可因休克、呼吸衰竭、弥漫性血管内凝血（DIC）等多脏器功能衰竭死亡。绝大多数患者预后良好，但既往有基础疾病、老年患者、出现精神神经症状、出血倾向明显、低钠血症等提示病重，预后较差。

诊断要点：2011 年 7 月 7 日，全国发热伴血小板减少综合征研讨会于武汉市召开，与会专家达成共识，诊断该病的必备条件有：疫源地、蜱咬史（或相关高危职业）；发热（或近期发热史）、外

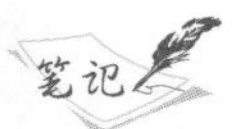

周血血小板减少或伴白细胞减少，尿蛋白阳性（+～+++）；伴或不伴有头痛、肌肉疼痛、精神倦怠等中毒症状；食欲缺乏、呕吐、恶心、腹痛、腹泻等消化道症状；鼻腔、牙龈、皮下瘀斑等出血症状，有以上临床症状均可按疑似病例上报。实验室检查指标有：酶学改变（ALT、AST、CK、CKMB 和 LDH 升高），C 反应蛋白定性为阳性；病原学检测阳性则为确诊病例。

治疗：该病治疗没有特异性，以对症、抗病毒为主，重在预防。患者在急性期血液及血性分泌物均有传染性，直接接触患者血液或血性分泌物可能导致感染，一旦确诊，立即隔离。

病例点评

布尼亚病毒自然感染见于脊椎动物和节肢动物如：蚊、蜱、白蛉等，可感染小鼠，并能在一些哺乳类、鸟类和蚊细胞培养中生长。对人类可引起类似流感或登革热的疾病、出血热及脑炎。有蚊媒、蜱媒、白蛉媒 3 种传播类型。新型布尼亚病毒是我国卫生部门自蜱虫中毒者体内分离出的病毒而命名。目前看主要由蜱虫传播，又称为发热伴血小板减少综合征。死亡率不高，但是如果出现多脏器功能衰竭，则死亡率增加。同时，治疗没有特异性，以对症抗病毒为主。患者在急性期血液及血性分泌物均有传染性，直接接触患者血液或血性分泌物可能导致感染，一旦确诊，立即隔离。本例患者有接触史，同时出现发热伴血小板减少，并出现脏器损害，需要笔者第一时间想到传染病的可能性，同时进行病原体的筛查，治疗以对症治疗为主。

参考文献

1. CBEN S M, DUMLER J S, BAKKEN J S, et al. Identification of a

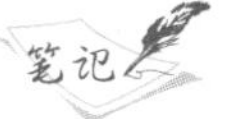

granuLocyticanaplasmosis in China. JAMA, 2008, 300 (19): 2263 - 2270.

2. 中华人民共和国卫生部. 发热伴血小板减少综合征诊疗方案. 2010-10-09. https://xueshu.baidu.com/usercenter/paper/show?paperid=fb73eec3ca085d5ef7e9f8334bd8739e&site=xueshu_se.

(大连医科大学附属第一医院　李小彬，蒋丽)

021 高热不退的本地农民

病情介绍

患者，男，58 岁，农民，以“发热 8 天”为主诉于 7 月 27 日入院。

8 天前患者无明显诱因始出现畏冷、发热，自测体温最高达 40 ℃（热型不详），伴头晕、头痛，发热时明显，伴咳嗽、咳黄色黏痰，痰量不多不易咳出，无鼻塞、流涕，无咽痛、咯血，无胸闷、胸痛、气促、心悸，无意识障碍、抽搐、二便失禁，无恶心、呕吐，无腹痛、腹泻，无尿急、尿频、尿痛及肉眼血尿，无关节肿痛、皮疹等不适，就诊于当地县医院住院，予“头孢硫脒”抗感染等治疗（具体不详）后，无好转，转诊我院，以“发热待查”收入院。发病以来，患者精神食欲可，二便如常，体重无下降。

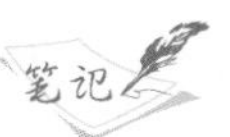

既往史：高血压3年，未正规诊治。无疫区、疫水接触史，无毒物或放射性物质接触史，有吸烟史10余年，约半包/日，社交性饮酒，否认冶游史。

入院查体：T 37.4 ℃，P 103次/分，R 20次/分，BP 124/72 mmHg，神清，全身皮肤无黄染、皮疹及水疱。右腋下见一类椭圆形色素沉着小斑痕，双侧腋窝可及3粒（左侧1粒、右侧2粒）黄豆至花生米大小肿大淋巴结、无压痛，巩膜无黄染，口唇无发绀，咽部充血，扁桃体无肿大，无脓点，颈软，双肺呼吸音粗，未闻及明显干湿性啰音，心率103次/分，心律齐，未及杂音，腹平软，肝肋下未触及，脾脏触诊不满意，全腹无压痛及反跳痛，肝肾区无叩痛，肠鸣音正常，四肢肌力、肌张力正常，生理反射正常，病理反射未引出。

辅助检查

1. 血常规：WBC 4.5×10^9/L，RBC 4.2×10^{12}/L，PLT 79×10^9/L。
2. C反应蛋白(CRP)135 mg/L，降钙素原(PCT)0.26 ng/mL。
3. 红细胞沉降率（ESR）33 mm/h。
4. 生化：ALT 408 μ/L，AST 210 μ/L，TP 67 g/L，ALB 37 g/L。
5. 血凝：PT 16.1 s，APTT 47 s，Fib 1.23 g/L，INR 1.3，D-dimer 4.6 μg/mL。
6. 呼吸九项病原联检：阴性。
7. 血气分析：Ⅰ型呼吸衰竭。
8. 尿常规+；沉渣：未见异常。
9. 肿瘤标志物：阴性。
10. 免疫全套：阴性。
11. 甲、乙、丙型肝炎，HIV，梅毒抗体均阴性。
12. 血培养：阴性。

13. 痰培养：白色念珠菌、肺炎克雷白杆菌。

14. 痰涂片抗酸染色：阴性。

15. 外周血找疟原虫：未检出。

16. 肥大外斐氏试验：阴性。

17. 腹部彩超（7 月 28 日）：肝实质回声增粗，脾大，胆、胰、双肾未见明显异常。

18. 心脏彩超（7 月 30 日）：左房增大，左室舒张功能减退。

19. 骨髓（7 月 30 日）：感染髓象；培养：阴性。

20. 脑脊液（8 月 2 日）：色淡黄，潘氏试验阴性，细胞计数 60×10^6/L，腺苷脱氨酶 3.3 μ/L，氯 118 mmol/L，糖 3.5 mmol/L，乳酸脱氢酶 22 μ/L，CRP 0.3 mg/L，蛋白测定 50 mg/dL。脑脊液涂片未检出隐球菌、结核菌，培养呈阴性。

21. 头胸腹 CT（7 月 28 日）：右侧基底节区小腔隙灶，老年性脑改变，双肺多发感染，右侧少量胸腔积液，双侧腋窝淋巴结肿大，脂肪肝可能，脾脏增大（图 21 –1）。

22. 胸腹部 CT（8 月 5 日）：双肺多发感染（较前稍增多）；双侧胸腔少量积液（较前增多）；心脏增大，左室增大为主；双侧腋窝小淋巴结可能（较前减少、变小），余同前（图 21 –2）。

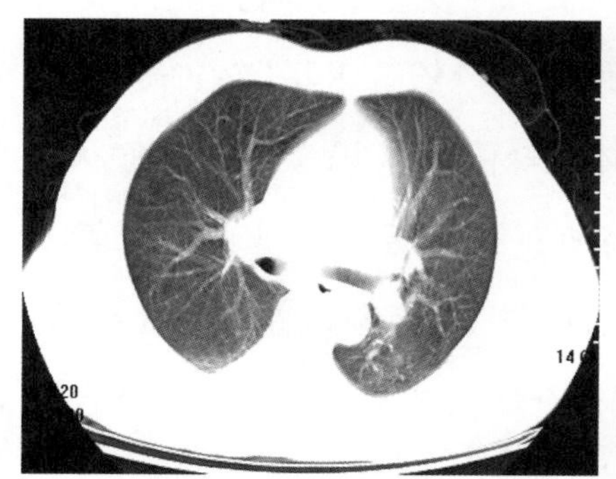
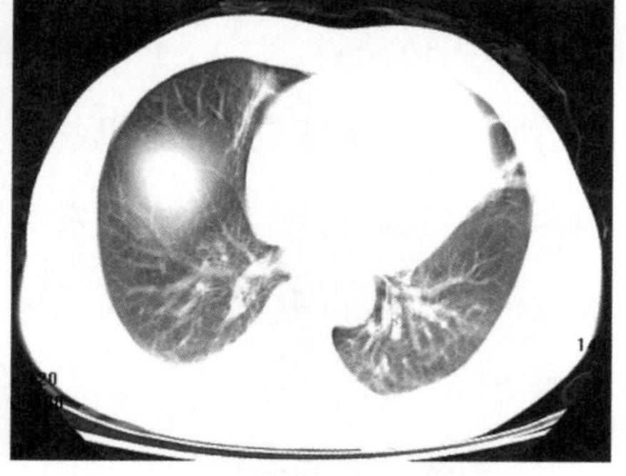

注：①双肺多发感染；②右侧少量胸腔积液；③双侧腋窝淋巴结肿大。

图 21 –1 胸部 CT（7 月 28 日）

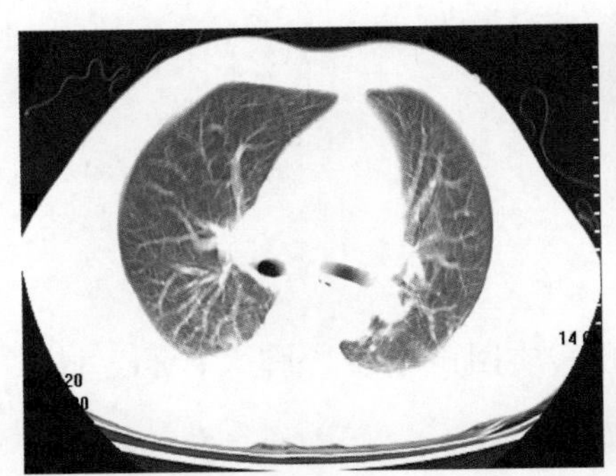
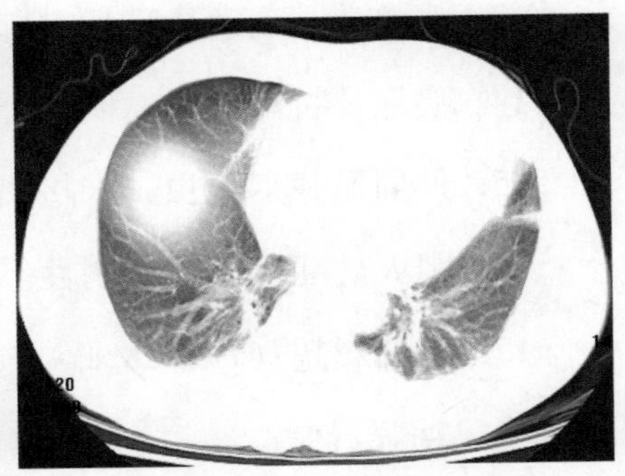

注：双肺多发感染（较前稍增多）；双侧胸腔少量积液（较前增多）；心脏增大，左室增大为主；双侧腋窝小淋巴结可能（较前减少、变小），余同前。

图 21-2　胸腹部 CT（8 月 5 日）

诊断：①发热；②肺部感染；③肝功能异常；④高血压病。

诊治经过

入院后予完善血常规、生化、血痰培养、免疫全套、肥达氏反应、外斐氏试验、胸腹部 CT 等检查。入院前在当地县医院予常规抗感染治疗，仍持续高热，遂经验性予“头孢哌酮舒巴坦（舒普深）”“左氧氟沙星”“磷酸奥司他韦”联合以覆盖革兰阴性菌、阳性菌及耐药菌、流感病毒等抗感染，同时给予止咳化痰、退热、补液支持等对症处理2 天，体温仍高达40 ℃，伴畏冷、寒战、咳嗽、咳痰、恶心、上腹痛、腹胀、腹泻、头晕、头痛，请血液内科会诊考虑“发热待查：血液/免疫性疾患？感染性发热？脓毒血症？”7 月29 日转入血液科，先后予以“头孢替安”“依替米星”“拉氧头孢”“莫西沙星”抗感染3 天仍无效，体温峰值仍达 39.2 ℃，余症状加剧，申请全院会诊，考虑“发热待查：肺部感染？”8 月 1 日转入呼吸科予“万古霉素”联合“莫西沙星”抗感染，保肝等处理后，肝酶下降，仍反复高热，完善腰穿检查后请神经内科会诊考虑合并“颅内感染：不典型化脑？结脑？病毒脑？”转科予以“地塞米松”抗炎、“美罗培南”抗感染治疗后体温降至正常。1 天后体温再次

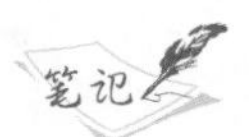

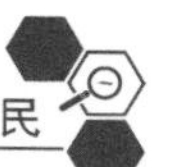

升高，经再次梳理回顾病案，发现右腋下类椭圆形色素沉着斑痕长约1.5 cm，表面无渗液、渗血，未见焦痂，周边无红肿、皮疹及水疱（图21－3）。

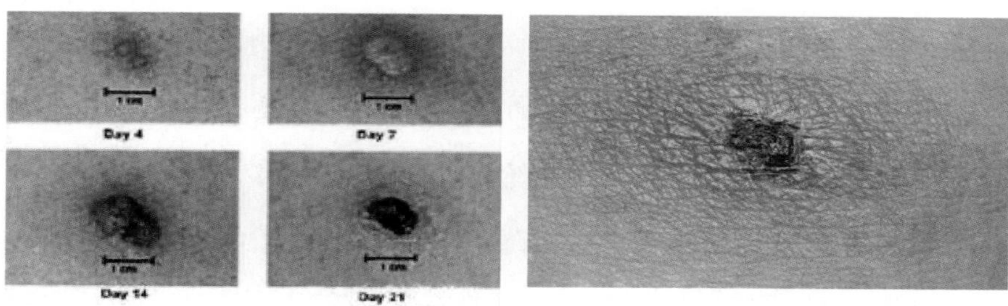

图21－3 皮肤

追问病史入院前1月余该处有外伤史（具体受伤史叙述不清），伤后伤处破溃，但无痛痒不适，未予正规诊治，此后自行愈合。因患者有野外作业外伤史，诊断恙虫病，予多西环素100 mg bid口服。此后症状迅速好转，数天后病情痊愈出院。

确定诊断： 恙虫病。

讨论与分析

［病例特点］

1．中年男性，急性起病，病情进展快。

2．农民，有野外作业接触草丛史。

3．有头晕、头痛，咳嗽、咳痰，腹痛、腹胀等多发不适表现，伴发热呈弛张热，右腋下焦痂样瘢痕，淋巴结肿大，多系统受累。

4．外斐氏试验阴性，CRP明显升高，PCT及WBC正常。肝功异常，影像学见肺部多发炎性渗出、脾肿大。

5．多西环素治疗有效。

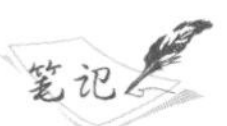

[诊疗思路]

遵循不明原因发热诊断流程：先后排查常见细菌、病毒感染、支原体及疟原虫等特殊感染，恶性组织细胞增多症、淋巴瘤等血液系统疾病、风湿免疫疾病；在否定与再否定中觅得真相，过程曲折、艰辛：在研判临床表现、炎症指标、影像学等可形成感染证据链，及时排除血液风湿免疫等系统非感染性疾患后，经多次调整及升级使抗生素治疗，体温仍无下降后。诊疗遭遇瓶颈时，从医患两方面寻找纰漏：立克次体感染未覆盖治疗，将诊疗方向锁定在其他非典型病原体感染鉴别诊断中，排除了钩体病、伤寒、疟疾等；追问病史入院前1月余该处有外伤史，伤后伤处破溃，无痛痒，能自行愈合。最终结合该患者职业（农民）、有野外工作外伤史、发热热型，伴随症状肝脾大病史及病程特点，发热病因定性为立克次体特殊病原体感染，并通过经验性治疗后获得成功。

[疾病介绍]

恙虫病是由恙虫病立克次体（又称东方立克次体）所致的急性传染病，是一种自然疫源性疾病。恙虫病诊断主要依据流行病学史、临床表现和实验室结果。该病主要在啮齿动物之间流行，以鼠类多见。啮齿动物内能长期保存病原体且多无症状，是本病的主要传染源。恙虫病立克次体寄居于恙螨，并可经卵传代。人若被恙螨叮咬则可感染得病。人群普遍易感。亚洲太平洋地区及我国东南部为主要流行区域。潜伏期一般为10～14天。其基本病变为全身性小血管炎、血管周围炎及网状内皮细胞增生。临床以持续发热、局部皮肤形成焦痂或溃疡、淋巴结肿大及可漫及全身的皮疹等为特征，且易累及多个靶器官，表现为肺炎、心肌炎、脑膜脑炎、肾损害、肝脾肿大等。病程的第2周，病情常会加重。检验方法有病原

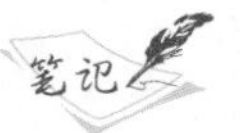

体分离及血清学检查，血清学试验有外斐氏试验、补体结合试验、间接免疫荧光法以及 ELISA 法效价呈 4 倍增长者有诊断意义，最早第 4 天出现阳性，3 ~ 4 周达高峰，但 5 周后下降。临床实践中阳性率低。该病的治疗原则为早期用药，疗效良好。该病一般治疗患者应卧床休息，多饮水，进流食或软食，注意口腔卫生，保持皮肤清洁。高热者可用解热镇痛剂，重症患者可予皮质激素以减轻毒血症状，有心衰者应绝对卧床休息，用强心药、利尿剂控制心衰。病原治疗有多西环素、四环素、氯霉素等对本病有特效。多西环素每天 0.1 ~ 0.2 g，单剂一次服或分 2 次服；四环素、氯霉素均每天 2 g，分 4 次服。退热后剂量减半，续服 7 ~ 10 天。若加 TMP 0.1 g，一日 2 次，疗效更佳。无效可考虑喹诺酮类药物。由于恙虫病立克次体的完全免疫在感染后两周发生，过早的抗生素治疗使机体无足够时间产生有效免疫应答，故不宜早期短疗程治疗，以免导致复发。有认为磺胺类药有促进立克次体繁殖作用，应予慎重。对重症患者应加强观察，及时发现心肌炎、心力衰竭等并发症，并可给予肾上腺皮质激素等处理。

恙虫病因其临床表现复杂多样、全身各脏器均可受累、实验室指标早期敏感性低，故临床上误诊、漏诊非常普遍。恙虫病严重者可因心、肺、肾、脑等重要脏器衰竭而危及生命，因此早期明确诊断意义重大。临床医师应加强对恙虫病的认识，对遇到高热不退，或高热反复的，累及多脏器的病患，应结合流行季节，详细询问病史，仔细体格检查，完善外斐氏试验等检查以排除恙虫病，避免漏诊和误诊。

病例点评

由于发热的病因多种多样，几乎涉及全身每个系统，因此其诊

断思路亦极为繁杂，即便是权威性内科论述以数万字幅对其进行描述，阅读后仍让人感到规律难循，对某些发热病患处理仍觉棘手。部分患者痊愈出院时仍无法明确诊断的案例仍时有发生。因此对所有发热病因的明确诊治一直是临床医师一道绕不过去的坎，直至现在仍是内科医师饶有兴趣的课题。

发热患者，应尽可能在应用抗生素治疗前，在常规炎症指标检查及寻找病原体及罪犯病灶时，同时不应忽视多次详细病史询问及全面体格检查，特别是典型皮损史追述。该病在皮肤上典型表现可助提高早期诊断率。但该病皮疹持续 3 ~ 7 天后消退，可遗留少许色素沉着非特征性表现在高度疑似时更应引起高度重视。

参考文献

1. 徐学康，发热，内科程序诊断. 南京：江苏科学技术出版社，2005.
2. 杨绍基. 恙虫病的诊断与治疗. 新医学，2008，39（1）：40 – 41.
3. 刘应麟. 传染病学. 2 版. 北京：人民卫生出版社，2000.
4. 洪镭. 恙虫病研究进展. 江苏预防医学，2016，27（2）：176 – 178.
5. 李兰娟，任红. 传染病学. 8 版. 北京：人民卫生出版社，2013.
6. 周海华，石胜利. 以多器官功能损伤为特征的恙虫病 1 例. 检验医学与临床，2016，13（15）：2231 – 2232.

（福建省龙岩市第一医院　林永春，张炎安）

笔记

022 发热、头痛、脓涕 1 个月——1 例毛霉菌鼻眶部感染的报道

病情介绍

患者，男，53 岁，以“发热、头痛伴间断脓涕 1 个月，加重伴鼻部青紫 3 天”为主诉于 2012 年 8 月 20 日急诊就诊。

患者于一个月前无明显诱因出现间断头痛、鼻塞、脓涕，于当地医院诊断为“慢性鼻窦炎”，予药物治疗，症状无明显改善，遂于 8 月 14、17 日来我院耳鼻喉科门诊就诊，行鼻窦 MRI 检查，提示鼻部占位，门诊初步诊断“鼻腔淋巴瘤?”，行鼻腔黏膜活检（结果待回报）。8 月 19 日患者出现呕吐、意识淡漠，开始间断发热，外院药物治疗无效，8 月 20 日晚 6 时来诊。

既往史：2 型糖尿病史 10 余年，口服二甲双胍等药物治疗，未进行饮食控制及血糖监测，长期饮酒史。

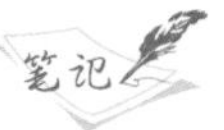

入院查体：体温 39 ℃，脉搏 130 次/分，呼吸 35 次/分，血压 95/52 mmHg，神志模糊，精神差，查体不合作。全身皮肤黏膜无黄染，全身浅表淋巴结未触及肿大。颈项强直，双瞳孔正大等圆，直径2.5 mm，对光反射灵敏，眼球活动好。双侧鼻腔内见大量干痂，少量脓液及坏死组织，内眦、鼻根部软组织肿胀、瘀青。口腔硬腭黏膜灰暗，鼻面区域坏死。气管居中，甲状腺无肿大、无血管杂音，双肺呼吸音粗、未闻及明显干湿性啰音。心率 130 次/分，心律齐，各瓣膜听诊区未闻及明显病理性杂音，腹肌柔韧，无压痛、反跳痛，肝脾肋下未及，无压痛，肠鸣音正常，双下肢不肿。四肢肌力、肌张力正常。生理反射存在，病理反射未引出。

辅助检查

1. 血常规（8 月 20 日）：WBC 26.04 $\times 10^9$/L，NEU% 89.5%，RBC 4.88 $\times 10^{12}$/L，HGB 155 g/L，PLT 678 $\times 10^9$/L。CRP 277 mg/L，PCT 14.6 ng/mL。

2. 生化（8 月 20 日）：ALT 16 μ/L，AST 40 μ/L，TBIL 33.7 μmol/L，BUN 8.2 mmol/L，Cr 134 μmol/L，CKMB 44 μ/L，CK 74 μ/L，LDH 336 μ/L，TP 66 g/L，ALB 26 g/L，TCO_2 9.7 mmol/L，K 6.0 mmol/L，Na 125 mmol/L，Cl 89 mmol/L，GLU 22.5 mmol/L。

3. 尿常规：KET 7.8 mmol/L，pro 1.0 g/L，glu 55 mmol/L。

4. 血气分析：pH 7.26，PCO_2 23.6 mmHg，PO_2 93 mmHg，BE-11.3 mmol/L，Lac 6.9 mmol/L。

5. 真菌葡聚糖：198.5 pg/mL↑。

6. 脑脊液检查常规：颜色无色，透明，糖定性阳性，潘氏试验阳性，细胞总数 180 $\times 10^6$/L，白细胞计数 15 $\times 10^6$/L，多核细胞 12 $\times 10^9$，未见霉菌。脑脊液生化：腺苷脱氢酶 2 μ/L，氯 115.7 mmol/L，葡萄糖 9.42 mmol/L，总蛋白 92.8 g/L。结核菌抗体试验阴性。脑脊

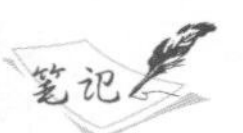

液涂片：找细菌、结核菌、隐球菌均阴性。脑脊液培养：霍氏肠杆菌、少根根霉。脑脊液 TORCH 检测阴性。

7. 鼻分泌物培养：表皮葡萄球菌少量，棒状杆菌少量；真菌培养阴性

8. 血培养：阴性。

9. 胸片未见明显异常。

10. 鼻窦 MRI（8 月 15 日）：右侧筛窦、鼻腔内占位性病变，累及鼻背、内眦及眼眶，性质待定（图 22 －1）。

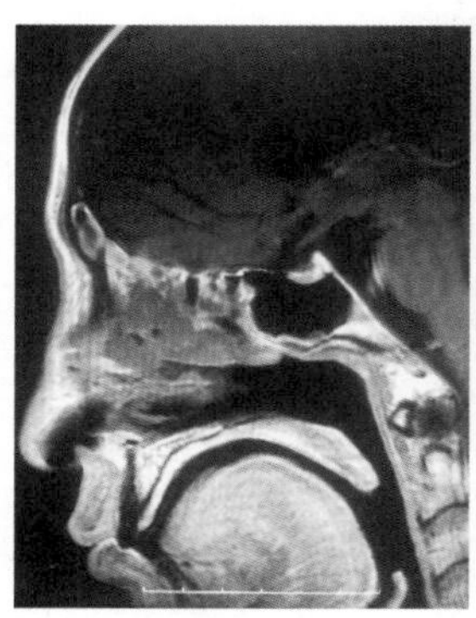
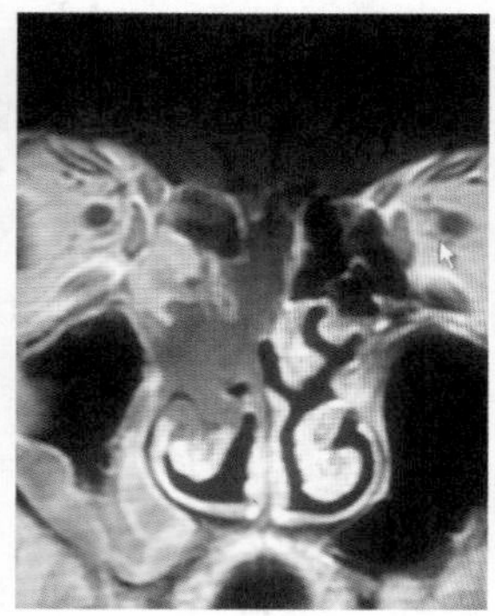
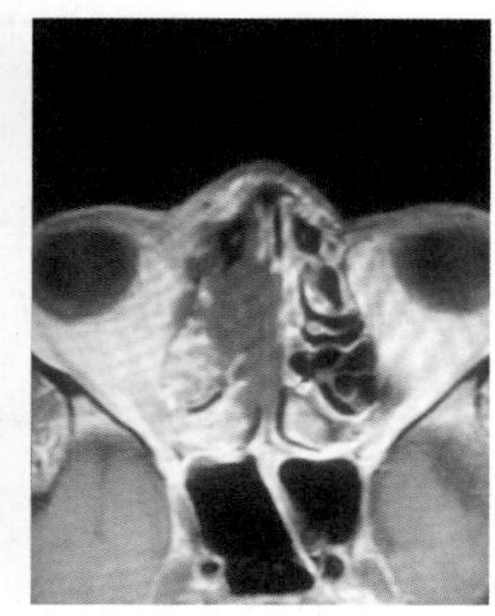

图 22 －1　鼻窦 MRI

11. 鼻窦 CT（8 月 20 日）：双侧鼻腔鼻窦软组织影，右筛窦外侧壁及上壁骨质吸收破坏，鼻根，右侧内眦，右眶软组织影（图 22 －2）。

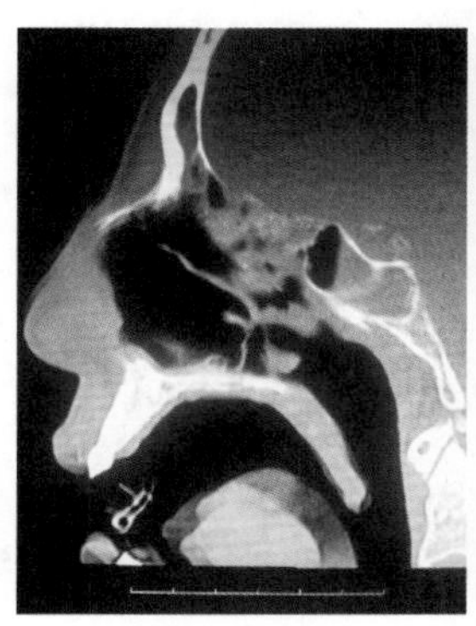
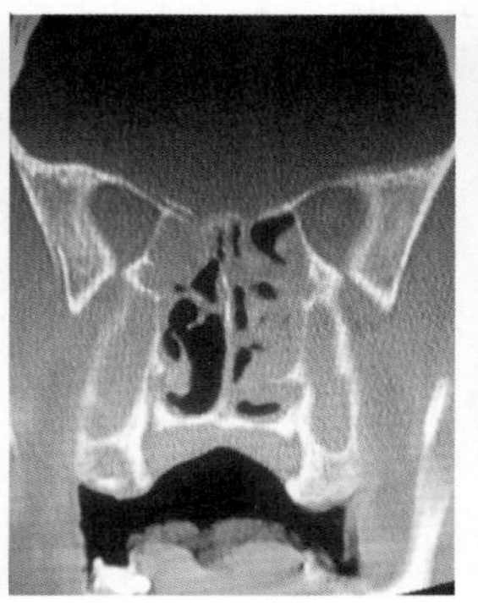
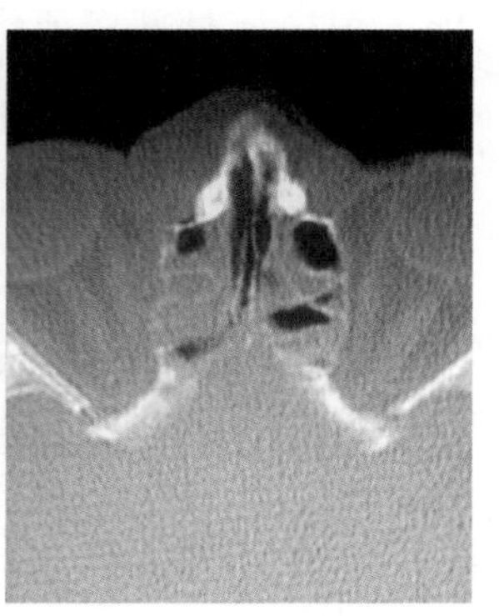

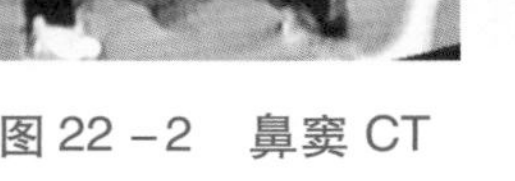
图 22 －2　鼻窦 CT

12. 组织病理（右鼻腔黏膜，8 月 20 日）：急慢性炎症，表面可见真菌菌丝附着，不除外浅表浸润，免疫染色结果倾向为毛霉菌类（图 22 – 3）。

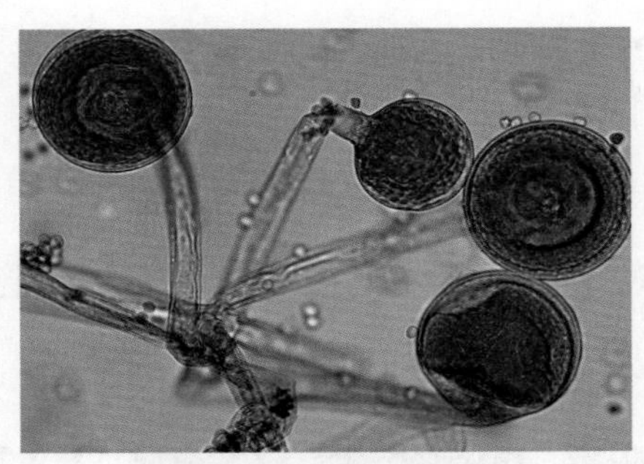

图 22 – 3　组织病理

初步诊断：①真菌性鼻—鼻窦炎？眶内、颅内感染？鼻面部软组织感染；②2 型糖尿病，糖尿病酮症酸中毒；③肾功能不全；④电解质紊乱；⑤代谢性脑病？

诊治经过

患者入院后完善血培养、血常规、生化常规、病原学培养、脑脊液检查、头颅 CT 等。患者持续发热，体温 39 ~ 40 ℃，意识状态进一步恶化，予以美罗培南 1 g q8h 联合氟康唑 0.4 g qd 治疗，同时给予补液补充电解质、纠正酸碱平衡紊乱、调整血糖及营养支持治疗。积极行鼻部坏死组织病理学检查。因治疗效果欠佳，多科讨论考虑霉菌感染可能性大，遂改用两性霉素 B 3 mg qd 治疗。入院第五天患者突然出现呼吸、心跳停止，抢救无效死亡。

讨论与分析

［病例特点］

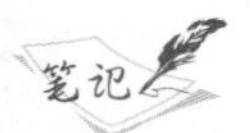

1. 中年男性。

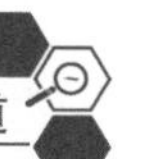

2. 2 型糖尿病患者，平素控制血糖欠佳，常饮酒。

3. 间断发热、头痛脓涕 1 个月，加重伴意识淡漠 3 天。

4. 鼻窦 CT、鼻窦 MRI：鼻窦、鼻腔内占位性病变，累及周围。

5. 右鼻腔黏膜组织病理：急慢性炎症，表面可见真菌菌丝附着，免疫染色倾向为毛霉菌类。

[疾病介绍]

急性暴发型真菌性鼻—鼻窦炎是一种急性的侵袭性真菌感染，其发病率低于真菌球，是真菌迅速和广泛的侵犯鼻腔、鼻窦、眼眶、翼腭窝和颅内，临床表现起病急，进展快，多发生在免疫功能低下的个体，如一些慢性消耗性疾病、糖尿病酮症酸中毒、重度烧伤、长期使用抗生素、艾滋病、应用各种介入治疗的患者等。糖尿病患者是易感人群，高血糖和血清 pH 酸碱度低减弱了中性粒细胞对菌丝的趋化性和黏附性，也减弱了肺泡巨噬细胞对芽孢和菌丝的抑制作用，真菌体内的酮还原酶还能使毛霉菌在新陈代谢过程中利用宿主体内的酮体，从而增加了宿主对真菌的易感性，酸中毒能一时性地阻断血清转铁蛋白结合铁的能力，释放出的游离铁增加了真菌的繁殖力。慢性鼻窦炎患者由于鼻窦窦口的阻塞造成了窦腔的一个厌氧的 pH 酸碱度较低的环境，这些有利于曲霉菌的生长繁殖。

常见病原菌为毛霉真菌和曲霉属真菌，其中毛霉属真菌引起的急性暴发型真菌性鼻—鼻窦炎易侵入颅内，又称鼻脑毛霉菌病。毛霉菌有极强的侵犯力，它一旦在感染部位生长繁殖，菌丝便开始侵犯周围的血管特别是小动脉、通过血管扩散到鼻窦、眼球或大脑，无论是皮肤、黏膜、肌肉、神经、眼球或脑组织，都会迅速形成黑色坏死性病灶，对宿主造成致命的损害。菌丝侵入小动脉，导致血管栓塞，组织缺血、坏死栓塞进一步加重了组织的缺氧和酸中毒，也加速了毛霉菌的繁殖和感染的扩散使药物不能到达病变组织。

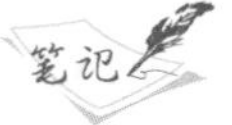

起病初期可缺少典型鼻部症状，容易被忽略，多数患者以神经症状首发就诊于眼科或神经科，如眶尖综合征、海绵窦综合征等，也有发热、眶周面颊肿胀及疼痛，若侵犯眼眶和颅内则出现剧烈头疼、视力下降、失明、脑炎、脑膜炎、血管栓塞及肢体瘫痪等中枢神经系统症状。病情进展迅速，如治疗不及时或免疫功能不纠正，病死率很高。

急性暴发型真菌性鼻—鼻窦炎进展快，CT 特征性表现为进行性骨质破坏，病变广泛。易延伸到眼眶、颅内等邻近结构。视神经和脑膜弥漫强化，颅内出现脓肿或梗死，上颌窦的病变可向前延伸到面颊部、向后延伸到翼腭窝，很少见窦腔扩大或窦壁的变形，窦腔内高密度影少见。病理诊断是其金标准。

急性暴发型在积极治疗基础病的同时，在全身情况允许的状态下，可行鼻腔、鼻窦广泛清除术，开放所有病变鼻窦使之形成一大腔，清除干净所有病变组织。免疫功能低下患者应先着力改善其免疫状态，维持内环境稳定，但病变广泛累及眼眶、颅内，威胁生命时，应尽早采取手术清创、引流、减压等必要措施，择期再行根治手术。抗真菌药物首选两性霉素 B（0.5～1.0）mg/(kg·d)，疗效较好，毒副作用较大，可选择不良反应低的两性霉素 B 脂质体（0.5～2.0）mg/(kg·d)，总量 10 g 后改口服伊曲康唑 200 mg/d。急性侵袭性病变病理上以凝固性坏死和真菌性血管炎为主，病情凶险，如不及时治疗，病死率达 100%。

（北京同仁医院　张蕴）

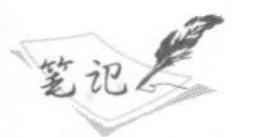

023 粪类圆线虫播散性超高度感染

病情介绍

患者，女，66 岁，以“突发咳嗽、咳痰、气喘 7 天”为主诉于 2014 年 4 月 12 日入院。

入院前 7 天患者无明显诱因出现咳嗽、咳痰，非连续性刺激性呛咳，痰黏稠，不易咳出，伴气喘，可闻及喘鸣音，夜间明显，尚可平卧，无心悸、胸闷、胸痛、咯血及咳粉红色泡沫痰，无发热、畏冷、寒战，无腹痛、腹泻、恶心、呕吐及黑便，未重视，未就诊；入院前 3 天上述症状加剧，呼吸困难明显，自觉发热（未测体温），无意识障碍、烦躁、嗜睡等，半天前急诊我院，查血常规：WBC 13.4 $\times 10^9$/L，NEU% 71.3%，HGB 82 g/L；PCT 0.29 ng/mL，cTnI 0.01 ng/mL，BNP 822.9 pg/mL；电解质：Na^+ 127 mmol/L，

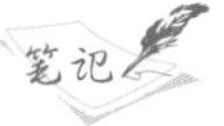

Cl 94 mmol/L；予“甲强龙、多索茶碱、普米克令舒”抗炎解痉平喘、“兰索拉唑”抑酸护胃、“速碧林”抗凝等治疗，上述症状稍改善，今为进一步诊疗，以“气促待查”收住院。自本次发病以来，精神状态欠佳，食欲差，睡眠欠佳，大小便如常，体重无明显变化。

既往史： 2个月前（1月26日至4月1日）因左氧氟沙星过敏致“急性重型药疹、大疱表皮松解坏死型”在我科住院，使用激素最大剂量240 mg/天，12天前出院，目前口服激素逐渐减量至16 mg qd。

个人史： 否认吸烟史、酗酒史。

入院查体： T 36.3 ℃，P 130 次/分，RR 30 次/分，BP 137/96 mmHg，SpO_2 84%（FiO_2 41%），急性面容，神志清楚，精神萎靡，全身皮肤可见多处散在陈旧皮肤破溃，部分融合成片，部分结痂，以臀、背部及足跟部明显，未见明显脓性液体渗出，全身浅表淋巴结无肿大，口唇发绀，颈静脉无怒张，呼吸急促，双肺呼吸音粗，双侧肺可闻及大量呼气相哮鸣音，双肺底闻及湿性啰音，心率130次/分，律齐，$P_2 > A_2$，各瓣膜听诊区未闻及病理性杂音，腹平软，无压痛、反跳痛，未触及肿物，肠鸣音3次/分，双下肢无浮肿，病理征阴性。

辅助检查

1. 动脉血气分析（FiO_2 41%）：pH 7.45，PaO_2 52.5 mmHg，$PaCO_2$ 35.7 mmHg，SBE 1.6 mmol/L，HCO_3^- 25.7 mmol/L，氧合指数O/I：128。

2. 血常规：WBC 13.4×10^9/L，NEU% 71.3%，EOS% 0%，HGB 82 g/L，PLT 168×10^9/L。

3. 降钙素原（PCT）：0.29 ng/mL。

4. CRP：192 mg/L。

5. 血生化：ALT 119 μ/L，AST 106 μ/L，TBIL 93 μmol/L，DBIL 50 μmol/L，IBIL 43 μmol/L，Cr 29 μmol/L，BUN 7.8 mmol/L。

6. 心脏标志物：CK、CKMB 均正常，cTnI 0.01 ng/mL，NT-ProBNP 822.9 pg/mL。

7. 凝血功能：PT 13.6 s，APTT 42 s，Fib 5.6 g/L，D-Dimer 4.6 mg/L。

8. 体液免疫：IgA 1.08 g/L，IgG 5.77 g/L，IgM 0.208 g/L，IgE 213.0 IU/mL，补体 C3 0.42 g/L，补体 C4 0.12 g/L（正常参考值：IgA 0.7 ~ 4 g/L，IgG 7 ~ 16 g/L，IgM 0.4 ~ 2.3 g/L，IgE 0 ~ 100 IU/mL，补体 C3 0.9 ~ 1.8 g/L，补体 C4 0.1 ~ 0.4 g/L）。

9. 细胞免疫：CD3 51%，CD4 27%，CD8 22%，CD4/CD8 1.23，NK 33%，CD19 9%（正常参考值：CD3 55% ~ 84%，CD4 31% ~ 60%，CD8 13% ~ 41%，CD4/CD8 1/05.2.03，NK 33%，CD19 9%）。

10. 病原学：入院后连续 3 天送检痰液、血液、尿液细菌真菌培养，均未培养出病原体。

11. 床边胸片（图 23 – 1）：①双肺改变，感染、渗出、间质性病变；②左侧胸腔少量积液；③所见胃泡影增大。

入院诊断：①重症肺炎；②急性呼吸窘迫综合征；③Ⅰ型呼衰；④MODS；⑤胃潴留；⑥中度贫血；⑦药物性皮疹。

治疗过程

入院后诊断初步考虑肺部感染、急性呼吸窘迫综合征、Ⅰ型呼吸衰竭。该患者起病急，双肺可闻及哮鸣音，胸片提示双肺渗出性病变，结合其长期使用激素，存在免疫抑制的状态，病原学首先考虑深部真菌侵袭性感染合并细菌感染可能，合并多脏器功能衰竭，Ⅰ型呼吸衰竭、肝功能损伤、心功能不全、胃肠功能抑制，考虑为

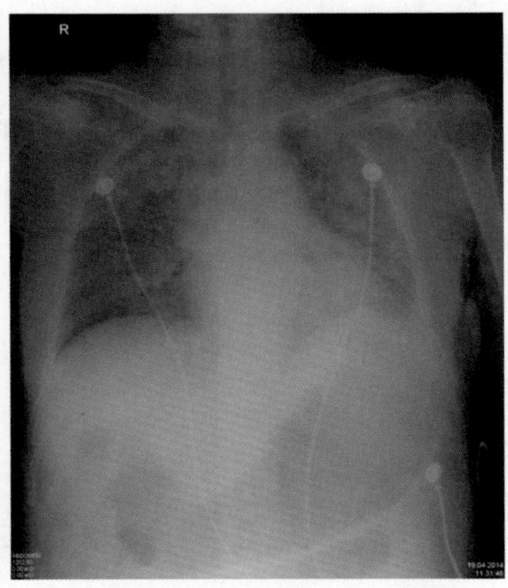

图 23 -1　胸片

重症肺炎。初始抗生素治疗选择米卡芬净联合亚胺培南西司他汀钠，入院后患者呼吸衰竭经常规氧疗无法纠正，予气管插管、呼吸机辅助通气，联合其他脏器支持保护治疗。入院第三天，复查床边胸片（图 23 -2）：与旧片相比，双肺病变较前明显吸收，原左侧胸腔积液基本吸收。

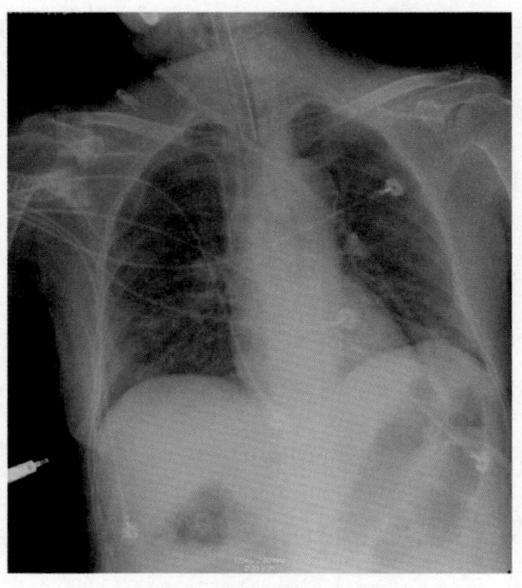

图 23 -2　入院第 3 天胸片

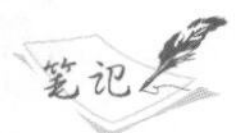

但患者持续发热，体温波动于 38～39.1 ℃。而多次送检痰、血、尿细菌及真菌培养、涂片检查，均无阳性结果回报；经验性调整应用多种抗生素联合，兼顾真菌、革兰氏阳性菌及革兰阴性菌，仍然持续发热。连续送检病原学检测，入院第八天痰涂片回报（图 23－3）：检出虫体，微丝蚴？（丝虫幼虫）。考虑病原体为丝虫，但临床表现却与丝虫感染并不相符。

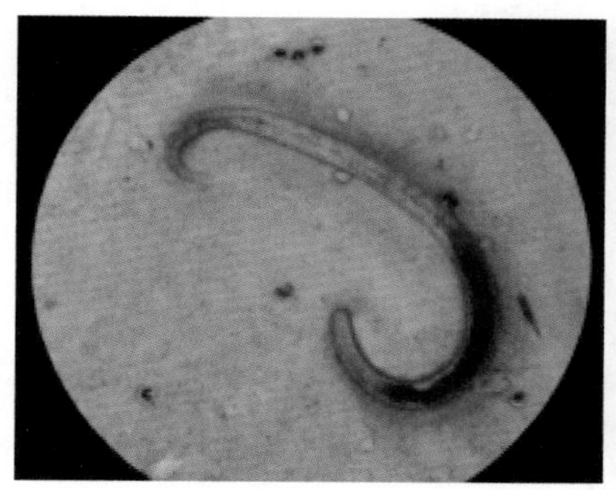
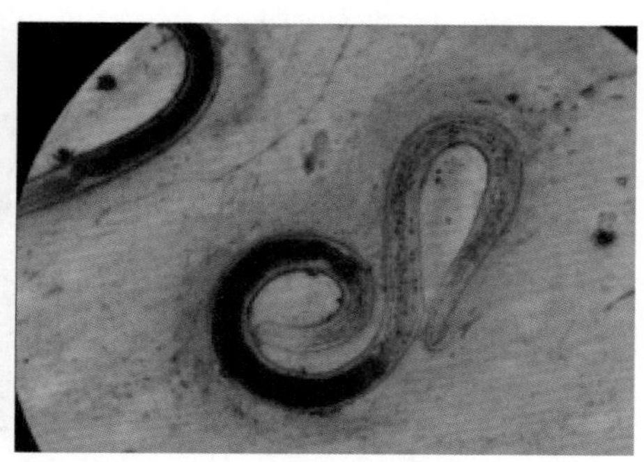

注：检出虫体，微丝蚴？

图 23－3　入院第八天我院痰涂片镜检

于是将痰液标本转送省疾病预防控制中心，病原体鉴定回报：检出粪类圆线虫虫体（图 23－4）。再次送检痰液、血液、尿液、胃内容物、粪便至省疾病预防控制中心，最终在痰液、尿液及胃内容物内均检出粪类圆线虫，但大便中始终未检出病原体；结合临床，最终确诊为粪类圆线虫播散性超高度感染。

动态复查床边胸片（图 23－5，图 23－6）：双肺纹理增粗，右肺中叶出现团块状密度增浓影，边界不清。治疗停用米卡芬净，继续泰能抗感染基础上加用阿苯达唑、左旋咪唑抗虫治疗；用药 2 天仍检出活体的粪类圆线虫，据省 CDC 专家建议与文献报道，建议加用伊维菌素（国内仅上市兽用版，但有文献报道使用该药治愈人严重感染的病例），家属出于伦理学考虑，拒绝使用伊维菌素。连续用药 4 天后送检痰、尿及胃内容物未再检出粪类

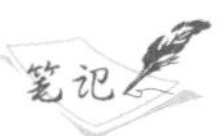

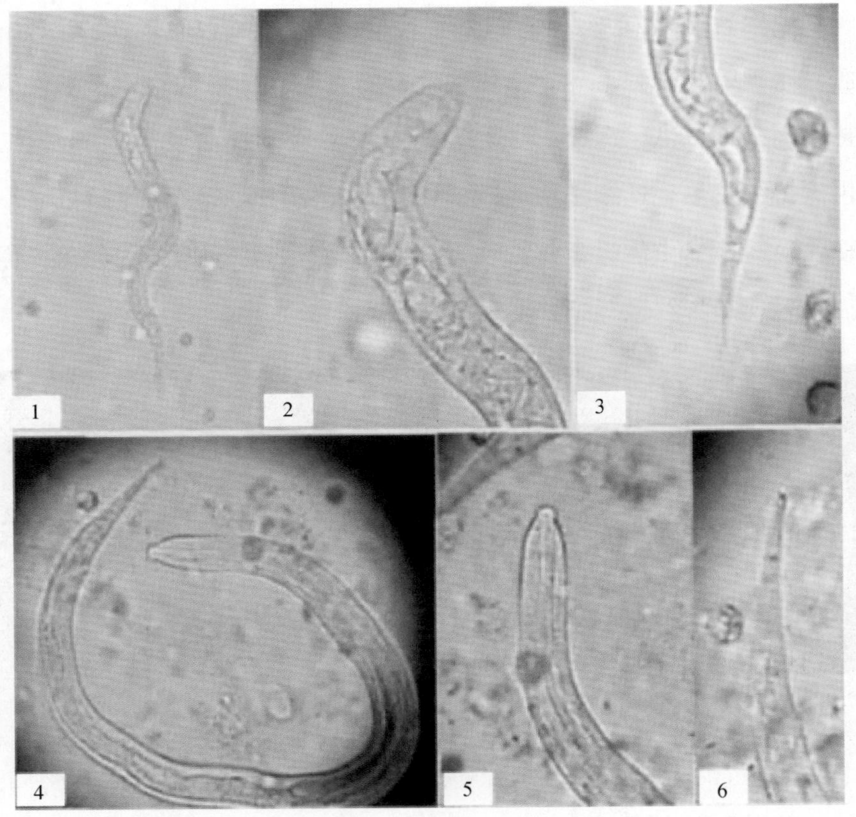

注：① 杆状蚴；② 杆状蚴头部；③ 杆状蚴尾部，④ 丝状蚴；⑤ 丝状蚴头部；⑥ 丝状蚴尾部。

图 23－4　入院第十天痰标本涂片镜检所见：检出粪类圆线虫虫体

圆线虫活体，但病情发展至全身多脏器损害，复查床边胸片（图 23－7，图 23－8）：右肺出现进行性加重的密度增浓影，边界不清，考虑虫体浸润；同时出现难以控制的高热、代谢性酸中毒、气道和消化道出血，持续深昏迷、反复发作顽固性室上性心动过速、DIC、休克等表现；加用人免疫球蛋白、胸腺素免疫重建；置入临时起搏器，加用抗心律失常药物控制心律及各脏器支持等治疗，但病情持续恶化，最终于住院第 18 天家属要求放弃治疗，自动出院后死亡。

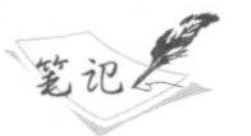
笔记

确定诊断：粪类圆线虫播散性超高度感染。

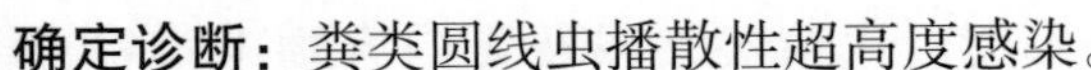

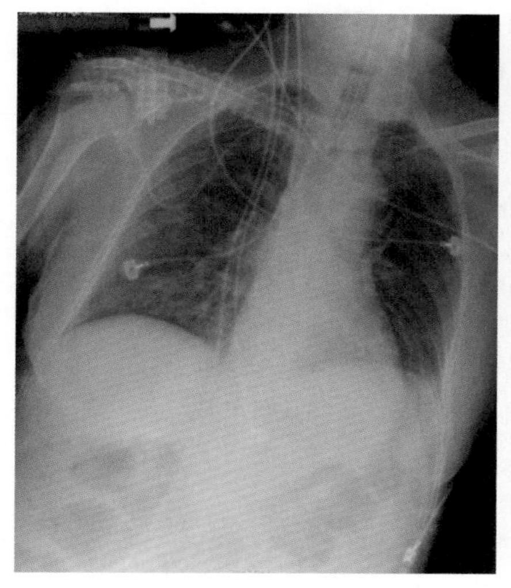
图 23－5　入院第六天胸片

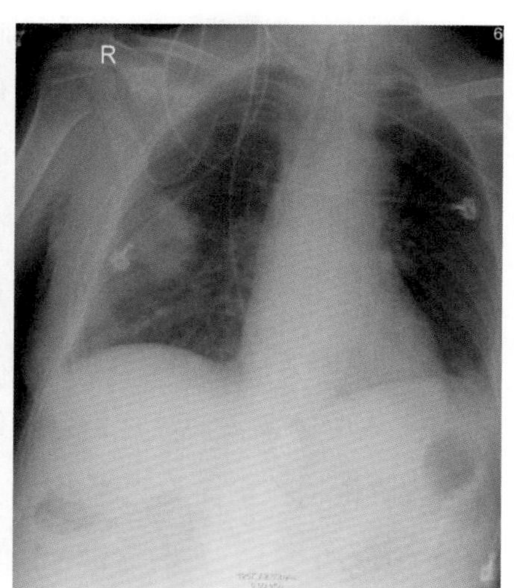

图 23－6　入院第十天胸片

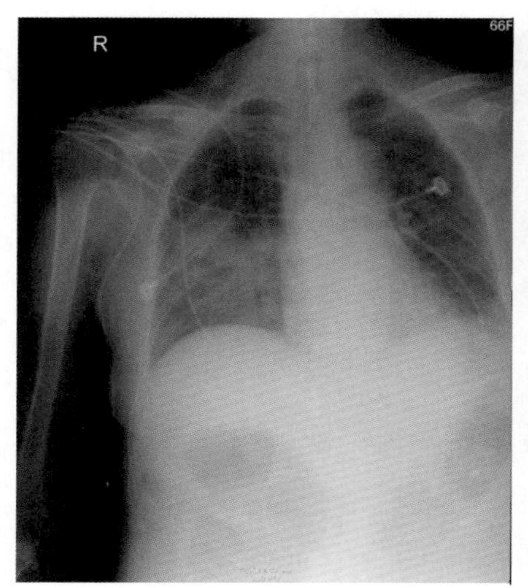

图 23－7　入院第十三天胸片

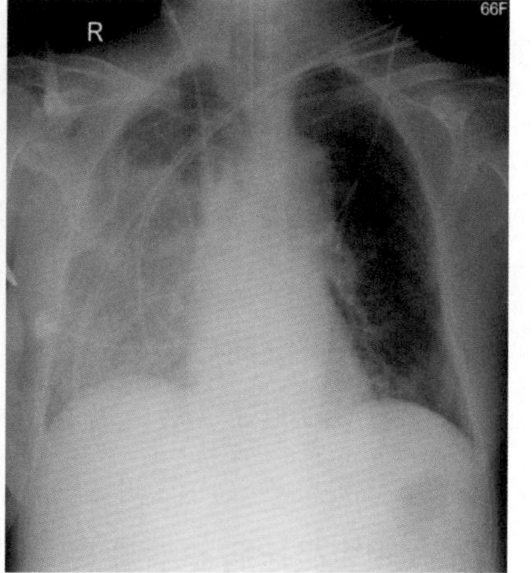

图 23－8　入院第十六天胸片

讨论与分析

［病例特点］

1. 老年女性，急性起病。

2. 既往长期在农村生活，本次起病前因严重药疹，长期大剂

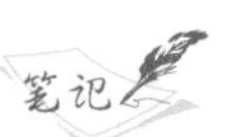

量使用糖皮质激素，存在免疫抑制状态。

3. 以发热、咳嗽、咳痰、气促为主要表现起病。

4. 查体：呼吸急促，听诊双肺弥漫性哮鸣音。

5. 血常规白细胞及中性粒细胞明显升高，嗜酸性粒细胞无明显升高；体液免疫提示 IgE 异常升高；胸片提示双肺弥漫性渗出性病变，胃内持续大量积气；常规抗感染治疗效果不佳。

6. 入院第 8 天痰涂片发现虫体；并在送检 CDC 的痰液、尿液、胃内容物内均检出粪类圆线虫。

[诊疗思路]

本例患者老年女性，急性起病，病程中有发热、咳嗽、咳痰、气促表现；查体呼吸急促，双肺弥漫全呼气相哮鸣音，双下肺可闻及湿性啰音；胸片提示双肺弥漫性病变，炎症性及渗出性改变并存。综合上述表现，入院首先考虑肺部感染性病变合并呼吸衰竭；在病原学方面因患者长期使用激素，且目前仍在使用，存在免疫抑制，入院查体双肺弥漫性呼气相哮鸣音为主，床旁胸片提示双肺弥漫性病变，部分间质性改变；因既往无结构性肺病基础，本次起病后出现大量哮鸣音，故入院初始考虑深部侵袭性真菌感染合并细菌感染可能性大。故入院初始抗感染方案选择米卡芬净联合泰能抗感染；入院多次送病原学检测，均无阳性结果；期间多次调整抗生素，兼顾真菌、革兰氏阳性菌及革兰阴性菌，病情一度改善。入院第八天送检痰涂片回报：检出微丝蚴可能。疑为丝虫病，但丝虫病导致的急性炎症主要表现为淋巴组织的急性炎症，如急性淋巴管炎、淋巴结炎、精索炎、附睾炎、睾丸炎、丝虫热等。炎症反复发作使淋巴管增生形成肉芽肿和纤维组织，最终引起淋巴管阻塞，导致淋巴结肿大、淋巴管曲张、乳糜尿、淋巴腹水、乳糜腹水、乳糜腹泻、象皮肿等表现。丝虫病的表现与该患者的临床表现并不相

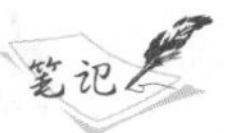

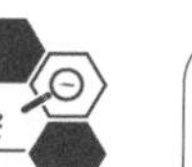

符，为进一步确诊，将痰液标本送省疾病预防控制中心，做病原学鉴定回报：检出粪类圆线虫；再次送检痰、血、尿、胃内容物、粪便至省 CDC，在痰、尿及胃内容物内均检出粪类圆线虫，大便中始终未检出病原体，最终确诊粪类圆线虫播散性超高度感染。

［疾病介绍］

粪类圆线虫病是由粪类圆线虫寄生于人体小肠所引起疾病。类圆线虫蚴经皮肤或黏膜侵入人体。主要临床表现为侵入处皮疹、移行期的肺部损害以及肠道寄生引起腹泻等。类圆线虫能在人体内繁殖，产生感染期蚴（丝状蚴）。不同于其他蠕虫，可在宿主体内不断进行内源性自身感染，因此，在不再与外源性感染蚴接触的情况下，该虫可在人体内持久存在，对于免疫缺损者大量的蚴可在体内散播而引起严重感染。

［病原］

类圆线虫首先由 Normand（1876 年）在越南的法国士兵粪便中发现，尸检中又在肠道、胆道、胰管中发现许多线虫。该虫为兼性寄生虫，生活史较复杂，包括自生世代和寄生世代。

1. 自生世代

在土壤中进行。杆状蚴吸取土壤中有机物为生，1～2 日经 4 次蜕皮发育为自由生活的成虫。在环境适宜时自生世代的生活环可以持续多次，如环境不适，杆状蚴蜕皮两次，发育为丝状蚴（具有传染性），通过皮肤黏膜侵入人体，开始寄生生活。

2. 寄生世代

丝虫蚴侵入人体后，进入皮下小血管，经血循环，由右心至肺，继而穿破肺泡毛细血管进入肺泡，多数幼虫在下呼吸道上升，经咽喉部咽下至消化道，并定居于小肠（主要在十二指肠与空肠上

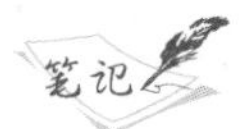

部），发育成熟。寄生世代只发现雌虫，并进行孤雌生殖。雌虫多埋与肠黏膜内，并在其中产卵，数小时后孵化，自肠道黏膜逸出，随粪便排出体外。在特殊情况（如便秘、肠炎、营养不良、接受免疫治疗）下杆状蚴可在体内迅速发育为丝状蚴，钻入肠壁，侵入血液循环，引起内源性自身感染；或丝状蚴随粪便排出时，自肛周皮肤再次侵入，进入血液循环，此为外源性自身感染。

[流行病学]

患者是主要传染源，离开流行区域后，其体内感染可以持续多年，症状可以不明显。主要通过皮肤或黏膜接触污染土壤而感染；在体内又有可自身感染这一特殊方式。人群普遍易感，在免疫缺损患者容易发展为重度感染。粪类圆线虫是一种主要分布于亚洲、非洲、美洲等热带及亚热带地区的肠道线虫，据文献报道全球预计将近有 30 亿人感染，人群中大部分感染后无明显症状，但仍有 1.5%~2.5% 的患者可发展为严重的播散性超度感染，病死率为 71%~87%。国内多见于长江流域及以南地区，东北和西北部地区亦有本病存在，感染率多在 2% 以下，个别地区可达 10%。

[发病机制、病理和临床表现]

在流行区域，类圆线虫感染可表现为三种类型：

1. 由于机体有效的免疫应答，感染被清除。

2. 慢性自身感染，可持续数年甚至数十年，间歇出现消化道症状。

3. 播散性超高度感染见于长期应用肾上腺皮质激素等免疫抑制剂而免疫功能低下者，类圆线虫蚴全身性播散，导致患者死亡。

临床常见如下表现：

1. 皮肤损害：当丝状蚴侵入皮肤后，可引起局部充血水肿，

小出血点、丘疹及瘙痒，搔破后易引起继发性感染。由于自身体外感染的原因，上述病变常可反复出现在肛周、腹股沟、臀部等处。幼虫游走时可引起特征性皮疹，称为 Larva currens，为自身感染引起的肛周荨麻疹带型皮损。

2. 肺部损害：感染后 3～4 日，幼虫移行至肺部时，可引起刺激性干咳、咯血、气促等；个别患者可出现呼吸困难、发绀或伴发细菌性支气管肺炎等，痰中可找到幼虫。

3. 消化道损害：轻症者以卡他性肠炎为主；中等型表现为肠道水肿，黏膜水肿，增厚，皱襞减少；重型表现为溃疡性结肠炎，病变波及胃，肠壁损害中可找到虫体。胃肠道症状主要表现为腹泻，可与便秘交替，还可有恶心、腹痛等，重者可出现血性黏液便，麻痹性肠梗阻，电解质紊乱、脱水、衰竭等。健康人感染后可无症状，或仅有轻度腹泻、腹痛等，但此种感染具有潜在危险性。在免疫低下人群感染后，体内杆状蚴可迅速发育为具有侵袭性的丝状蚴，引起重度感染（可为全身播散型），患者可因呼吸衰竭或休克而死亡。急性期嗜酸性粒细胞常增多，但在重症播散型可不增多，甚至减少。血清 IgE 在半数患者可以升高。

［诊断］

本病临床表现不典型，半数以上感染后无症状，故确诊主要根据流行病学资料，粪便检查和血清学检查。新鲜粪便检查虽然简单易行，但是粪类圆线虫幼虫间歇性从粪便排出，且为数不多，一次粪检阳性率低，需要连续 3 次以上粪检结果为准。播散性重症患者在肺泡灌洗液、痰液、尿液、脑脊液、腹水中均可能找到杆状蚴、丝状蚴。血清免疫学检查包括免疫荧光抗体试验和酶联免疫吸附试验，特异性和敏感性均较高，是有效的辅助诊断方法；但仍需要反复多次粪便浓集检查，以检出杆状蚴为准。

[治疗与预防]

粪类圆线虫病的一线治疗选择是伊维菌素（国内仅有兽用剂型），根治比率大约为80%。其他可选择的药物包括噻苯达唑和阿苯达唑，通常一个疗程是不够的，需要反复多次送检相关标本，以确定感染被清除。重症患者应加强营养支持，免疫重建等，在驱虫治疗之前禁用免疫抑制剂以防自身感染和感染扩散。

彻底治疗防止反复自身感染，加强粪便管理和个人防护。长期使用免疫抑制剂的患者是该病的高危人群，在流行区居住史或有暴露史的人群，即使没有症状或血清嗜酸性粒细胞不高也应该接受血清学检测，血清学阳性者应该进一步接受粪便检查。多数专家认为血清学阳性，但粪便检查阴性，也应该接受治疗。

病例点评

粪类圆线虫病是一种由粪类圆线虫感染引起的呈全球性分布的土源性寄生虫病。有学者认为这是一个当下被严重忽视的热带感染性疾病，预计全球现存有大量的隐性感染者，主要流行于撒哈拉以南非洲、东南亚和拉丁美洲。我国在广西和云南一带有较多报道，其他绝大多数地区仅有散在病例报道。国内在20世纪90年代以前，在广大的农村地区各种寄生虫性疾病是常见疾病，随着社会环境、经济卫生条件及大众健康意识的提高，特别是进入21世纪后，在流行区域以外的地区，各种寄生虫感染明显下降，已经变得“罕见且陌生”。多数粪类圆线虫感染无症状；但在免疫缺陷或免疫抑制患者中，粪类圆线虫感染可导致播散性超高度粪类圆线虫病，从而导致死亡的临床结局。

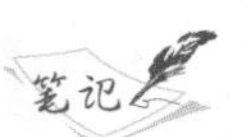

粪类圆线虫病临床表现复杂多样，且无特异性，易引起漏诊和

误诊。该例患者入院至确诊以前，临床始终未将寄生虫感染纳入考虑范畴，入院后第八天在第一次本院微生物实验室发现痰液中的虫体时，也未能在第一时间做出虫体的准确鉴定，起初被认为是微丝蚴，疑为丝虫病。丝虫病也是既往常见的寄生虫性疾病，在20世纪50至60年代，我国丝虫病流行广泛，成为全球的重灾区之一，70年代以后我国加强了丝虫病的防治，目前我国防治丝虫病已经进入全面消除阶段，目前临床上也已经相当罕见。丝虫病的表现与该患者的临床表现并不相符，该患者病原学诊断最终由福建省疾病预防与控制中心专家会诊后被确诊为粪类圆线虫感染。

但本例患者的传染源和感染途径并未明确，考虑患者近十年来久居在城市，担任家庭主妇的角色，其年轻时有长期在农村务农的生活史，结合粪类圆线虫的生活史及致病特点，经治疗组的讨论推断，考虑患者应该是既往在农村劳作期间感染后虫体寄生于体内，形成慢性自身感染；在本次发病前因重型药疹，使用大剂量激素治疗后导致严重的免疫抑制，继而出现粪类圆线虫的全身播撒性超高度感染，诱发多脏器功能衰竭。

参考文献

1. 陈灏珠，林果为. 实用内科学. 13版. 北京：人民卫生出版社，2009：766－767.

2. 诸欣平，苏川. 人体寄生虫学. 8版. 北京：人民卫生出版社，2013：169.

3. 江典伟，林陈鑫，谢汉国，等，粪类圆线虫病例的诊治及病原鉴定. 海峡预防医学，2014，12（6）：75－76.

4. D PAN，P ARKELL，N R H STONE. Delayed Strongyloides stercoralis hyperinfection syndrome in a renal transplant patient with Pneumocystis jirovecii pneumonia receiving high-dose corticosteroids. Lancet，2019，393：1536.

5. SHIELDS A M，GODERYA R，ATTA M，et al. Strongyloides stercoralis hyperinfection presenting as subacute small bowel obstruction following

immunosuppressive chemotherapy for muLtiple myeloma. Shields AM. BMJ Case Rep, 2014.

6. MARCO KASSALIK, KLAUS MÖNKEMÜLLER. Strongyloides stercoralis Hyperinfection Syndrome and Disseminated Disease. Gastroenterol Hepatol (N Y), 2011, 7 (11): 766 – 768.

7. YITAGELE TEREFE1, KIRSTIN ROSS AND HARRIET WHILEY. Strongyloidiasis in Ethiopia: systematic review on risk factors, diagnosis, prevalence and clinical outcomes. BMC Infect Dis, 2013, 13: 78.

8. FILIZ KAYA. The investigation of Strongyloides stercoralis seroprevalence in immunosupressed patients in Turkey. Turk J Med Sci, 2019, 49: 16 – 19.

（福建省立医院　曾维佳，钱欣）

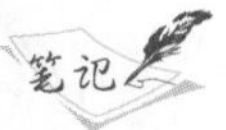

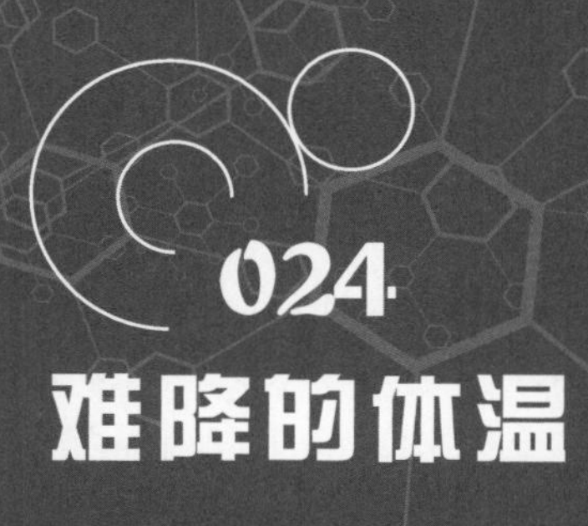

024 难降的体温

病情介绍

患者，女性，22 岁，主诉："反复发热 11 天"。

患者 11 天前劳累受凉后出现发热，体温未测，伴畏寒、寒战，伴咽痛、全身乏力、腰背部及四肢关节疼痛，伴全身散在皮疹，以眼睑、胸背部及膝关节为著，偶伴咳嗽，无咳痰，于当地医院抗感染、退热等对症治疗（具体不详），皮疹一度消退，体温可降至正常，随后仍反复发热，症状仍反复。7 天前患者进食后出现恶心、呕吐，腹痛、腹泻，解水样便，约 5 ~ 6 次/天，对症处理后症状无明显改善，反复出现高热（Tmax 39.2 ℃），遂就诊我院急诊，查血常规：WBC 16.70×10^9/L，NEU% 92.3%；尿常规：白细胞 3 +。考虑"泌尿系感染"可能。先后予以"拉氧头孢 + 左氧氟沙星"

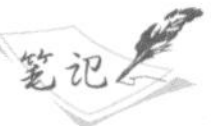

3 天 + “夫西地酸”2 天，体温仍在 39.0 ℃以上，症状、辅助检查均未见明显改善，遂以“发热查因”治疗收入我院急诊病房。自发病以来，神志清楚，食欲尚可，精神、睡眠欠佳，二便如常，近期体重未见明显变化。

既往史： 身体健康状况一般，否认高血压、糖尿病、冠心病等慢性病，否认肝炎、结核、菌痢、伤寒等传染病史，否认手术、输血、外伤史，否认食物、药物过敏史，预防接种史不详。患者为公司技术人员，未婚未育，无不良嗜好。否认家族性遗传性疾病史。

入院查体： 体温 39.0 ℃，脉搏 125 次/分，呼吸 22 次/分，血压 124/80 mmHg。神志清，口唇红润，皮肤、巩膜无黄染，无肝掌及蜘蛛痣，双肺底可闻及少量湿啰音，心脏、腹部查体未见明显异常，双下肢无浮肿。生理反射存在，病理反射未引出。

辅助检查： 入院后多次完善血常规及炎症指标随疗程呈动态变化（表 24－1）。尿常规＋尿沉渣：蛋白质 1＋，潜血 2＋，白细胞 1＋。电解质四项：（－）。多次痰涂片找抗酸杆菌：未见抗酸杆菌；痰细菌培养：革兰阴性球菌，少量（2＋），革兰阴性杆菌，少量（2＋），未见真菌，上皮细胞＞25/LP，白细胞＜10/LP。多次血培养：未见明显异常。结核检查：结核分枝杆菌抗体 IgG（－）。r-干扰素释放试验：中性。T-SPOT：（－）。PPD 试验：（－）。病毒细菌真菌血 G 试验、GM 试验均阴性。外斐反应＋结核抗体＋病毒八项＋登革热抗体二项＋疟原虫涂片检查＋丙肝抗体定量＋乙肝五项定性＋甲戊肝抗体＋尿液军团菌抗原＋出血热抗体＋真菌 D 葡聚糖＋EB/巨细胞/腺病毒 DNA：均在正常范围内。免疫性溶血筛查三项＋免疫性溶血筛查三项＋直接抗人球蛋白试验：（－）。ENA 多肽抗体谱＋抗双链 DNA 抗体＋抗核抗体 ANA＋RF＋抗中性粒细胞抗体＋抗“O”＋梅毒螺旋体特异性抗体＋HIV 抗原/抗体＋：均

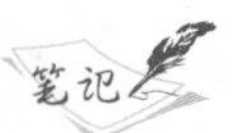

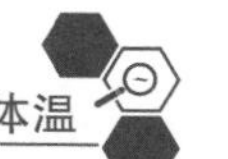

阴性。血管炎三项：（-）。

表 24-1 入院前后 19 天内血常规及炎症指标动态变化

日期	1.27	1.31	2.4	2.7	2.10	2.13	2.14
白细胞（$\times 10^9$）	16.56	16.70	23.62	15.14	15.28	12.54	7.08
中性粒细胞比例（%）	92.3	89.7	92.5	92.0	91.0	95.3	90.3
血红蛋白（g/L）	110	109	92	83	73	84	80
血小板（$\times 10^9$）	273	431	398	321	345	408	386
CRP（mg/L）	111.24	370.17	211.50	176.47	145.00	118.00	64
降钙素原（ng/mL）	1.08		0.45	0.24	2.31	0.83	0.64
NT-proBNP（pg/mL）			889	539	737		305
ESR（mm/h）	68			88			
铁蛋白（ng/mL）	5704.46			6636.4		11 560	24 240
LDH（μ/L）		832					

胸部 CT（图 24-1）：左肺及右肺下叶炎症，邻近胸膜增厚、粘连；考虑胸腺退化不全；双侧胸膜肥厚，左侧胸腔积液。

肝胆脾胰+泌尿系彩超：脾大（厚约 48 mm，长约 150 mm），余未见明显异常。

浅表淋巴结彩超：颈部、锁骨上、腋窝、腹股沟区均可见肿大淋巴结，约(10～17) mm×(4～7) mm。

超声心动图：心包微量积液（3～4 mm）。余心内结构、活动未见明显异常。左室舒缩功能正常。

骨髓细胞学：此部位骨髓增生明显活跃，粒、红、巨三系增生伴轻度巨型改变，中性粒细胞核左移中毒改变，可见 0.5% 异常淋巴细胞。

骨髓活检："髂后"骨髓穿刺组织，骨髓增生较活跃，可见三系造血细胞，粒红比例稍增高，粒红系以中晚幼阶段为主，巨核系

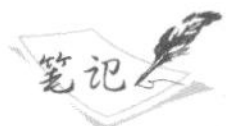

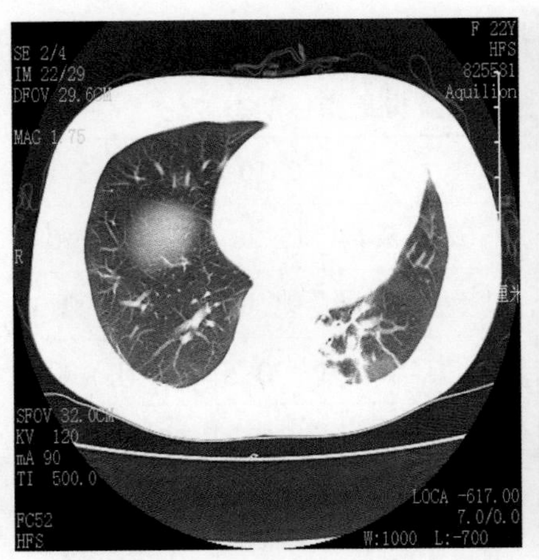

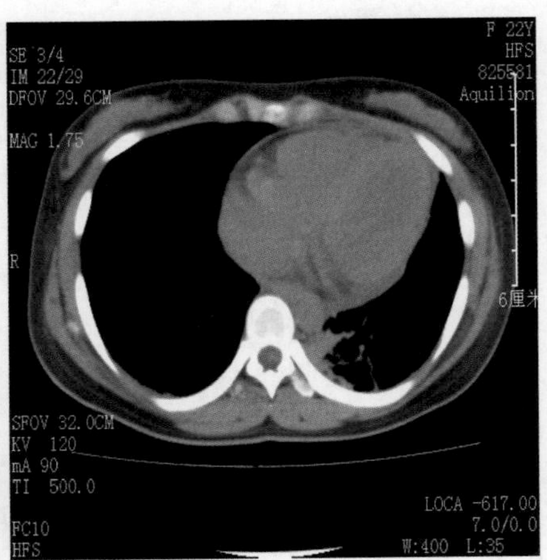

注：左肺及右肺下叶炎症，邻近胸膜增厚、粘连，考虑胸腺退化不全，双侧胸膜肥厚，左侧胸腔积液。

图 24－1　胸部 CT

的数量大致正常，可见单圆核巨核细胞，另见少量浆样细胞，Ag（＋），免疫组化结果未见异常表达。

诊断：成人 Still 病？淋巴瘤？肺部感染。

治疗过程

第一阶段：入院后 1～5 天，入院后考虑肺部感染诊断明确，予头孢哌酮舒巴坦（3.0 g q8h）＋莫西沙星（0.4 g qd）4 天抗感染，仍发热，更换帕尼培南倍他米隆（1.0 g q12h）＋莫西沙星（0.4 g qd）＋丙球（10 g qd）3 天，T 36.6～39.2 ℃，患者一般情况尚可。

第二阶段：入院后第 6 天出现胸闷，气促，伴持续高热，皮疹增多，查体：T 39.3 ℃，P 125 次/分，R 40 次/分，躯干及四肢泛发红色皮疹，呼吸急促，双肺底可闻及湿啰音，心率 125 次/分，心律齐，心音低，未及杂音。急查胸部 CT（图 24－2）：左肺及右肺下叶炎症，较前稍进展；心包新增积液等。患者呼吸困难进行性加重，不能平卧，精神状态差。第 7 天复查超声心动图：舒张期

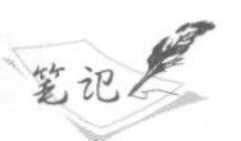

可见中量心包腔液性暗区，可见少许絮状光带回声（13 mm × 14 mm × 15 mm），左室舒张功能正常，EF 62%，FS 32%。组织院内会诊：①行心包穿刺术，抽取心包积液，缓解症状，查心包积液性质，协助诊断；②调整抗生素用药：万古霉素 + 美罗培南 + 伏立康；③必要时复查骨髓检查，除外血液系疾病可能。行心包穿刺术后呼吸困难较前好转。调整抗生素为：万古霉素（0.5 g q12h）+ 美罗培南（1.0 g q8h）+ 伏立康唑（0.2 g q12h）×7 天，患者仍发热伴关节痛、皮疹。请外院结核病专家会诊。

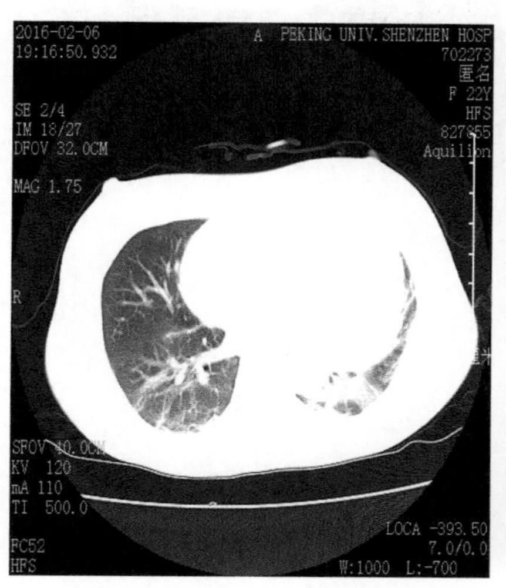

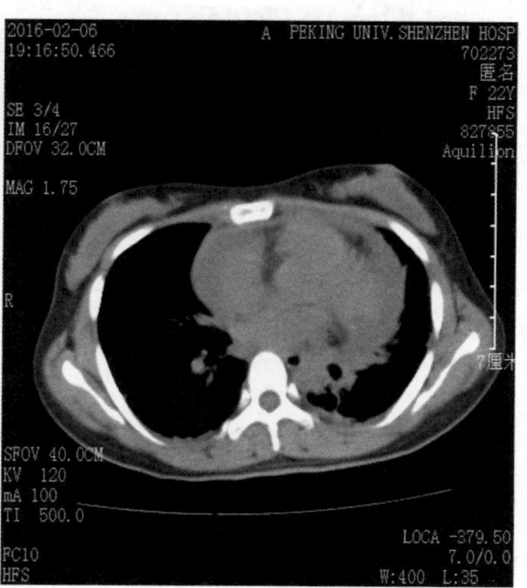

注：左肺及右肺下叶炎症，较前稍进展；心包新增积液。

图 24 – 2 胸部 CT

第三阶段：经积极 2 周抗感染治疗，肺 CT 提示病灶好转（图 24 – 3），炎性指标下降，基本除外结核病，患者仍有发热，考虑非感染性发热可能性大，考虑成人 Still？停用抗生素，加用激素：甲强龙 20 mg bid iv。治疗第 15 天（甲强龙治疗第 3 天），患者呼吸困难逐渐缓解，体温正常，皮疹消退，关节痛好转后出院。

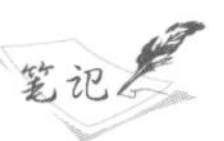

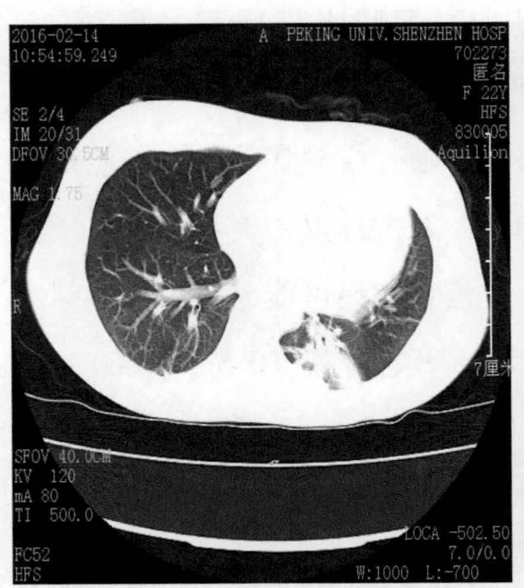

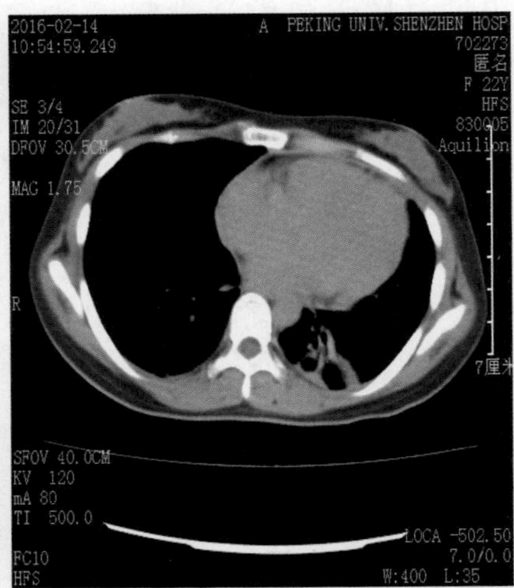

注：经积极 2 周抗感染治疗，肺 CT 提示病灶好转。

图 24－3　胸部 CT

讨论与分析

[病例特点]

1. 青年女性，既往体健。

2. 以反复高热，伴皮疹、关节痛为主要表现，积极抗感染治疗效果不佳。

3. 双肺底可闻及少量湿啰音，余未见明显异常。

3. 血常规白细胞及中性粒细胞明显升高，PCT 升高，胸部 CT 可见明显感染病灶。

4. 多次血培养、痰培养、尿培养阴性。

[诊疗思路]

本病例患者以发热、畏冷、寒战、皮疹、关节痛为主要表现，查体肺部提示感染体征，且多次炎性指标升高，肺部 CT 可见明显

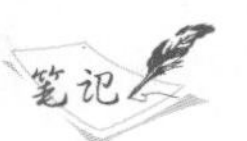

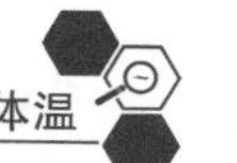

炎性病灶，入院判断为感染性发热，考虑肺部感染，治疗过程中积极抗感染治疗，肺部炎症有所好转，但体温始终未降至正常，且治疗初中期病情进展。经验性抗感染2周后，在排除其他感染性疾病、恶性肿瘤、其他风湿病的可能的同时，诊断倾向于非感染发热：成人Still病？停用抗生素，加用激素后，一般情况好转，胸闷、呼吸困难逐渐缓解，体温、血象均降至正常。

［疾病介绍］

成人Still病是一种病因未明的以长期间歇性发热、一过性多形性皮疹、关节炎或关节痛、咽痛为主要临床表现，并伴有周围血白细胞总数及粒细胞增高，肝、脾及淋巴结肿大等系统受累的临床综合征。其发病机制尚不清楚，因其临床表现复杂多变，近年来，成人患者较前增多，由于本病缺乏特异性诊断方法，故临床上误诊率及漏诊率较高。

1. 成人Still病的诊断

成人Still病临床表现复杂，诊断比较困难，目前对于Still病的诊断尚无统一标准，目前在临床上共识性较高的为日本Still病研究委员会制定的诊断标准：

主要指标：①发热≥39 ℃，并持续1周以上；②关节痛持续2周以上；③典型皮疹；④白细胞增高≥10×10^9 L，包括N≥80%。

次要指标：①咽痛；②淋巴结和（或）脾大；③肝功异常；④RF(－)和ANA(－)。

排除：①感染性疾病（尤其是败血症和传染性单核细胞增多症）；②恶性肿瘤（尤其是恶性淋巴瘤、白血病）；③其他风湿病。

以上指标中符合5项或更多，且其中有2项以上为主要指标就可诊断成人Still病，但需排除所列其他疾病。

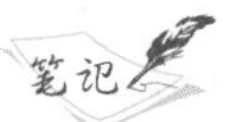

2. 成人 Still 病的治疗

目前尚无成人 Still 病的治疗的统一方案，由于成人 Still 病发病时症状、体征复杂多变，因此，治疗上以解除或缓解病情，防治并发症及预防复发为主要治疗原则，并强调临床个体化治疗方案。对于轻症患者，多采用非甾体类药物控制症状及炎症，若效果不佳可加用小剂量糖皮质激素。对于中度病情的患者，可根据病情适量加大糖皮质激素用量。若出现严重的脏器累及或危及生命的重症患者，则需要大剂量糖皮质激素冲击治疗，而实际临床中部分患者通过上述治疗仍然无法控制病情，这也成为成人 Still 病治疗的一大难题。近年来，多项研究及临床应用显示免疫抑制剂和生物制剂（如英夫利昔单抗）靶向治疗在部分难治性成人 Still 病中取得良好的效果。另外，因为本病与感染关系密切，有研究表明，初期应用广谱抗生素也是有必要的，可待感染病灶得到控制或疗效不佳时及时停用，其中要注意使用糖皮质激素治疗的时机和避免抗生素的滥用。

3. 成人 Still 病的预后

对于轻、中度病情的成人 Still 病患者，预后较好。但对于有严重脏器损害和其他并发症甚至危及生命的患者，预后较差，如发生急性呼吸衰竭，肝脏衰竭，骨髓衰竭，肾炎，眼睛受累，快速破坏性关节炎，神经损害等。

参考文献

1. CASTAÑEDA S, ATIENZA-MATEO B, MARTÍN-VARILLAS J L, et al. Anakinra for the treatment of adult-onset still's disease. Expert Rev Clin Immunol, 2018, 14: 979 – 992.

2. BELT E A, KAARELA K, KAUPPI M J, et al. Assessment of mutilans-like hand deformities inchronic inflammatory joint disease. A ra-diographic study of 52 patients. Ann Rheum Dis , 1999, 58: 250 – 252.

3. FUJII T, AKIZUKI M, KAMEDA H, et al. Methotrexate treatment in patients with aduLt onset still's disease with retrospective study of 13 japanese cases. Ann Rheum Dis, 1997, 56: 144 – 148.

4. CAVAGNA L, CAPORALI R, EPIS O, et al. Infliximab in the treatment of adult still's disease refractory to conventional therapy. Clin Exp Rheumatol, 2001, 19: 329 – 332.

5. DH YOO. Treatment of adult-onset still's disease: up to date. Expert review of clinical immunology, 2017, 13: 849 – 866.

（北京大学深圳医院　黄志刚，周启棣）

笔记

025
不容忽视的真菌定植与感染

病情介绍

患者，女，74 岁，主因“腹痛、恶心、呕吐 4 天，意识障碍 2 天”入院。

患者 4 天前晨起进食后出现腹痛，为阵发性胀痛，伴恶心、呕吐，为胃内容物，非喷射样，无畏寒、发热，休息可缓解；至当地医院就诊，查腹部 B 超示胆囊炎并胆囊结石，给予“头孢曲松、左氧氟沙星”抗感染及补液等治疗，症状稍缓解。2 天前出现意识障碍、嗜睡、血压下降（最低至 90/50 mmHg 左右），来我院急诊。

既往史：矽肺病史 40 年；2 型糖尿病 20 余年，平素血糖 7.0 mmol/L 左右；5 年前诊断为糖尿病肾病，长期维持性透析；胆石症病史 20 余年；高血压病史 20 年。

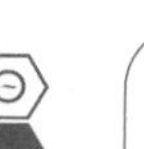

入院查体：T 37 ℃，P 72 次/分，R 32 次/分，BP 89/53 mmHg，SpO_2 89%，浅昏迷，双瞳孔正大等圆，直径约 2.0 mm，光反射存在，唇发绀，双肺呼吸音粗，未闻及干湿性啰音，心率 72 次/分，律齐，各瓣膜听诊区未闻及杂音，腹部膨隆，右上腹压痛，无反跳痛，肝区叩痛阳性，肠鸣音 1～2 次/分，双下肢无水肿，病理征未引出。

辅助检查

血常规：WBC 21.97 $\times 10^9$/L，NEU% 92.4%，HGB 120 g/L。

PCT：11.7 ng/mL；CRP：125 ng/mL。

生化：TBIL 1.5 μmol/L，DBIL 1.1 μmol/L，AST 48 μ/L，ALT 37 μ/L，ALP 141 μ/L，Cr 781 μmol/L，BUN 26.4 mmol/L。

动脉血气：pH 7.32，$PaCO_2$ 25.7 mmHg，PaO_2 58 mmHg，Lac 4.5 mmol/L。

头颅 CT：左侧放射冠腔隙性脑梗死。

胸部 CT：两下肺间质性改变伴感染，双侧胸腔积液。

腹部 CT（图 25－1）：肝左叶肝周积液，胆囊体积稍增大。

诊断

①脓毒血症，脓毒性休克，膈下感染，消化道穿孔？②急性胆囊炎，胆囊结石；③肺部感染，I 型呼吸衰竭；④2 型糖尿病，糖尿病肾病 CKD 5 期；⑤缺血缺氧性脑病，脑梗死；⑥高血压病 3 级（极高危）。

治疗过程

患者入院后给予亚胺培南西司他丁钠＋替硝唑抗感染治疗，膈下脓肿留置引流管，送检引流液培养；病程前 3 天持续高热不退，精神萎靡；经验性治疗疗效差，等待培养结果；病程第 3 天引流液培养示大肠埃希菌和白色念珠菌，故在治疗上加上氟康唑；病程第

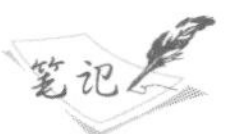

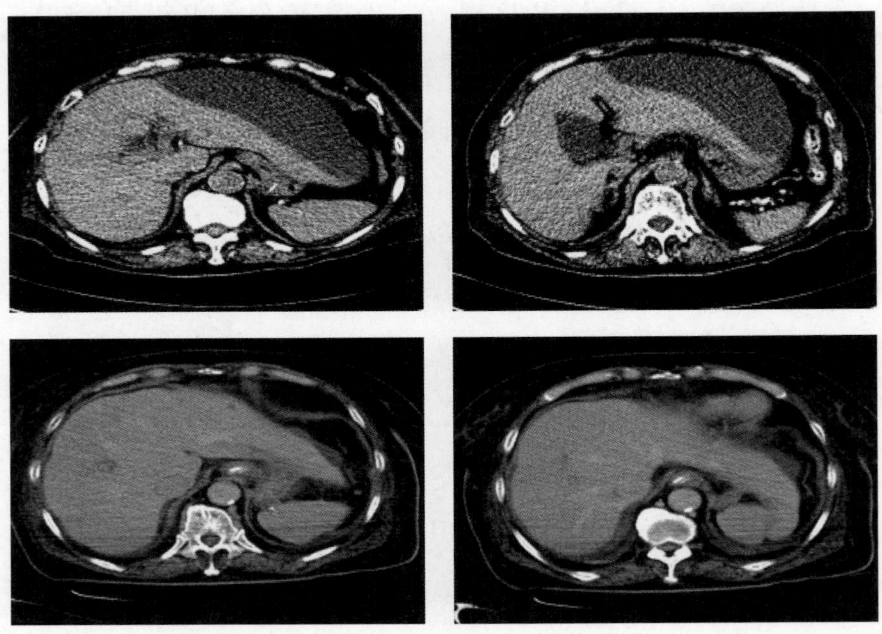

图 25－1　腹部 CT

5 天腹痛改善，拔除引流管；血常规：WBC 18.75 × 10^9/L，NEU% 88.7%；PCT 2.71 ng/mL，CRP 136 ng/mL；一周后症状好转，血常规正常，复查 PCT 降至 0.85 ng/mL，CRP 74.3 ng/mL，床旁胃镜检查提示未见明显穿孔；10 天后 PCT 0.01 ng/mL，停用抗生素。

讨论与分析

［病例特点］

1. 老年女性。

2. 既往有糖尿病，具有定植菌感染高危因素。

3. 以发热、腹痛、恶心、呕吐起病，后进展为意识障碍，明确腹腔感染，经验性抗菌治疗无好转。

4. 引流液培养出大肠埃希菌和白色念珠菌。

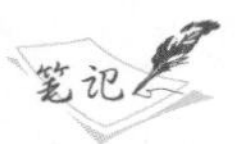

[诊疗思路]

1. 原发急性胆囊炎：患者腹痛起病，右上腹压痛，血象高，有胆囊结石病史，腹部 CT 示胆囊体积增大，支持原发性结石性胆囊炎。患者可能细菌入血，血流传播，引起脓毒血症，发展成为脓毒性休克，造成意识障碍。

2. 消化道溃疡穿孔：患者肝周积液，膈下引流出脓性液体，床旁经胃管注入稀释美兰，可见引流液呈淡蓝色，考虑为胃穿孔所致。因此考虑患者消化道穿孔、腹膜炎所致脓毒血症，脓毒性休克可能性更大。

3. 原发急性阑尾炎：患者右上腹压痛，肝区叩痛阳性，不符合阑尾炎特点，且患者阑尾超声检查、腹部 CT 均未提示阑尾炎，因此，不支持此诊断。

4. 原发中枢神经系统感染：患者无颈强直，Kernig 征等脑膜刺激征均阴性，不支持此诊断。

本例患者以发热、腹痛、恶心、呕吐起病，来诊时脓毒性休克诊断明确，首要任务是明确感染源，控制感染进一步发展。患者有胆囊结石病史，腹部 CT 提示增大的胆囊，容易想到急性胆囊炎，常见病原体为大肠埃希菌、肺炎克雷白杆菌及厌氧菌等，因此予以泰能 + 替硝唑治疗；然而患者应用广谱抗生素 3 天后症状无好转，仍持续高热，此时应考虑患者是否存在其他病原体引起的感染。同时，患者肝周可见积液，且胃管注入美兰后腹腔引流液为淡蓝色，提示患者胃穿孔可能性大，由于患者发病时间较长，一般情况较差，未能行手术治疗。此外，患者既往糖尿病病史，且存在长于24小时的消化道瘘，生理屏障破坏，具有定植菌感染的高危因素，应考虑到侵袭性真菌所引起的感染。念珠菌、曲霉、隐球菌及毛霉是最常见引起侵袭性真菌感染的病原菌，其中念珠菌最为常见，临床

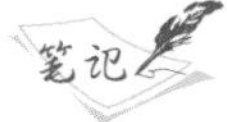

上常用念珠菌评分（candida score，CS）对念珠菌定植患者进行评价以指导治疗，其分值为0～5分，其内容包括多部位念珠菌定植（1分）、外科手术后入住ICU（1分）、重症脓毒血症（2分）及全肠外营养（1分），定植指数评分越高，侵袭性念珠菌感染可能性越大，而评分值为2.5被认为是最佳临界值。本例患者CS评分>2.5分，更进一步提示患者可能存在侵袭性真菌感染。最后引流液培养出大肠埃希菌及白色念珠菌也证实了这一推测，后予以氟康唑联合泰能治疗，患者病情好转。

[疾病介绍]

念珠菌属是机会真菌或条件致病真菌中最常见的，其所致疾病在侵袭性真菌病中占首位。而其早期诊断存在困难，常常导致抗真菌治疗延后，从而影响患者预后。

念珠菌侵袭性感染的必由之路是定植。定植是指微生物在人体特定部位定居，并依靠人体提供营养物质不断生长、繁殖后代，多数情况下并不导致健康宿主病变，但在特定条件下对非健康宿主可引发相关感染。而屏障破坏是念珠菌侵袭感染的另一关键过程，包括生理屏障的破坏和免疫屏障的破坏。此患者存在长于24小时的消化道屏障破坏，念珠菌入侵黏膜保护屏障，念珠菌定植合并屏障功能丧失从而引起感染。

当然，不同疾病状态下念珠菌定植感染与屏障破坏的方式也存在不同：

1. 对于粒细胞缺乏症患者：持续的粒细胞减少和功能障碍；长时间反复的广谱抗生素暴露；高浓度的念珠菌定植；反复化疗导致进行性黏膜损伤；侵袭性念珠菌病（invasive candidiasis，IC）的主要形式是念珠菌血症。

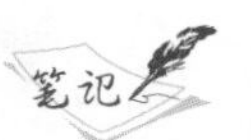

2. 实体器官移植患者：长期严重的T细胞免疫缺陷会增加皮

肤、黏膜念珠菌定植感染的风险；部分患者可出现突破性感染。

3. 外科危重患者：黏膜物理屏障破坏是核心机制，菌群失调、抗生素使用、侵入性器官功能支持措施增加 IC 风险，念珠菌血症通常出现在疾病后期。

4. 内科危重患者：长期的侵入性器官功能支持，长时间的广谱抗生素暴露，糖皮质激素的使用，进行性加重的念珠菌定植；念珠菌血症较外科患者常见。

对于抗念珠菌的治疗，目前临床主要应用的是4类，即多烯类（两性霉素 B 及其含脂复方制剂）、三唑类、棘白菌素类和氟胞嘧啶。其中白念珠菌对三唑类药氟康唑耐药少见，而此患者引流液培养为白色念珠菌，因此选用了氟康唑，并取得很好疗效。但是在侵袭性念珠菌病感染的治疗中，除了考虑致病菌种的因素及药物特点的因素，还必须考虑到患者的基础情况：患者粒细胞缺失情况、唑类药物暴露史、对抗真菌药物的耐受性、疾病严重程度、并发症和合并感染的部位（如中枢神经系统、心脏瓣膜等）。因此，对念珠菌病的抗真菌治疗原则是综合考虑病原真菌、患者和抗真菌药特点后给予优化治疗。

病例点评

该患者腹腔内感染、脓毒症休克。临床医师往往专注于急性胆囊炎伴胆囊结石，而忽略消化道穿孔；专注于急性胆囊炎，早期仅给予经验性抗阴性杆菌、厌氧菌治疗，而忽略患者糖尿病基础合并长时间消化道瘘，存在定植菌感染可能，从而延误抗真菌治疗。早期获得病原学对指导治疗的意义极大，起到查漏补缺的作用。

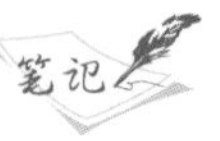

参考文献

1. DAS P J, PAUL P, MUKHERJEE B, et al. Pulmonary delivery of voriconazole loaded nanoparticles providing a prolonged drug level in lungs: a promise for treating fungal infection. Molecular Pharmaceutics, 2015: 3.

2. WU G X, MARINE K, JAMI W, et al. Survival following lung resection in immunocompromised patients with pulmonary invasive fungal infection. European Journal of Cardio Thoracic, 2015, 6 (1): 1.

3. HORN C B, WESP B M, FIORE N B, et al. Fungal infections increase the mortality rate three-fold in necrotizing soft-tissue infections. Surgical Infections, 2017, 18 (7): 793 – 798.

4. GONZALEZ-LARA M F, SIFUENTES-OSORNIO J, OSTROSKY-ZEICHNER L. Drugs in clinical development for fungal infections. Drugs, 2017.

5. SOMANON, BHATTACHARYA, THOMAS, et al. Gene duplication associated with increased fluconazole tolerance in candida auris cells of advanced generational age. Scientific reports, 2019.

6. LIMPER A H, KNOX K S, SAROSI G A, et al. An official american thoracic society statement: treatment of fungal infections in adult pulmonary and critical care patients. American Journal of Respiratory and Critical Care Medicine, 2011, 183 (1): 96 – 128.

（解放军总医院第一医学中心　王莉荔，朱海燕）

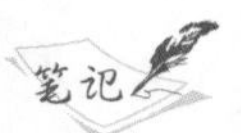

026

免疫抑制患者罕见菌所致中枢神经系统感染

病情介绍

患者，男，51 岁，已婚，自由职业者，以“发热 8 天，意识障碍 6 天”为主诉入院。

患者 8 天前无明显诱因出现发热，体温 38 ℃左右，无咳嗽、咳痰、呼吸困难，无腹痛、腹泻、恶心、呕吐，无尿频、尿急、尿痛、腰痛，自服“感冒药”治疗。7 天前体温升高至 39 ℃，伴头痛、寒战、肌肉关节疼痛，无头晕、恶心、呕吐、抽搐等，自服“白加黑”，体温无明显下降。6 天前出现意识障碍，呼之可应，躁动，无抽搐、大小便失禁等，遂就诊于我院急诊科，测体温 40 ℃；血常规：WBC $22.39 \times 10^9/L$，NEU% 82.9%，PCT 15 ng/mL；胸片示双肺炎症，予美平抗感染。以“发热、意识障碍待查”收入院。

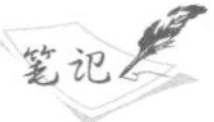

病程中患者逐渐出现意识障碍，食欲欠佳，大小便正常，近期无明显体重变化。

既往史：高血压病史 2 年，血压最高达 140 ~ 150/100 mmHg，平素规律服用降压药（具体不详），未监测血压。皮肌炎合并间质性肺病半年，服用美卓乐 40 mg/日。糖尿病史半年，平素未服用降糖药物，未监测血糖。2 月余前曾拔牙。18 天前因急性前壁心肌梗死就诊于我院心内科，予 LAD 植入支架 1 枚，规律服用冠心病二级预防药物。

入院查体：T 36 ℃，P 78 次/分，R 30 次/分，BP 110/65 mmHg，浅昏迷，双侧瞳孔正大等圆，直径 2.5 mm，对光反射消失，球结膜水肿。下肢皮肤可见花斑，四肢皮温低。双肺呼吸音粗，双肺可闻及少量痰鸣音，心界不大，心率 78 次/分，律齐，未及杂音。腹软，触诊无痛苦表情，肝脾肋下未及。颈抵抗（+），克氏征（+），双侧巴氏征（-）。

辅助检查

1. 实验室检查结果详见表 26 -1。

表 26 -1　相关指标

日期	2.26	3.1	3.3	3.5	3.12	3.19
白细胞（$\times 10^9$）	22.39	5.96	8.98	8.65	6.93	5.80
中性粒细胞（%）	82.9	81.7	88.2	89.7	94.7	79.5
血红蛋白（g/L）	161	138	153	110	71	98
血小板（$\times 10^9$）	335	207	246	122	191	190
降钙素原（ng/mL）	15	0.42	0.23	<0.02	0.59	0.33
CRP（mg/L）	13.55					
乳酸（mmol/L）	7.0	1.7		1.0	1.7	2.6
谷丙转氨酶（μ/L）	36	149	494	189	51	

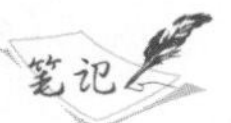

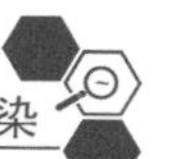

（续）

日期	2.26	3.1	3.3	3.5	3.12	3.19
总胆红素（μmol/L）	18	253	271	11.5	10.3	
CKMB（μ/L）	23	10	22	88	16	
CK（μ/L）	56	411	1600	2653	154	
TNI（ng/mL）	0.023	0.025	0.057	0.039		
白蛋白（g/L）			29.0			
钾（mmol/L）	4.91	4.00	5.42	4.65	2.67	3.92
钠（mmol/L）	130.3	130.5	143.3	152	128.9	124.8
PT（s）	12	10.7	10.6	9.5		10.2
APTT（s）	32.4	30.4	30.7	24.9		29.4
D-Dimer（μg/mL）	0.28	2.27		2.48		
痰培养					肺炎克雷白杆菌	

2. 胸片（图 26－1）：双肺炎症。

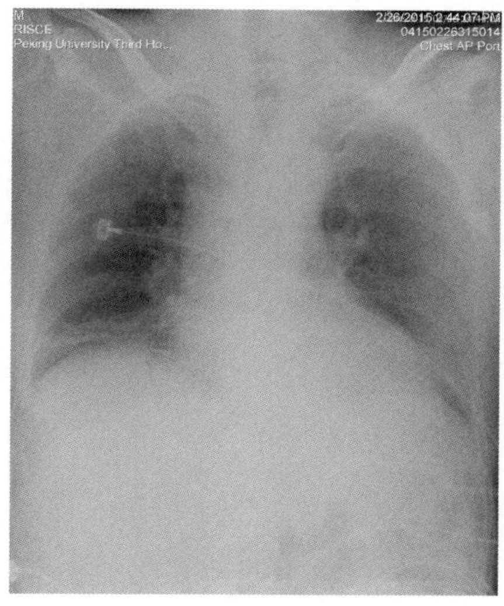

图 26－1 胸片（2 月 6 日）

3. 胸部 CT：双肺病变，以累及间质为主；感染？结缔组织病肺受累？

4. 头颅 CT（图 26－2）及 MRI：左侧枕叶急性脑梗死。

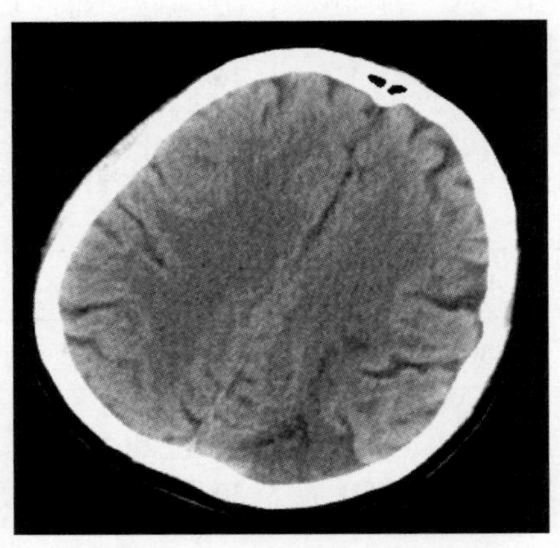

图 26－2　头颅 CT（2 月 26 日）

5. 超声心动图：心室结构未见异常，左室舒张功能减退，LVEF 70%。

6. 腹部超声：左肾多发囊性病变。

初步诊断

①中枢神经系统感染；②间质性肺病合并感染；③急性脑梗死；④皮肌炎；⑤冠状动脉性心脏病，急性前壁心肌梗死恢复期，心脏不大，律齐，心功能Ⅱ级；⑥类固醇糖尿病；⑦高血压病。

诊治经过

患者入院后考虑感染性休克诊断明确，予 PICCO 监测、美平＋万古霉素抗感染、甘露醇脱水、甲强龙 40 mg qd＋丙种球蛋白、抗休克及其他对症支持治疗，休克迅速纠正。但体温下降后再次升高，意识障碍始终未好转，自主咳痰能力差，呼吸衰竭较前加重，气管插管、有创呼吸机辅助通气治疗。

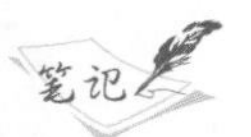

发热、意识障碍的诊断及鉴别考虑：

1. 中枢神经系统感染：完善腰穿，脑脊液无色微浊，压力 90 mmH_2O，细胞总数 432/uL，白细胞数 404/uL，单核 54%，糖 9.1 mmol/L，氯 126.6 mmol/L，蛋白 300 mg/dL。考虑中枢神经系统感染明确，脑脊液培养涂片找细菌、结核菌、隐球菌均阴性，病原体不明。

2. 皮肌炎活动或合并 SLE：患者来诊时有发热、肌肉关节疼痛，但皮疹较平素无进展，来诊时肌酶正常（入院后出现升高考虑为寒战相关，对症治疗后迅速恢复正常），风湿三项、抗中性粒细胞胞浆抗体、抗核抗体、抗 ENA 谱、抗 dsDNA 均阴性。无证据支持该诊断。

3. 皮肌炎合并肿瘤：入院后查肿瘤标志物大致正常，头颅 CT、肺 CT、腹部 B 超均未发现肿瘤征象，且皮肌炎合并呼吸系统、消化道肿瘤常见，中枢神经系统肿瘤少见，无证据支持该诊断。

4. 脑梗死合并中枢性高热：存在明确感染不宜首先考虑中枢性高热，且脑梗死为左侧枕叶局限梗死，不能解释患者意识障碍。

5. 内分泌疾病：入院后查甲状腺功能正常，相关抗体均阴性，不支持。

综上中枢神经系统感染、感染性休克明确，其他部位感染，包括消化道、泌尿系统均无证据。反复复查超声心动图未见明确赘生物，感染性心内膜炎亦不支持。病原学检查包括 EB 病毒抗体、单纯疱疹病毒抗体阴性，不典型病原体、结核菌抗体、TB-SPOT 均阴性，GM 试验、G 试验阴性、术前免疫八项阴性。最终血培养多次发现单核细胞增生李斯特菌，结合脑脊液检查结果考虑李斯特菌脑膜炎诊断明确。更换抗生素为氨苄西林/舒巴坦，患者体温明显下降。

确定诊断：李斯特菌脑膜炎。

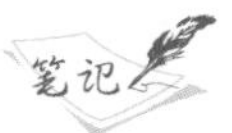

讨论与分析

［病例特点］

1. 中年男性。

2. 既往皮肌炎病史，长期口服激素，为免疫抑制状态。

3. 以发热、意识障碍起病，查体脑膜刺激征阳性。

4. 白细胞及中性粒细胞明显升高，PCT 升高，脑脊液检查白细胞及蛋白明显升高，单核细胞为主，糖、氯无明显下降。

5. 多次血培养为单核细胞增生李斯特菌。

［讨论］

单核细胞增生李斯特菌是一种兼性厌氧的革兰阳性短杆菌，可从土壤、粪便、污水、肥料、干草、动物饲料以及鸟、动物和人体中分离到。主要通过奶制品、肉类食品、生食蔬菜等污染的食物进行传播，通过食物感染时其潜伏期约为 3 周（3 ~ 21 天）。被摄入的细菌可突破小肠黏膜屏障进入血液，若机体免疫系统不能将之有效清除，则可形成败血症。人体感染后可引起败血症、脑炎、化脓性脑膜炎和心内膜炎等疾病，病死率高。细胞免疫功能缺陷是该病最主要的易患因素，包括恶性肿瘤、脏器移植后及其他原因使用免疫抑制剂或激素、酗酒及肝脏疾病、糖尿病、HIV 感染或 AIDS、自身免疫病、高龄及妊娠等。

本例患者以发热、意识障碍起病，查体有脑膜刺激征，临床医师容易想到中枢神经系统感染。但因该患者基础疾病多，临床表现复杂，病情危重，尤应考虑到其他可能并存的致病因素。在明确诊断过程中，注意排除免疫系统、血液系统及肿瘤性疾病，同时仔细

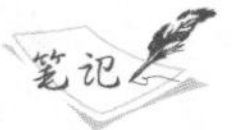

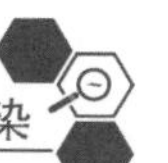

寻找其他常见部位及隐匿部位的感染灶。通过脑脊液检查明确中枢神经系统感染诊断，最终通过血培养明确病原学。针对性治疗后患者病情好转。

病例点评

免疫抑制患者的发热/感染诊断较其他患者更加困难，因为其临床表现常常不典型、误诊率高、合并症多、病情复杂、初始治疗反应差、病情迁延、感染的病原体少见且难以分离并获得确诊证据。此病例，不难诊断中枢神经系统感染，但排除其他基础病相关合并症/并发症参与疾病进展的因素、排除其他部位感染，以及最终明确病原体不是一个简单的过程，需要对患者的病情有全局把握，思维周到而缜密，无论证实或排除均须做到有理有据。

李斯特菌脑膜炎的临床症状及体征与其他细菌脑膜炎相似，主要表现为发热、头痛、呕吐、神志改变，脑膜刺激征发生率低于其他细菌脑膜炎，且易合并脑实质感染（约占10%），产生癫痫及中枢神经局部受累的症状体征，部分患者可出现颅神经受累表现。李斯特菌脑膜炎脑脊液改变与结核性脑膜炎相似，在获得细菌学证据前易误诊为结核性脑膜炎。李斯特菌脑膜炎脑脊液白细胞计数及中性粒细胞比例显著低于其他细菌脑膜炎，脑脊液蛋白定量低于其他细菌脑膜炎，葡萄糖高于其他细菌脑膜炎，脑脊液涂片的阳性率低于30%，故反复抽取标本进行血培养至关重要。在细胞免疫功能缺陷的患者，应考虑到李斯特菌脑膜炎、隐球菌脑膜炎等机会感染的可能。

李斯特菌脑膜炎的治疗首选青霉素或氨苄西林。氨基糖苷类抗生素与青霉素及氨苄西林有协同作用。氨苄西林的剂量应 >6 g/d，

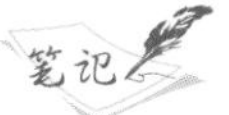

治疗时间15～21 d，推荐为4～6周。少数对青霉素过敏或耐药的病例，可根据药敏试验选择TMP/SMZ、万古霉素、氟喹诺酮类或红霉素等药物。李斯特菌对三代头孢菌素多不敏感。不主张首选美罗培南，但美罗培南在体外对李斯特菌有很强的灭菌作用，临床也有应用美罗培南治疗李斯特菌感染成功的报道。李斯特菌脑膜炎病例因常合并免疫功能受损，预后不佳，总体病死率为24%～42%。在免疫功能重度受损的患者中达58%，而且不少幸存者有神经系统后遗症。

参考文献

1. 蔡建芳，王焕玲，盛瑞媛. 李斯特菌脑膜炎5例临床分析. 中国实用内科杂志，2003，23（3）：164－166.

2. 姜秀国，王辉，顾明，等. 成人社区获得性单核细胞增生李斯特菌脑膜炎. 中华急诊医学杂志，2012，21（10）：1140－1146.

（北京大学第三医院　李姝，马青变）

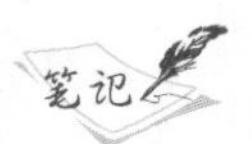

027
非典型病原体感染 1 例

病情介绍

患者，女性，35 岁，以“发热伴咳嗽 1 周”为主诉于 2015 年 12 月 19 日入院。

1 周前患者受凉后出现发热，体温最高达 39.6 ℃，非持续性，无规律，伴有咳嗽，偶有咳痰，为少许白黏痰，伴咽痛不适，时有上腹部不适，伴有反酸及嗳气，无畏寒及寒战，无胸痛及胸闷，无呼吸困难，无腹痛及腹泻，无腰痛，无尿频、尿急及尿痛，无明显恶心、呕吐，无呕血及黑便，自服“清开灵、退热药”3 天，效果欠佳，仍有反复发热，3 天前至我院就诊，查血常规示：WBC 3.05×10^{9}/L，NEU% 86.29%；CRP 106.9 mg/L；给予“头孢曲松 3.0 g qd”抗感染治疗 3 天，患者体温无下降趋势；查肺 CT 示双下肺炎性病变，

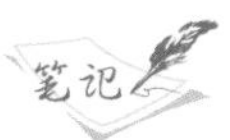

以“肺部感染”收入我科。发病以来，患者神志清，精神尚可，饮食一般，睡眠尚可，大小便未诉明显异常，体重无明显变化。

既往史： 慢性胃炎，反流性食道炎病史 2 年，未规律用药。肺大泡病史 6 年。贫血病史半年，血红蛋白最低 107 g/L。久居青岛，无吸烟史，无饮酒史，职业为医师。家族史无特殊。

入院查体： 体温 36.7 ℃，脉搏 75 次/分，呼吸 18 次/分，血压 125/85 mmHg。神志清，精神尚可，双肺听诊呼吸音粗，可闻及散在湿性啰音，未闻及胸膜摩擦音；心界不大，心率 75 次/分，律齐，各瓣膜听诊区未闻及杂音。腹软，剑突下轻压痛，无反跳痛，余无压痛及反跳痛，肝脾肋下未及。

辅助检查

血常规：WBC 3.05 × 10^9/L，NEU% 86.29%，HGB 121 g/L，PLT 176 × 10^9/L。C 反应蛋白 106.9 mg/L。PCT 0.24 ng/mL。ESR 46 mm/h。

生化：ALB 30.69 g/L，ALT 133 μ/L，AST 67 μ/L，TBIL 7.5 μmol/L，CK 15 μ/L，CKMB 8 μ/L，K 3.42 mmol/L，Na 139 mmol/L，D-二聚体 1.53 μg/mL。

肺炎支原体抗体（MP-IgM）：阴性。G 试验：20.45 pg/mL。结核抗体：阴性。PPD 试验：阴性。血培养：阴性。痰培养：阴性。再次复查肺炎支原体抗体（MP-IgM）：阳性。

抗核抗体谱：阴性。血管炎抗体谱：阴性。甲状腺功能：正常。

肺癌全套：NSE 18.18 ng/mL，$CYFRA_{211}$ 4.45 ng/mL。后复查正常范围。

双肺 CT（图 27 – 1）：双下肺炎性病变，除外 TB；左下叶局限性肺气肿。

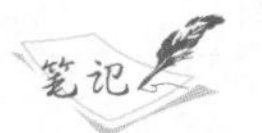

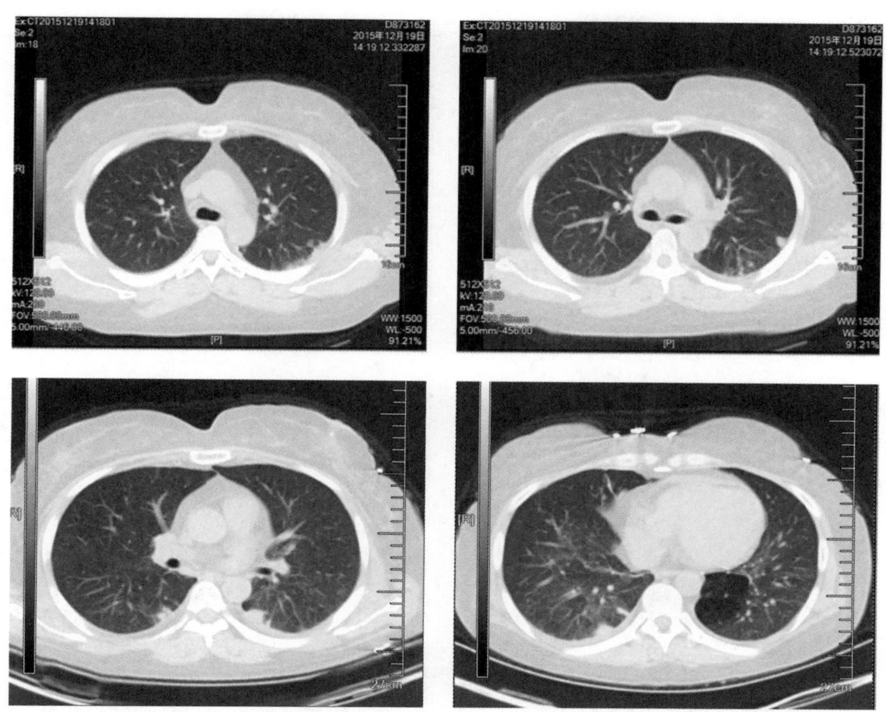

图 27－1 肺部 CT

复查双肺 CT（图 27－2）：双肺炎性病变，右中叶小空洞形成，结核？霉菌感染？左下叶局限性肺气肿；心包少量积液。

心脏超声：三尖瓣反流（轻度），心包积液（少量），EF 63%。

肺穿刺活检：送检小块纤维结缔组织，未见恶征。

肺通气/灌注扫描：右肺下叶放射性稀疏，考虑炎性病变；左肺下叶放射性缺损，考虑肺气肿所致；双肺多发高密度影。

诊断

①支原体肺炎；②慢性胃炎；③反流性食道炎；④局限性肺气肿（左下）。

治疗经过

入院后予头孢哌酮舒巴坦 3.0 g q8h 抗感染治疗，磷酸奥司他韦 75 mg bid 抗病毒治疗，谷胱甘肽等保肝及对症支持等治疗，

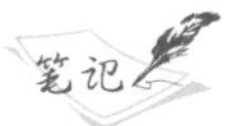

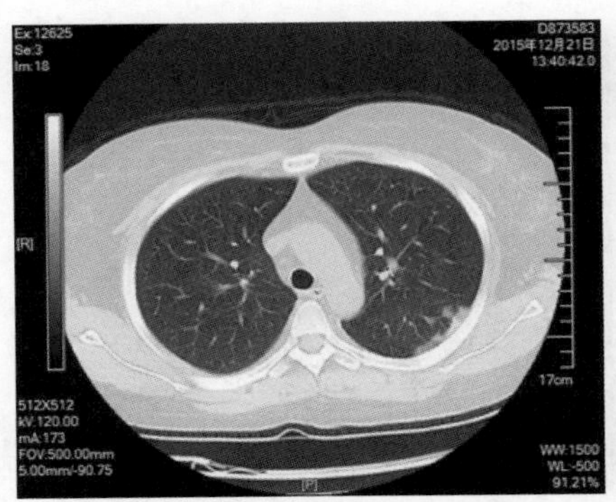

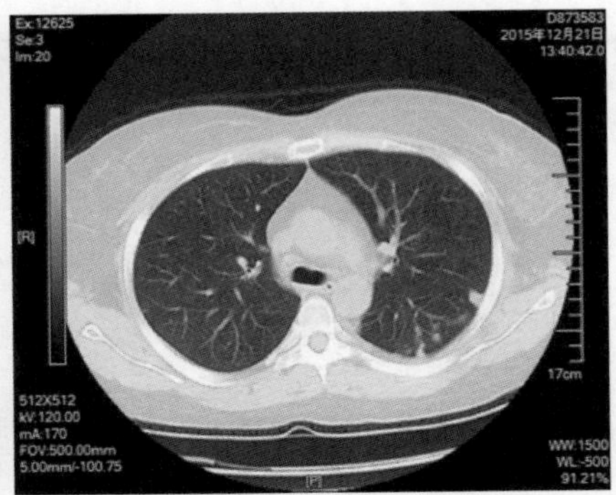

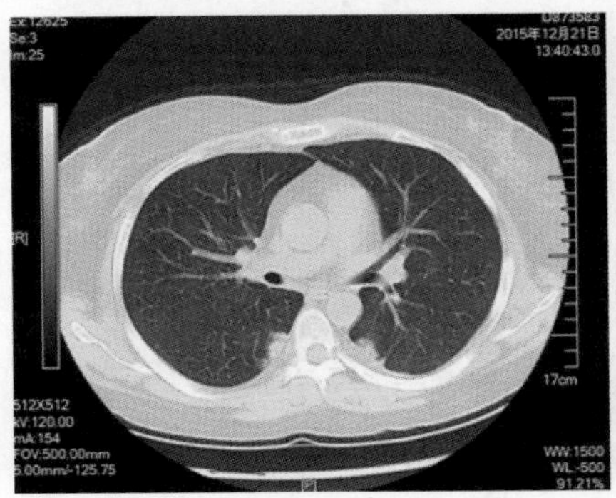

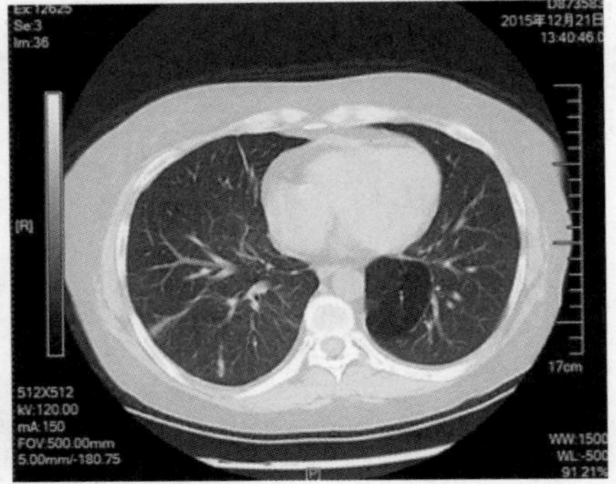

图 27 -2　肺部 CT（复查）

患者体温无明显下降，仍反复高热，抗感染治疗调整为阿奇霉素 0.5 g qd 静滴，患者体温下降至正常。患者出院 3 周后复查双肺 CT 病灶完全吸收。

讨论与分析

［病例特点］

患者为青年女性，以“发热，咳嗽”起病，血常规提示白细胞不高，降钙素原正常范围，影像学提示肺部感染。

［诊疗思路］

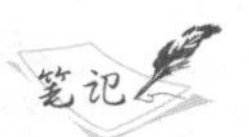

患者入院后考虑肺部感染，病原菌尚不明确，给予经验性抗感

染治疗，同时给予抗病毒及对症等治疗，效果不理想，患者仍有反复高热。此时，我们应考虑发热的诊疗思路，是感染性发热还是非感染性发热？完善免疫系统指标均为阴性；甲状腺功能正常；肺组织穿刺活检未见恶性细胞。以上均不支持诊断，仍考虑为感染性发热。该患者无外地接触史，居住环境无特殊，无真菌感染的高危因素，无蜱虫、老鼠等中间宿主接触史，经验性抗感染治疗后效果不佳，且患者多次查降钙素原均为正常水平，需考虑特殊病原、不典型病原体感染可能性，给予大环内酯类抗感染治疗后，患者体温降至正常，且复查支原体抗体为阳性，支持支原体感染，最终确诊为肺炎支原体肺炎。

［疾病介绍］

肺炎支原体肺炎是肺炎支原体（mycoplasma pneumoniae，MP）引起的呼吸道和肺部的急性炎性病变，过去因病因不明曾称为“原发性非典型肺炎”。常同时有咽炎、支气管炎和肺炎。肺炎支原体肺炎占非细菌性肺炎的1/3以上，或各种原因引起的肺炎的10%。其秋冬季节发病较多，但季节性差异并不显著。肺炎支原体是介于细菌与病毒之间，兼性厌氧，能独立生活的最小的微生物，大小为10 μm×200 μm，无细胞壁。主要通过呼吸道传播，健康人吸入患者咳嗽、打喷嚏时喷出的飞沫而感染，引起散发呼吸道感染或小流行。支原体肺炎以儿童及青年人居多。发病前2～3天直至病愈数周，皆可在呼吸道分泌物中发现肺炎支原体。肺炎支原体的致病性可能与患者对病原体或其代谢产物的过敏反应有关。

临床表现：潜伏期约2～3周，通常起病较缓慢。症状主要为乏力、咽痛、头痛、咳嗽、发热、食欲不振、腹泻、肌痛、耳痛等。咳嗽多为阵发性刺激性呛咳，咳少量黏液，发热可持续2～3周，体温恢复正常后可能仍有咳嗽，偶伴有胸骨后疼痛。肺外表

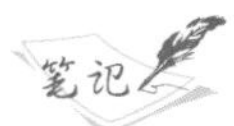

现常见为皮炎（斑丘疹或多形红斑）等。体格检查可见咽部充血，儿童偶可并发鼓膜炎或中耳炎，颈部淋巴结肿大。体格检查与肺部病变程度常不相称，可无明显体征。

实验室检查：白细胞总数正常或略增高，以中性粒细胞为主。起病2周后，约2/3的患者冷凝集试验阳性，滴度大于1：32，如果滴度逐步升高，更有诊断价值。凝集试验为诊断肺炎支原体感染的传统实验方法，但其敏感性与特异性均不理想。血清支原体IgM抗体的测定可进一步确诊。

影像学检查：X线显示肺部多种形态的浸润影，呈节段性分布，以肺下野多见，有的从肺门附近向外伸展。病变常经3～4天后自行消散。部分患者出现少量胸腔积液。

诊断与鉴别诊断：需综合临床症状、影像学表现与血清学检查结果做出诊断。本病应与病毒性肺炎、军团菌肺炎等鉴别。外周血嗜酸性粒细胞数正常，可与嗜酸性粒细胞增多性肺浸润相鉴别。

治疗：早期使用适当抗菌药物可减轻症状及缩短病程。本病有自限性，多数病例可不经治疗而自愈。大环内酯类抗菌药物为首选，如红霉素、罗红霉素和阿奇霉素。氟喹诺酮类（左氧氟沙星、加替沙星和莫西沙星等）、四环素类也用于肺炎支原体肺炎的治疗。抗感染治疗的疗程通常需要10～14天，部分难治性病例的疗程可延长至3周左右，但不宜将肺部阴影完全吸收作为停用抗菌药物的指征。近年来，肺炎支原体对大环内酯类抗生素耐药的问题开始引起人们的关注。根据现有的研究结果，建议在临床工作中，对于大环内酯类抗生素治疗72小时仍无明显改善的成人肺炎支原体肺炎患者，应考虑大环内酯类抗生素耐药菌株感染的可能，若无明确禁忌证，可换用氟喹诺酮类药物或四环素类抗生素。因肺炎支原体无细胞壁，青霉素或头孢菌素类抗菌药物无效。若继发细菌感染，可

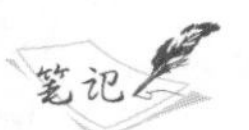

根据痰的病原学检查，选用针对性的抗菌药物治疗。

参考文献

1. AMOLD F W, SUMMERSGILL J T, LAJOIE A S, et al. A worldwide perspective of atypical pathogens in community-acquired pneumonia. Am J Respir Crit Care Med, 2007, 175: 1086 – 1093.

2. LINA W U, MAOSHENG Y E, XIAOSONG Q, et al. Diagnostic value of quantitative MP-IgG for mycoplasma pneumoniae pneumonia in adults. Clinica Chimica Acta, 2020: 503.

3. HONGLI X, DELI X, YAN W, et al. Establishment of a predictive diagnostic model for acute mycoplasma pneumoniae infection in elderly patients with community-acquired pneumonia. Biomed Environ Sci, 2017, 30 (7): 540 – 544.

4. 陆再英，钟南山. 内科学. 第七版. 北京：人民卫生出版社，2008：25 – 26.

5. 陈灏珠. 实用内科学. 第 12 版. 北京：人民卫生出版社，2018：1679 – 1680.

（青岛市立医院　王玉芹，司君利）

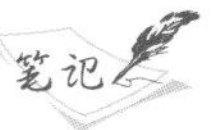

028 脓毒症休克合并应激性心肌病

病情介绍

患者，女，64 岁，已婚，退休。主因“腹泻、呕吐 2 天，胸闷、呼吸困难 18 小时”入院。

患者 2 天前晚饭进食土豆炖排骨后出现腹泻，8 ~ 9 次，为黄稀便，每次 100 mL 左右，呕吐 2 次，呕吐物为胃内容物，非喷射性，伴头痛、乏力、恶心等不适，无胸痛、胸闷、出汗等，未诊治。1 天前呕吐加重，饮水即吐，未再腹泻。18 小时前出现胸闷、呼吸困难，无胸痛、出汗、心悸、头晕等。就诊于外院，测体温 38.3 ℃，查血常规示：WBC 23.79×10^9/L，NEU% 89.4%。就诊过程中患者呼吸困难渐加重，并出现淡漠、烦躁，转至我院，予禁食水、胃

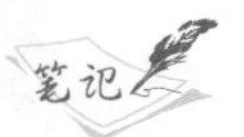

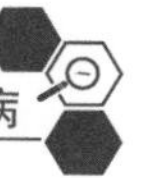

肠减压、莫西沙星抗感染、补液、保肝等对症支持治疗，无创呼吸机辅助通气，收入 EICU。

既往史：糖尿病史 12 年，平素服用二甲双胍，未规律监测血糖。2 年前患肺结核，规律治疗 1 年后遵医嘱停药，自诉已愈。个人史、月经婚育史、家族史无特殊。

入院查体：T 36.7 ℃，P 128 次/分，R 18 次/分，BP 120/70 mmHg。神清，精神差，烦躁，四肢皮温低，双肺呼吸音粗，双肺底少许湿啰音。心浊音界正常，心率 128 次/分，律不齐，各瓣膜听诊区未闻及杂音。腹软，无压痛、反跳痛，肝脾肋下未及。双下肢不肿。

辅助检查

血常规：WBC 22.87 × 10^9/L ↑，NEU% 93.1% ↑；PCT > 200 ng/mL ↑。

生化：TBIL 32.7 μmol/L ↑，CKMB 38 μ/L ↑，CK 227 μ/L ↑，AST 49 μ/L ↑，LDH 277 μ/L ↑，Cr 150 μmol/L ↑，AMY 258 μ/L ↑。

电解质：K^+ 4.05 mmol/L，Na^+ 133.7 mmol/L，Cl^- 102.5 mmol/L，Ca^{2+} 2.17 mmol/L，GLU 28.6 mmol/L ↑；TNI 3.2 ng/mL ↑，BNP 3810 pg/mL ↑。

尿常规：酮体 +/-。

D-Dimer 2.87 μg/mL ↑。

动脉血气：pH 7.04 ↓，PCO_2 35 mmHg，PO_2 34 mmHg ↓，Lac 12.3 mmol/L ↑，SaO_2 37%（未吸氧）↓。

无创呼吸机辅助通气后复查动脉血气：pH 7.34，PCO_2 31 mmHg，PO_2 209 mmHg，Lac 9.9 mmol/L ↑，SaO_2 100%。

心电图详见图 28 - 1。

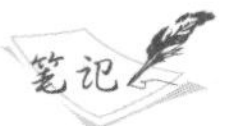

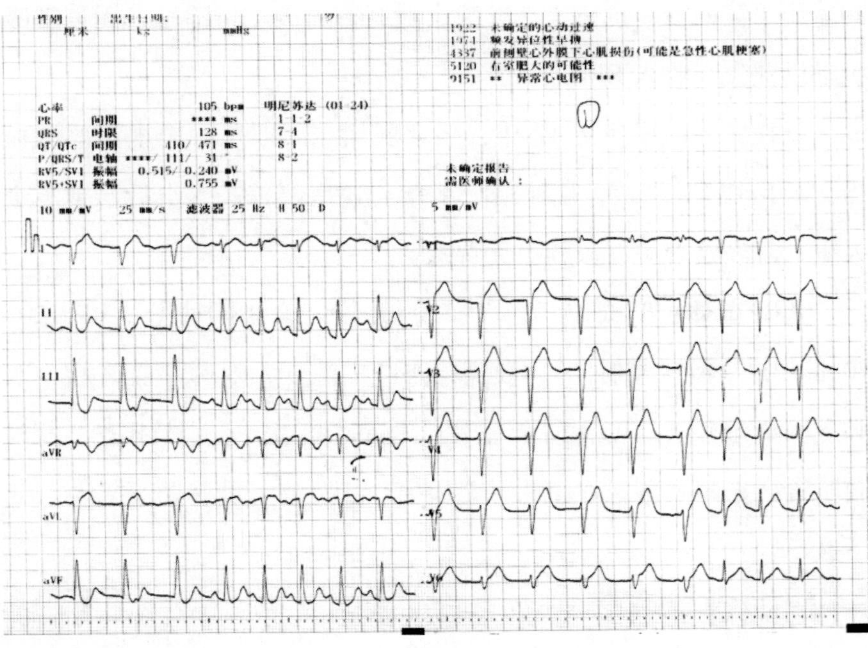

图 28－1 心电图

超声心动图：左室各壁中下段运动减低，左室舒张功能减退，LVEF 40% ↓。

胸片：双肺渗出性病变（图 28－2）。

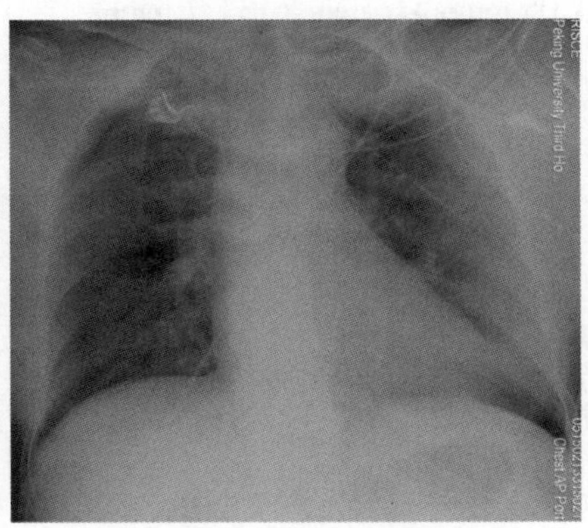

图 28－2 胸片

腹部超声：未见明显异常。

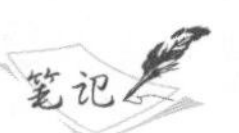

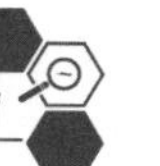

初步诊断

①肠道感染？②脓毒症休克；③多器官功能障碍综合征（肝功能不全，急性肾功能不全，胰腺损伤，乳酸酸中毒）；④急性冠脉综合征？心脏不大，心律失常—加速性室性自主心律，心功能Ⅱ级（killip 分级）；⑤2 型糖尿病；⑥陈旧肺结核。

治疗经过

一般治疗：禁食水、补液对症。

抗感染：亚胺培南/西司他丁。

呼吸支持：无创呼吸机辅助通气。

抗休克：PICCO 监测。扩容补液、去甲肾上腺素维持血压、丙种球蛋白、保肝、抑制胰酶分泌、对症支持治疗。

病程期间相关检查详见图 28－3～图 28－6，以及表 18－1。

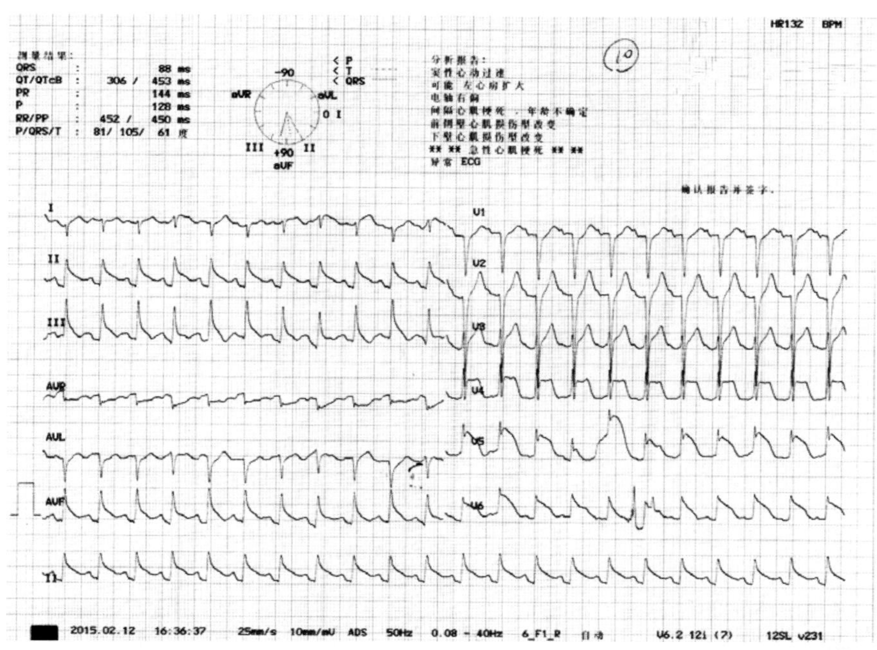

图 28－3 心电图（2 月 12 日）

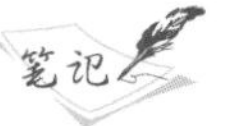

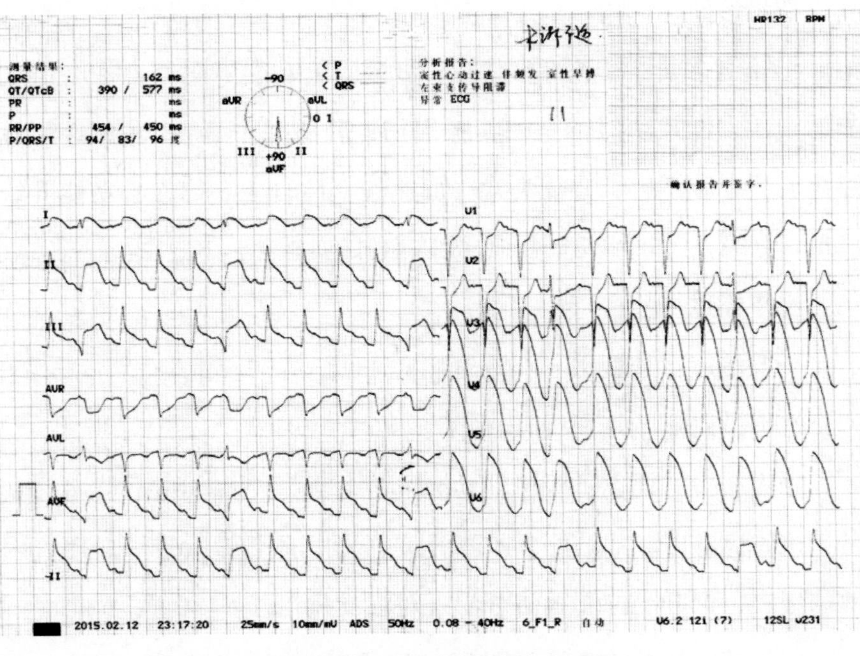

图 28-4　心电图（2 月 12 日）

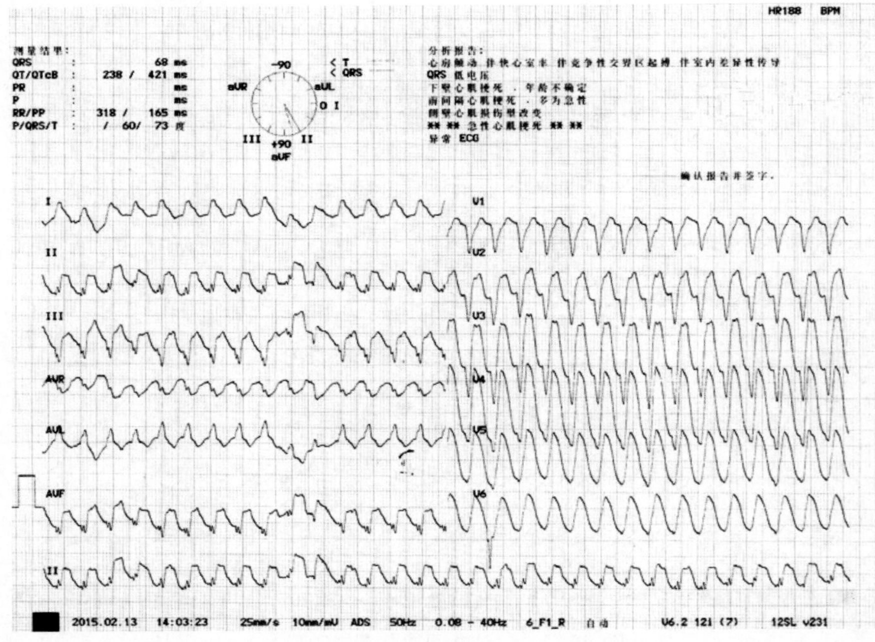

图 28-5　心电图（2 月 13 日）

表 28－1 相关检查

化验日期	WBC（$\times 10^9$/L）	PCT（ng/mL）	CK（μ/L）	CKMB（μ/L）	TNI（ng/mL）	NT-proBNP（pg/mL）	ALT（μ/L）	AST（μ/L）	LDH（μ/L）	T-Bil（μmol/L）	AMY（μ/L）	LIPA（μ/L）
2 月 13 日	27.88	28.19	1106	66	8.3	24000	1029	1210	2530	/	200	/
2 月 14 日	23.33	/	1488	85	9.6	35000	2025	1928	3772	/	399	397
2 月 15 日	18.67	13.37	1978	15	16	23500	1563		2408	23.5	833	275
2 月 16 日	18.31	15.00	113	22	13	27700	666	108	571	/	200	546
2 月 17 日	16.96	/	98	15	5.7	35000	388	69	572	28.5	225	990
2 月 18 日	12.61	7.20	66	12	2	35000	246	41	473	24.7		
2 月 19 日	9.84	8.15	74	12	0.84	23900	91	46	350	19.5	284	2000

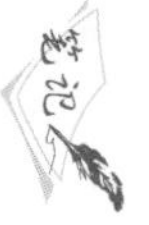

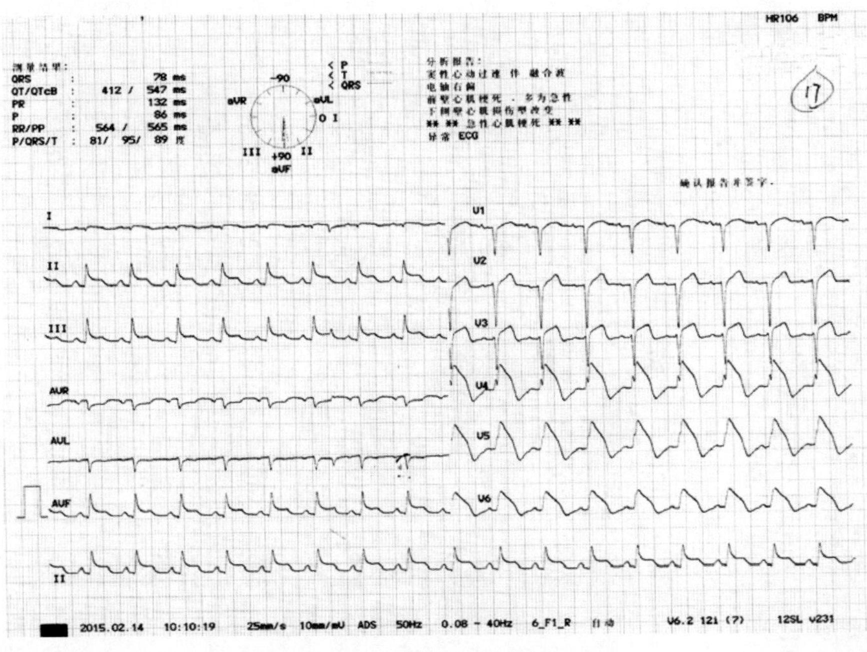

图 28－6　心电图（2 月 14 日）

冠状动脉 CT：冠状动脉未见明显异常，钙化积分 0。

复查 UCG（2015 年 2 月 19 日）：各室壁运动正常，LVEF 69%

讨论与分析

[病例特点]

1. 中年女性。

2. 既往糖尿病。

3. 腹泻、呕吐、呼吸困难为主要表现。

4. 心电图有明显 ST-T 变化伴随心脏标志物升高，超声心动图提示室壁运动减低及收缩功能下降，一周左右可恢复。

5. 冠脉 CT 阴性。

[诊断及鉴别诊断]

心电图改变及心脏标志物升高的诊断及鉴别考虑：

1. 急性冠脉综合征：患者为绝经后女性，急性病程，既往有糖尿病，存在冠心病危险因素，来诊时心电图提示广泛导联 ST 段抬高，合并心脏标志物升高，应考虑急性冠脉综合征可能。但患者无典型缺血性胸痛表现，心电图 ST 段抬高主要为下壁及前侧壁导联，不能以冠状动脉血管定位解释，且心脏标志物水平的动态变化不符合急性心肌梗死的酶峰规律。待冠脉造影进一步明确。患者病情好转后完善冠脉 CT 未见明确冠状动脉狭窄或斑块形成，故此诊断不成立。

2. 病毒性心肌炎：患者以发热、腹泻、呼吸困难起病，血象、PCT 明显升高，符合急性感染过程，心电图表现为广泛导联 ST 段抬高，病程中伴有房性心律失常、加速性室性自主心律及室内传导阻滞，合并明确心力衰竭，心脏标志物升高，应考虑重症心肌炎可能。但经一般抗感染、对症支持治疗而并未进行营养心肌、激素冲击及丙种球蛋白治疗临床情况迅速好转，预后相对良好，不符合重症心肌炎病程。

3. 应激性心肌病：患者为绝经后女性，既往糖尿病，腹泻、呕吐、呼吸困难为主要表现，心电图有明显 ST-T 变化伴随心脏标志物升高，超声心动图提示室壁运动减低及收缩功能下降，经积极抗感染、对症支持治疗，一周左右心电图改变恢复，心脏标志物大致恢复正常，复查超声心动图室壁运动减低亦恢复，左室射血分数恢复正常，且未找到能解释上述变化的其他疾病，故此诊断可能性大。

最终经积极抗感染、支持治疗患者感染控制，体温正常，休克纠正，脏器功能好转，心功能明显恢复，好转出院。

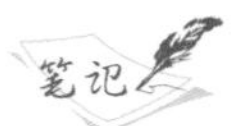

确定诊断：脓毒症休克合并应激性心肌病。

[疾病介绍]

应激性心肌病（stress induced cardiomyopathy，SCM）是一种在精神或躯体应激后，出现严重但可逆的左室局部收缩功能异常的心脏疾病，交感神经的过度激活在应激性心肌病的发病过程中起关键作用，机制可能是儿茶酚胺对心肌细胞的直接损伤导致心肌顿抑，从而导致心脏收缩功能降低，表现为室壁运动异常和心功能不全。有研究表明，心尖部心肌对交感神经刺激的反应性强，可能是造成心尖部室壁运动减低或者消失的原因。其他可能的机制包括冠状动脉痉挛、微血管痉挛和雌激素水平减低等。

患者常在强烈精神或躯体应激情况下诱发，大多数患者起病急骤，应激距发病时间数分钟至数小时不等，可出现类似急性冠脉综合征的剧烈胸痛、胸骨后压榨感、呼吸困难，可能合并心力衰竭、心源性休克、恶性心律失常，相当部分患者以心力衰竭为首发症状。发病初期，常合并血流动力学不稳定，如低血压、心源性休克等。心电图主要表现包括 ST 段抬高、ST 段压低、T 波倒置、病理性 Q 波及 QT 间期延长，恢复期常有 T 波倒置且 T 波倒置可维持长达数月，最终心电图完全恢复正常。临床上，常因患者心电图表现类似急性心肌梗死而被误诊，应激性心肌病患者的心肌酶学一般为轻度至中度升高。冠状动脉造影一般正常，急性期左心室造影提示严重的左心室功能不全伴心尖部室壁运动减低至消失，而基底部代偿性运动增强。心脏磁共振可表现为左心室球形扩张伴心肌水肿但无明显的心肌坏死和纤维化，同时应用 T2WI 能够识别在室壁运动异常区域所发生的心肌水肿，亦可以利用对比剂增强的 T1WI 观察到心肌充血所致的早期心肌钆摄取增加。

诊断标准：2015 年，欧洲心力衰竭协会提出最新诊断标准：

①左心室或右心室一过性区域室壁运动异常，常由心理或躯体压力因素诱发；②该室壁运动异常区域，常超出单一血管供血范围，且累及周围室壁；③无可用于解释的短暂左心室功能异常的疾病，如冠心病、肥厚性心肌病、病毒性心肌炎；④急性期（3 个月）新发的、可逆的心电图异常，包括 ST 段抬高/压低、左束支传导阻滞、T 波倒置和（或）QT 间期延长；⑤急性期血清 BNP 或 NT-proBNP 显著增高；⑥传统测量心肌肌钙蛋白阳性，但相对轻度升高；⑦随访期（3 ~6 个月），心脏影像学检查示心室收缩功能恢复。

应激性心肌病的发病急骤，左心室心尖部呈室壁瘤样扩张，收缩功能受损。目前尚无标准治疗方案，治疗主要是对症支持治疗、减少并发症的发生。包括：去除诱因，治疗原发病，因儿茶酚胺释放参与疾病发展，故应尽量避免使用类似药物，建议药物治疗治疗首先考虑使用 β 受体阻滞剂。急性期主要针对充血性心力衰竭治疗，严重血流动力学障碍患者可以使用机械循环辅助装置，如 IABP、ECMO 等，少数患者因房室传导阻滞需要置入临时起搏器。急性期存活者的心功能及左心室运动异常一般在数周内迅速而完全地恢复。部分患者可能有再次发作。避免应激是主要的预防措施。患者出院后建议随访 3 ~6 个月，包括心电图、心脏影像学检查等。

病例点评

应激性心肌病作为一种新发现的临床综合征，正在成为心脏病学领域的研究热点。其临床表现类似急性冠脉综合征，但临床治疗和预后又与后者有很大区别。尽管大部分应激性心肌病患者可以康复，但在发病过程中严重的并发症发生率非常高，以至于需要重症监护治疗。在急诊，有众多急危重症患者存在严重的躯体疾病应激

状态，临床中合并应激性心肌病的病例不在少数，因此，应激性心肌病必然会受到越来越多的关注。

参考文献

1. 王晶晶，肖晗，张幼仪. 应激性心肌病发病机制的研究进展. 生理科学进展，2014，45（4）：282－284.

2. 何春来，孟庆义. "误诊疾病数据库"单病种误诊文献研究：应激性心肌病. 临床误诊误治，2016，29（2）：1－5.

3. 高欣，干学东. 应激性心肌病诊疗现状. 中国心血管杂志，2017，22（5）：377－379.

4. LYON A R，BOSSONE E，SCHNEIDER B，et al. Current state of knowledge on takotsubo syndrome：a position statement from the taskforce on takotsubo syndrome of the heart failure association of the european society of cardiology. Eur J Heart Fail，2016，18（1）：8－27.

（北京大学第三医院　李姝，马青变）